# 重度 四肢外傷の標準的治療

Standard Treatment for Severe Open Fracture

編著 土田 芳彦
Tsuchida Yoshihiko

## Japan Strategy

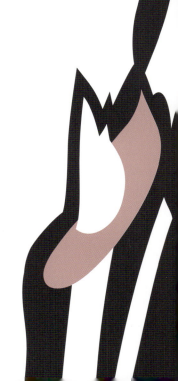

南江堂

## 執筆者一覧

**編　集**

土田　芳彦　　つちだ よしひこ　　湘南鎌倉総合病院外傷センター

**執　筆**（五十音順）

| | | |
|---|---|---|
| 川上　亮一 | かわかみ りょういち | 福島県立医科大学整形外科 |
| 工藤　俊哉 | くどう としや | 順天堂大学附属浦安病院外傷再建センター |
| 倉田　佳明 | くらた よしあき | 札幌徳洲会病院整形外科外傷センター |
| 小林　由香 | こばやし ゆか | 東海大学外科学系整形外科学 |
| 辻　　英樹 | つじ ひでき | 札幌徳洲会病院整形外科外傷センター |
| 土田　芳彦 | つちだ よしひこ | 湘南鎌倉総合病院外傷センター |
| 畑下　　智 | はたした さとし | 会津中央病院外傷再建センター／福島県立医科大学外傷再建学講座 |
| 二村謙太郎 | ふたむら けんたろう | 湘南鎌倉総合病院外傷センター |
| 前川　尚宜 | まえがわ なおき | 奈良県立医科大学高度救命救急センター |
| 森井　北斗 | もりい ほくと | 埼玉医科大学総合医療センター高度救命救急センター |
| 山下　晴義 | やました はるよし | 新潟市民病院整形外科 |
| 依田　拓也 | よだ たくや | 新潟大学地域医療教育センター魚沼基幹病院整形外科 |

# 序文

　1990年代後半に札幌医科大学救急部に整形外科医として勤務することになったのがすべての始まりでした．札幌医科大学の整形外科では，代々「マイクロサージャリー」を専攻する医師が「救急部」へ行くことになっていましたが，それは他の施設では治療しづらい切断肢指に対応するためでした．それ以来，私は主として重度四肢外傷の治療に従事してきました．

　初期の頃，今のように系統立った方針で治療するようなことはありませんでした．もちろん有名な「Godinaの論文」(Plast Reconstr Surg 78: 285-292, 1986)などを読んで早期軟部組織再建の重要性は認識していましたが，単に皮弁形成術を早期に行うという程度でした．症例個々の骨折型や骨欠損，神経，血管損傷，筋腱損傷を勘案して計画を立てるというレベルではなかったのです．

　その頃，奈良県立医科大学の救急部に稲田有史先生という怪物がおられました．先生はすでに理論立てて骨接合から軟部組織再建までの一貫治療を行っており，他の医師のレベルから明らかに抜きん出ていました．私にとって稲田先生の存在はこの業界で仕事をする上での目標であり羅針盤でした．

　やがて2000年にGopalが重度開放骨折に対する「Fix and Flap」なる論文(J Bone Joint Surg Br 82: 959-966, 2000)を出した頃と同じくして，私の中にも「治療戦略」なるものが徐々に構築されてきました．私は治療経験を積み重ね，それを論文にして報告してきました．

　そして，この分野で治療をする医師たちが研鑽する場として，2009年に「第1回日本重度四肢外傷セミナー」を開催するに至りました．やがて数年が経過し，徐々に戦略が蓄積され，討論のレベルも上がってきました．そろそろ書籍としてまとめておいてはどうかというアドバイスを幾人かの先生方から受け，2015年に南江堂の枳穀智哉氏から書籍作成の話をいただきました．原稿作成は遅々として進みませんでしたが，他の外傷再建外科医仲間の助けを借り，ようやく出版に漕ぎ着けることができました．

　本書は基礎編「Basic Point」と応用編「Case Learning」から構成されています．「Basic Point」は25項目としましたが，それぞれ第一線で活躍する外傷再建外科医に執筆をお願いし，それを私が再構成させていただきました．「Case Learning」では教育的示唆に富んだ24症例を選択し，治療の考え方を述べさせていただきました．

　また，重度四肢外傷は"再建専門医"以外に救急医，整形外科レジデント，フェローなど様々な医師が関与します．そこで，それぞれの項目を「非専門家編」と「専門家編」に分け記載する工夫もしました．この世界に入り込んだばかりの方は非専門家編を中心に勉強されると良いかと思います．

　この書籍が出版されることは，日本における重度四肢外傷治療の一里塚だと考えています．本書を手にした方々により，日本の患者さんがより良く治療されることを願っています．

　2017年4月

土田　芳彦

# 目次

## BASIC POINT

| 頁 | No. | タイトル |
|---|---|---|
| 2 | 01 | 救急処置室にて何を考え，何を準備するのか？ |
| 6 | 02 | 抗菌薬投与のルール：何を，いつ投与するのか？ |
| 9 | 03 | デブリドマンの施行時期は？ |
| 12 | 04 | デブリドマンの方法とは？ |
| 17 | 05 | 皮膚剥脱（デグロービング）損傷に対する考え方 |
| 20 | 06 | コンパートメント症候群への対処法 |
| 27 | 07 | 血管損傷の診断と対処法 |
| 32 | 08 | 開放骨折の分類：どの分類を使用するのか？ |
| 38 | 09 | 骨軟部組織損傷状態の記録方法：これをもとに治療計画を立てよう！ |
| 42 | 10 | 骨の仮固定法のポイント |
| 48 | 11 | 陰圧閉鎖療法（NPWT）と軟部組織再建時期のあり方 |
| 53 | 12 | 軟部組織再建法の基本的考え方 |
| 58 | 13 | 骨軟部組織再建戦略 |
| 62 | 14 | 四肢外傷に汎用される皮弁，そのコツとピットフォール |
| 69 | 15 | fillet flap（spare parts surgery）について |
| 73 | 16 | 足底再建の考え方 |
| 77 | 17 | 足関節・足部の開放骨折に対する治療戦略 |
| 81 | 18 | 重度上肢外傷の再建 |
| 86 | 19 | 皮弁術の管理 |
| 94 | 20 | 骨再建のトラブルと対処 |
| 100 | 21 | 切断を考えるとき |
| 105 | 22 | 切除断端形成のあり方 |
| 109 | 23 | 小児の重度開放骨折 |
| 113 | 24 | 治療システムのあり方 |
| 117 | 25 | 治療成績評価 |

## CASE LEARNING

| | | |
|---|---|---|
| 122 | 01 | 阻血の下腿挫滅開放骨折の再建 |
| 128 | 02 | 前腕重度開放骨折の再建 |
| 134 | 03 | 広範囲骨軟部組織欠損を有する下腿開放骨折の再建 |
| 140 | 04 | 前腕部切断の再建 |
| 146 | 05 | 下腿近位部重度開放骨折の再建 |
| 152 | 06 | 上腕部切断の再建 |
| 157 | 07 | 下腿完全切断の治療を考える |
| 163 | 08 | 全身状態が不良な重度足部外傷患者の治療戦略：いつ，どのように再建すべきか |
| 168 | 09 | 下腿近位部重度開放骨折に対する骨軟部組織再建 |
| 174 | 10 | 手部剥脱損傷の治療 |
| 178 | 11 | 下腿開放骨折の軟部組織再建：危ない有茎皮弁！ |
| 185 | 12 | 大腿骨遠位部骨折に伴う血管損傷の治療 |
| 189 | 13 | 下腿開放骨折巨大軟部組織欠損の再建：遊離大網弁移植術の威力 |
| 195 | 14 | 下腿遠位関節内開放骨折 Gustilo 分類 type ⅢB/C の再建 |
| 202 | 15 | 若年者における骨欠損を伴う下腿重度開放骨折 |
| 210 | 16 | 成人における骨欠損を伴う下腿重度開放骨折 |
| 217 | 17 | 高齢者の右下腿重度開放骨折 |
| 223 | 18 | 下腿開放骨折 Gustilo 分類 type ⅢB の治療：有茎皮弁術と骨延長術 |
| 229 | 19 | 前腕重度開放骨折に対する一期的アプローチ |
| 236 | 20 | 下腿三分枝動脈損傷を伴う脛骨近位部開放骨折の再建 |
| 243 | 21 | 小児の重度下腿外傷 |
| 248 | 22 | 重度足部外傷の治療 |
| 257 | 23 | 下腿重度開放骨折下肢切断において spare parts surgery を用いた膝関節温存 |
| 265 | 24 | 大腿部広範囲骨軟部組織欠損に対する Taylor spatial frame による変形矯正と血管柄付き組織移植術による再建 |

## COFFEE BREAK

- ●稲田有史という先生　11
- ●患者は練習台ではありません：屋根瓦式指導の必要性　16
- ● Preventable Trauma Disability　26
- ●慣性の法則を断つ　37
- ●自分の力で日本一，それが一等エライ！　41
- ●血管吻合ができることと皮弁移植ができることはまったく異なります　52
- ●皮弁と添い寝をする　93
- ●四肢外傷再建専門施設を作る難しさ　99
- ●実力の 80% で勝負する　104
- ●わが師，薄井正道先生　112
- ●外傷の皮弁と変性疾患の皮弁は違います　133
- ●もし一度でも失敗したら次はないと思いましょう　145
- ●皮弁挙上のポイント：その場所に慣れる，土地勘を取得する　151
- ●血管剥離のお作法：モスキート鉗子の圧力を調節する　173
- ●新鮮外傷例と陳旧例は違うのです！　209
- ●手術室から出るタイミング　264
- ●血管吻合ではどの一針も完全であるべきです　272

273　索　引

# Basic Point

　重度四肢外傷の治療体系はすでに決まっています．それは初期治療において速やかに外傷蘇生を行い，その後血行再建，確定的デブリドマン，骨折部の仮固定と続き，その後に持続陰圧閉鎖療法（NPWT）で創管理をし，そして綿密な治療計画の下に数日以内に骨関節再建と皮弁形成術を行うことです．

　これらの治療体系は，個々の治療（デブリドマン，NPWT，骨接合，皮弁など）の有機的な組み合わせから成り立ちますが，それぞれの治療には押さえておくべき基本事項があります．それを十分に理解し，論理的な治療計画を立てましょう．

　この『Basic Point』は抑えてほしい基本的な25項目からなっていますが，その習得には『Case Learning』とサンドイッチ方式で学ぶことをお勧めします．それは「基本事項」→「症例」→「基本事項」です．

　最初に基本事項の習得ですが，『Basic Point』には「非専門家編」と「専門家編」がありますので，まずは「非専門家編」を通読してみてください．その後に『Case Learning』の治療における思考過程を読み，それを理解するために，また『Basic Point』の「専門家編」に帰るといった具合です．

　さあ，重度四肢外傷治療の海原へ漕ぎ出しましょう．

## BASIC POINT 01

## 救急処置室にて何を考え，何を準備するのか？

## 非専門家編

### 日頃からの備えが大切です

患者が搬送されてからすべきことはたくさんあります．これらが整理されていなければ，貴重な時間や資源を無駄にすることになります．そこで，日頃から四肢外傷患者への対応をシミュレーションし備えておきましょう．まずは外傷患者全般の標準化された初期診療手順である「外傷初期診療ガイドライン（Japan Advanced Trauma Evaluation and Care：JATEC™）」をぜひ習得しておきたいところです．また適切な診療アルゴリズムを作成し導入することで，良好な結果を得られることが示されています[1]．できれば施設ごとに四肢外傷の診療アルゴリズムを作成しておきましょう．とくに時間に余裕のない「血管損傷」，「軟部組織損傷」，「汚染創」や「脱臼骨折」などにはアルゴリズムを作成し，スタッフ間で共有しておくことが大切です．

救急処置室に置かれている器材や薬剤の種類と場所は，前もって把握しておく必要があります．救急診療で用いる一般的な物品に加え，四肢外傷では止血用ターニケット，骨盤固定クランプ（C-クランプ），四肢固定シーネ，神経ブロック一式，洗浄処置一式，さらにデジタルカメラ（記録，情報の共有のため）やドプラ血流計，コンパートメント内圧測定器などを準備しておきます．

### 救急隊から搬送の連絡があったらスタンバイしましょう

#### 1 救急隊から情報を収集する

救急隊との密な連絡と情報収集は重要です．受傷機転はそれ自体が直接診断に結びつくわけではありませんが，受傷部位や重症度を推測する上で重要なカギとなります[2]．損傷部位や状態，バイタルサインなどの徴候，処置は何をしたのか，といった情報も迅速に伝えてもらいますが，これら必須の伝達事項は，MIST として覚えます（表1）．

#### 2 手術室をスタンバイする

救急隊，あるいは紹介元の病院からの情報で，確実に緊急手術となることが分かっていれば，前もって手術室スタッフや麻酔科医に

表1 救急隊からの伝達事項：MIST

| | |
|---|---|
| Mechanism | 受傷機転 |
| Injuries | 損傷部位・形態 |
| Signs | バイタルサインなどの生理学的評価 |
| Treatments | 施された処置 |

情報を伝え，できるだけ短時間で手術が開始できるよう準備をしておきます．

## 患者搬送後に救急処置室では定型的に対応しましょう
### いわゆる「ルーチン」です

#### 1 血管損傷の評価を行う

　四肢外傷患者が搬送されたら，損傷部以遠の「血行状態」を必ず評価しておきましょう．まずは末梢側の動脈拍動を触知します．例えば足部において足背動脈や後脛骨動脈が触知されればまずは一安心です．次に爪甲を圧迫し，capillary refilling time を観察します．健側と比較すると良いでしょう．さらにドプラ血流計による拍動の聴取，さらに ABI（Ankle Brachial Index）を測定します．ABI とは損傷肢の血圧を上肢の血圧で除したもので，0.9以下は異常とします．もしこれらに異常があれば，血管造影 CT などの画像によるさらなる検索が必要であり，また専門医への報告が必要です．

#### 2 軟部組織の評価を行う

　開放損傷の初期評価は救急処置室で行います．開放創のサイズや，骨，筋，神経・血管の大まかな評価を行い，記録として残すことが重要です．デジタルカメラでの撮影は，診療録としての記録だけでなく，初期治療に立ち会えなかった医師との情報共有として有用です．多くの場合，軟部組織損傷の程度は当初の見た目よりも重症であり，とくに経験の浅い医師は損傷を過小評価しがちなので注意が必要です．よって損傷範囲や重症度の評価は，経験ある医師が行うべきと考えます[3]．

#### 3 救急処置室で開放創処置を行う

　手術室入室までに30〜60分ほどの時間がある場合は，著明な汚染創に対する洗浄や異物除去，明らかな汚染・挫滅組織の切除は救急処置室で行っておくと良いでしょう．もちろん，確定的なデブリドマンや洗浄は，通常手術室にて麻酔下，清潔環境下に行います[2]．救急処置室での処置後は，清潔なガーゼで被覆し，手術室での処置までは再び開けないようにします．

#### 4 緊急手術の適応とは？

　緊急手術を要する四肢外傷の例を表2に示します．なかでも major amputation といわれる切断肢や，コントロール不能な出血などは生命が危ぶまれます．そこで必要最小限の検査と処置を行って，直ちに手術室へ送ります．逆に，汚染がなく損傷程度の軽い

**表2　緊急手術の適応となる四肢外傷**

- 汚染創
- 高度挫滅創
- 重度開放骨折
- コンパートメント症候群
- 血管損傷に伴う阻血
- 切断指（肢）
- コントロール不能な出血

開放骨折で，スプリントなどで骨の安定化が得られる場合は，救急処置室での対応で良く，必ずしも緊急手術の適応とはなりません．

### 5 重要な抗菌薬の早期投与

重度開放骨折はすでに細菌に汚染されていますので，抗菌薬投与は予防的ではなく治療的投与と考えるべきです．できるだけ早期（受傷2〜3時間以内）に投与することの有用性はよく知られています．次章で触れますが，まずは第1世代セフェム系薬でグラム陽性菌をカバーし，汚染が強ければアミノグリコシド系薬を追加します．また投与期間は Gustilo & Anderson 分類（以下，本書では Gustilo 分類と記載）type Ⅰ，Ⅱにおいては48〜72時間，type Ⅲ は120時間投与するのが一般的です．破傷風予防については，5年以内に免疫接種を受けているもの以外は抗破傷風ヒト免疫グロブリン（テタノブリン®）およびトキソイドを投与しましょう．

## 専門家編

### 初期から経験ある医師が治療に当たる必要があります

本書で繰り返し述べられることですが，経験のある外傷整形外科医が初期から治療に携わり，一貫して最後まで関わることが望ましいでしょう．救急処置室での評価の段階で，血行再建やコンパートメント開放（筋膜切開）といった緊急処置の必要性を判断し，今後の大まかな治療プランを立てることができます．さらに手術室でのデブリドマンとその際の詳細な評価により，治療計画をより具体的に決めることができます．すなわち，最終的な骨固定をどうするか，神経損傷の処置，筋・腱の機能再建，それらに合わせた軟部組織再建をどうするかなどです．そしてこれらの治療を妨げない骨の仮固定をどのように施行するのかを決定します．

この高度な判断は経験豊かな外傷整形外科医が下すべきです．重度四肢外傷治療が他の整形外科疾患と異なることは，圧倒的に時間の余裕がないことです．初期からの専門家の関与がこれほど必要な分野は他にありません．

### 損傷の記録はきわめて重要です
### 記録のできない医師には治療はできません

重度四肢外傷治療が適切に行われるかどうかは，どれだけ専門的な計画が立てられそれを実行できるかにかかっていますが，それを支えるのは的確な損傷状態の記録です．症例検討カンファレンスにてよく感じることですが，損傷病態の把握が曖昧だと適切な治療はまずできません．記録の仕方で，診療の実力が分かってしまうのです．

### 学際的アプローチの重要性は認識されていますが……

重度四肢外傷では，各科の医師が専門の知識と技術を持ち寄り，協議して最善の治療法を行っていく学際的アプローチを早期から導入することが必要とされています[1]．外傷蘇生に麻酔科医や救急医，軟部組織再建に形成外科医，血行再建に血管外科医，また合併損傷に各科の医師が対応することになりますが，その中核に位置するのは，機能温

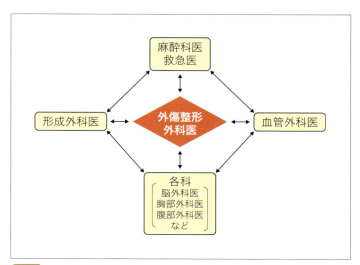

**図1** 重度四肢外傷診療における学際的アプローチ

存・再建を担う外傷整形外科医です（**図1**）．外傷整形外科医がリーダーとして初期治療から携わり，評価結果に基づいて，どの専門家にコンサルトすべきかを決定します．例えば，軟部組織再建を要する症例では，初期の段階から形成外科医にコンサルトし，軟部組織を含めた治療プランを立てていく，などです．

しかしながら，このような「学際的アプローチ」は，縦割り型の診療体制をとっている日本ではなかなか困難です．また本書で紹介されるような四肢の複雑な損傷は，各専門科にまたがる技術の集積では対処できないことが多いことは事実です．外傷学を習得し，軟部組織再建や血行再建に精通した整形外科医（つまり ortho-plastic surgeon）が，初期治療から再建までを一貫して行うのが最も理想的であることは間違いありません．このことについては『Basic Point 24』で詳しく解説します．

## 文 献

1) Bernhard M, et al: Introduction of a treatment algorithm can improve the early management of emergency patients in the resuscitation room. Resuscitation **73**: 362-373, 2007
2) Stockle U, et al: Emergency department management. Manual of Soft-tissue Management in Orthopaedic Trauma, Volgas DA (ed), Thieme, New York, p79-81, 2012
3) Machens HG, et al: Interdisciplinary decision making and staging of treatment. Manual of Soft-tissue Management in Orthopaedic Trauma, Volgas DA (ed), Thieme, New York, p82-85, 2012

## BASIC POINT 02

## 抗菌薬投与のルール：何を，いつ投与するのか？

### 非専門家編

開放骨折の最大の問題は感染です．感染を制御するためにはデブリドマンが重要ですが，抗菌薬投与も必要です．開放骨折に対する抗菌薬投与の対象は，受傷時の創部汚染菌と，受傷後の院内感染菌に分けて考える必要があります．

### 抗菌薬の初期投与はできるだけ早期に行います

非専門家であっても，受傷時の創部汚染菌に対する抗菌薬初期投与は初療の救急処置室で行うべきです．以前より Patzakis ら[1]の報告により，受傷後3時間以内に抗菌薬を投与することが推奨されてきました．近年，より早期に抗菌薬を投与し，感染率の発症を比較した文献が散見されます．感染率が低下したとの報告もありますが，差はなかったとの報告もあり，現時点で結論は出ていません．しかし，可能な限り早期に投与すべきであることに異論はなく，Eastern Association for the Surgery of Trauma（EAST）のガイドライン[2,3]でも，受傷後可及的早期の抗菌薬投与を推奨しています．

それでも，初療医が治療医でない場合，抗菌薬投与が遅れる傾向にあります．開放骨折に対する早期抗菌薬投与の必要性を，院内の救急担当スタッフ間で共有する必要があります．

### 抗菌薬初期投与の対象は創部汚染菌です．また投与方法は Gustilo 分類に応じておおむね決められています

抗菌薬初期投与の対象菌は，受傷時の創部汚染菌です．よって，院内感染菌をカバーする必要はありません．Carsenti-Etesse ら[4]は，救急処置室での開放骨折部の汚染菌は，グラム陽性球菌が74％，グラム陰性桿菌が25％を占め，メチシリン耐性黄色ブドウ球菌（methicillin-resistant *Staphylococcus aureus*：MRSA）は存在しなかったと報告しています．よって，グラム陽性球菌をターゲットとした第1世代セフェム系薬が第一選択になります．しかし，グラム陰性桿菌に対してはどうでしょうか？従来から現在に至るまで，多くの文献において，Gustilo 分類[5]（『Basic Point 08』表1参照）に応じて抗菌薬を選択しています．

過去の報告では，Gustilo ら[5]は Gustilo 分類 type Ⅱ 以上で，EAST のガイドライン[2,3]（**表1**）では Gustilo 分類 type Ⅲ 以上でアミノグリコシド系薬の投与を追加することを推奨しています．しかし，初療時点では Gustilo 分類や汚染の程度は確実に評価できず，初療医が専門家でない場合も多いのが現状です．早期抗菌薬投与の観点から，明らかに clean な Gustilo 分類 type Ⅰ 以外は，アミノグリコシド系薬の追加投与を考慮しても良いのではないかと考えます．

### 表1 抗菌薬の選択，期間

| | 抗菌薬 | 期間 |
|---|---|---|
| Gustilo 分類 type Ⅰ | 第1世代セフェム系薬 | 創閉鎖後 24 時間 |
| Gustilo 分類 type Ⅱ | 第1世代セフェム系薬 | 創閉鎖後 24 時間 |
| Gustilo 分類 type Ⅲ | 第1世代セフェム系薬<br>＋<br>アミノグリコシド系薬 | 受傷後 72 時間<br>あるいは<br>軟部組織再建後 24 時間 |

[Luchette FA, et al: EAST Practice Management Guidelines Workgroup: practice management guidelines for prophylactic antibiotic use in open fractures. Eastern Association for the Surgery of Trauma, 2000 〈http://www.east.org/tgp/openfrac.pdf〉(2009/11) ／ Hoff WS, et al: J Trauma **70**: 751-754, 2011 より引用]

さらに，farm-related injury のような，土壌汚染が強い場合や糞便の混入が疑われる場合は，*Clostridium* 類を考慮して，高用量ペニシリン投与を追加することが推奨されています．

## 専門家編

開放骨折の最大の治療目標は，感染の制御といっても過言ではありません．しかし，なぜ感染症が発生するのかを理解していない治療者も多く見受けられます．Carsenti-Etesse ら[4]は，開放骨折の感染例の約 80％が受傷時に検出された菌ではなく，受傷後新たに創部に侵入した細菌であると報告しています．受傷時の汚染が感染の原因となることもありますが，それよりも受傷後の院内感染が主な原因である場合が多いのです．

Gustilo 分類 type ⅢB の感染率が高いのは，骨折部を適切な軟部組織で被覆できず，外界からの汚染に対する防御機構が破綻しているのが最大の原因であり，壊死組織が残存しているとさらに感染リスクが増大します．すなわち，抗菌薬をいくら投与しても，確実なデブリドマンと早期軟部組織再建がなされていなければ感染を制御できないのです．まず，このことを認識すべきだと考えます．

ここでは確実なデブリドマンができている前提で話を進めたいと思います．

### Gustilo 分類 type Ⅲに対する抗菌薬投与：アミノグリコシド系薬の投与は controversial です

繰り返しますが，開放骨折に対する抗菌薬投与の目的は，受傷時の創部汚染菌と，受傷後の院内感染菌に分けて考える必要があります．とくに，Gustilo 分類 type ⅢB は受傷後の MRSA を含めた院内感染菌を考慮しなければなりません．しかし，受傷時の創部汚染菌と受傷後の院内感染菌で，対象を分けて抗菌薬を選択することについては，いまだ結論は出ていません．そのため，初期投与も初期投与以降も抗菌薬選択の基準は同一となっています．

初期投与以降の抗菌薬の選択は，「非専門家編」の項で前述したとおりであり，第1世代セフェム系薬を6～8時間ごと，アミノグリコシド系薬を高用量単回（1日1回）

投与することが推奨されています．アミノグリコシド系薬は濃度依存性であり，最高血中濃度を十分に上げる必要があります．しかし，腎機能障害，第VIII脳神経障害の副作用は十分に注意しなければならず，安全域も狭いため TDM（therapeutic drug monitoring）を実施することが望ましいとされています．

　近年，アミノグリコシド系薬使用に否定的な文献も散見されます．Gustilo 分類 type III に対して，第 1 世代セフェム系薬＋アミノグリコシド系薬から第 3 世代セフェム系薬単剤投与に変更し，感染率に差がなかったとの報告もありますが，まだエビデンスとしては十分ではないようです．また，フルオロキノロン系薬は，第 1 世代セフェム系薬＋アミノグリコシド系薬と比較して，Gustilo 分類 type III でより高い感染率であったと報告され，有効性は低いとされています．

## Gustilo 分類 type III に対する抗菌薬投与は，原則的に軟部組織再建が終了するまでです

　投与期間についてのランダム化比較試験（randomized controlled trial：RCT）は少ないのが現状です．EAST のガイドライン[2,3]（**表 1**）では，一期的に閉創された Gustilo 分類 type I・II は創閉鎖後 24 時間投与で良いとしています．そして問題となる Gustilo 分類 type III は受傷後 72 時間，あるいは軟部組織再建後 24 時間で投与終了することとしています．基本的に 72 時間以上の抗菌薬投与は耐性菌を増やすとされていますが，ここで問題が生じます．

　軟部組織再建が 72 時間を越えてしまった Gustilo 分類 type IIIB はどうすれば良いのでしょうか？ この問題についての根拠は現時点で存在しませんが，軟部組織再建が完了するまでは抗菌薬投与を継続せざるをえないというのが現在の見解です．抗菌薬投与の観点からも，できれば 72 時間以内に軟部組織再建を完了することが理想的だと考えます．

## 文　献

1) Patzakis MJ, et al: Factors influencing infection rate in open fracture wounds. Clin Orthop Relat Res **243**: 36-40, 1989
2) Luchette FA, et al: EAST Practice Management Guidelines Workgroup: practice management guidelines for prophylactic antibiotic use in open fractures. Eastern Association for the Surgery of Trauma, 2000
3) Hoff WS, et al: East Practice Management Guidelines Work Group: update to practice management guidelines for prophylactic antibiotic use in open fractures. J Trauma **70**: 751-754, 2011
4) Carsenti-Etesse H, et al: Epidemiology of bacterial infection during management of open leg fractures. Eur J Clin Microbiol Infect Dis **18**: 315-323, 1999
5) Gustilo RB, et al: The management of open fractures. J Bone Joint Surg Am **72**: 299-304, 1990

BASIC POINT

03

## デブリドマンの施行時期は？

デブリドマンは重度開放骨折治療の要であり，その後の治療方針を決定する上で非常に重要な役割を果たします．その施行時期については，かつて「6時間ルール」なるものが存在し，とにかく「受傷から6時間以内に洗浄とデブリドマンを終えなければならない」と考えられていました．しかし近年，「6時間ルール」は疑問視され，「開放骨折の程度」および「誰がデブリドマンを施行するのか」によって，その施行時期は変わってきています．

デブリドマンは開放骨折治療の基本ですので，本章では非専門家，専門家の区別なく述べることにします．

### 「6時間ルール」は都市伝説になりつつあります

開放骨折に対するデブリドマンの施行時期は，かつては漠然と「6時間ルール」なるものがあり，整形外科医は長期にわたり「6時間 = golden time」という概念に囚われてきました．しかし，「受傷から6時間以内」という根拠は，抗菌薬が登場する以前の動物実験や，細菌のコロニー数が感染成立に達するまで5.17時間であったという過去の報告に起因するもので，臨床的根拠に乏しかったのです．

デブリドマン施行時期が6時間以内か，それ以後かで感染率に有意差があるという報告は実際には少なく[1]，近年ではデブリドマンの施行時期と感染率には相関がないという報告が多くなってきています[2,3]．Pollakらも，重度下肢開放骨折に初回デブリドマンを5時間以内に施行できた群と，受傷から10時間を越えたデブリドマン施行群で感染率に差はなかったと報告しています[4]．しかし，受傷から外傷センターに運ばれるまでの時間が2時間以内の群と2時間を越えた群において，感染率に有意差を認めています．ここでは抗菌薬の投与開始時間が感染率に影響を与えていることを示唆しています[4]．デブリドマンの「6時間ルール」を否定する論文のいずれもが，抗菌薬の投与開始時間の重要性を主張している点に留意したいと思います．

### 救急処置室での洗浄・デブリドマンは無効と考えてください

デブリドマンはどこで施行していますか？ もちろん手術室だと思いますが，救急処置室で行う，いわゆる簡易処置もデブリドマンに含めていませんか？ 実はこれはデブリドマンとしては無効であり，議論の対象にしてはいけません．救急処置室においては，大きな異物があればそれを取り除き，創部外観を写真撮影し，生食ガーゼで創を覆い，フィルム材で被覆して手術室入室を待機しましょう[5]．

また手術室において，開放創部を延長しないで洗浄するだけの処置をしていませんか？ Gustilo 分類 type ⅠやⅡにこういった傾向があると思いますが，当然これはデブリドマンをしたことになりません．「Gustilo 分類 type Ⅰにはデブリドマンは不要」という議論がありますが，次項でそれを含めて解説しましょう．

## デブリドマン施行時期は開放骨折の程度によって異なります

　これまでの golden time を巡る論文においては，重症度別に受傷からデブリドマンまでの時間と方法を変えている報告はなく，多くは Gustilo 分類 type Ⅰから type ⅢC までを混合した議論がなされていました．Schenker らのレビューによると，デブリドマンの 6 時間ルールを支持する根拠はありませんが，さらなる注意深い検証と研究が必要であると述べられています[2]．

　開放骨折には程度があり，その程度によってデブリマンの時期や手法は異なると考えるのが主流です．基本的に Gustilo 分類 type Ⅰであれば骨折部骨片が体内から皮膚を損傷しただけであり，受傷時の汚染による感染はほとんどないと考えて良いでしょう．2003 年に Yang らは 91 例の Gustilo 分類 type Ⅰの開放骨折に対して緊急の洗浄・デブリドマンを行わずに，平均 5 日で内固定を行ったにも関わらず感染が生じなかったと報告しているのがそれを支持しています[6]．

　しかし Gustilo 分類 type Ⅱ・Ⅲであれば，挫創・挫滅が大きくなり，外界の異物が体内に入り込む可能性が高くなります．Hull ら[7]は，重度開放骨折 459 例に対しデブリドマンの施行時期と感染率を調査し，Gusilo 分類 type Ⅰに関してはデブリドマンの遅れと感染率に有意差は認めませんでしたが，type Ⅱ・Ⅲでは，デブリドマンが遅れるほど感染率が上昇したと報告しています．1 時間の遅れで感染率が 3% 上昇するとし，汚染が高度であれば高度であるほど感染は高率に生じていました．感染のリスクが低い骨折は折り良いタイミングのデブリドマンで良いのですが，感染のリスクが高い脛骨開放骨折，高度汚染症例は，英国整形外科学会の重度脛骨開放骨折ガイドラインにおいても，24 時間以内ではなく可及的早期のデブリドマンを行うべきであると報告しています．

　ここで重要なポイントは初期段階で Gustilo 分類を予想する見識です．本来 Gustilo 分類はデブリドマンの後に再度評価されるべきであり，再評価により grade が上がる可能性があり，疑念があれば早期のデブリドマンを行い分類することが重要です．

## Gustilo 分類 type Ⅲ以上の開放骨折で初療時に専門家がいない場合には，24 時間以内にもう一度デブリドマンを行うようにしましょう

　Gustilo 分類 type Ⅰ・Ⅱの軽症例においては，デブリドマン自体は技術的に困難ではありませんが，Gustilo 分類 type Ⅲ，とくにⅢB/C および海水，農土，汚水による高度汚染を認める場合は，技術的に困難です[5]．技術的に困難であることは，「十分に，かつ正しく行えない」可能性があるということです．したがって，初療医が専門家でない場合には，初回デブリドマンにおいては，洗浄処置と明らかな壊死および汚染組織の除去に留めて，24 時間以内に専門家による再度デブリドマンを行う必要があります．

## 文　献

1) Kreder HJ, et al: A review of open tibia fractures in children. J Pediatr Orthop **15**: 482-488, 1995
2) Schenker ML, et al: Dose timing to operative debridement affect infectious complications in open long-bone fractures? A systematic review. J Bone Joint Surg Am **94**: 1057-1064, 2012
3) Kamat AS: Infection rates in open fractures of the tibia: is the 6-hour rule fact or fiction? Adv Orthop **2011**: 943495, 2011
4) Pollak AN, et al: The relationship between time to surgical debridement and incidence of infection after open high-energy lower extremity trauma. J Bone Joint Surg Am **92**: 7-15, 2010
5) Nanchahal J, et al: Standards for the Management of Open Fractures of the Lower Limb. British Association of Plastic, Reconstructive and Aesthetic Surgeons, London, 2009
6) Yang EC, Eisler J: Treatment of isolated type I open fractures: is emergent operative debridement necessary? Clin Orthop Relat Res **410**: 289-294, 2003
7) Hull PD, et al: Delayed debridment of severe open fractures is associated with a higher rate of deep infection. Bone Joint J **96-B**: 379-384, 2014

---

**COFFEE BREAK　稲田有史という先生**

　稲田有史先生は奈良県立医科大学の救急部で講師をされていた「四肢外傷再建外科医」です．先生は手の外科とマイクロサージャリーを基盤として「救急の現場」へ踏み込まれました．その卓越した論理性と医療技術は，治療困難な四肢外傷の成績を著しく高いレベルへ押し上げました．学会やセミナーで先生のプレゼンテーションを拝聴した筆者は，ただただ驚愕したことを覚えています．それ以来，先生は筆者の届かない目標であり，羅針盤でした．

　稲田先生の言葉は「日本重度四肢外傷シンポジウム」なるホームページの動画アーカイブ（会員限定）に，「機能再建のマイスターは何を見ているのか」という題名で収められています（http://jsets.kenkyuukai.jp/video/video_detail.asp?id=311）．

　この世界で生きていこうとしている医師たちには，稲田先生の言葉の一つひとつを噛みしめてほしいと思います．

## BASIC POINT 04 デブリドマンの方法とは？

## 非専門家編

### 重度四肢外傷治療においてデブリドマンは非常に重要です

Gustilo 分類 type ⅢB・ⅢC のいわゆる「重症」とされる開放骨折では，初期治療におけるデブリドマンの質が治療の成否の大きな分岐点になります．デブリドマンが適切に行われなければ損傷肢は容易に感染を起こし，患肢温存が難しくなることもあるからです．重度四肢外傷の治療ができる医師は「遊離皮弁ができる医師」ではありません．「きちんとしたデブリドマンができる医師」にほかなりません．

### デブリドマンの種類には2つあります．それは「段階的デブリドマン」と「一期的デブリドマン」です

デブリドマンの方法は，表1のように「段階的デブリドマン」と「一期的デブリドマン」に分けられます．前者は伝統的に行われてきた方法で，「明らかにダメな組織のみ切除」し，「疑わしき組織は残存させる」ものです．一方，後者は革新的な方法で，「明らかに生存する組織のみ残す」もので，「腫瘍切除のごとく」といわれています．損傷がより重症になればなるほど「一期的デブリドマン」を行う必要があります．これらを実際に区別して施行できれば，その医師は「重度四肢外傷の専門家」であるといえます．

実のところ，専門家が行うデブリドマンを「確定的デブリドマン」と呼んでいます．このことについては「専門家編」で詳述したいと思います．

### デブリドマンには系統立ったやり方があります

デブリドマンとは「不活性な組織を切除し，外傷創を外科的創に変えること」です．デブリドマンは，その出来が治療成績を大きく左右するため，経験豊かな外傷再建外科医が行うべきであり，決して研修医単独で行ってはいけません．しかしその「経験」とは非常

**表1** 「段階的デブリドマン」と「一期的デブリドマン」

| 段階的デブリドマン | 一期的デブリドマン |
| --- | --- |
| 伝統的 | 革新的 |
| 数回に分けて施行 | 1回で終了 |
| 明らかにダメな組織のみ切除 | 明らかに生存する組織のみ残す |
| 組織は開放，乾燥壊死の危険性 | 組織は皮弁術にて閉鎖 |
| 経験が少なくても可能 | 経験を要す |

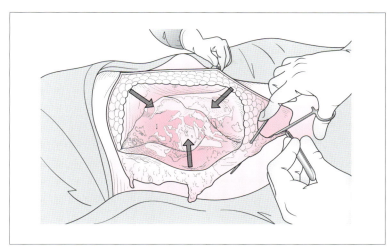
図1　デブリドマンは辺縁→中心，浅層→深層へ

に曖昧なものです．標準化されたデブリドマンとは，然るべき判断をもって系統的に施行されたものを意味します．それでは，その「お作法」について述べてみたいと思います．

### 1 デブリドマンは辺縁から中心へ，浅層から深層に向かって行う（図1）

軽症の開放骨折であればこのアプローチはそれほど重要ではないかもしれません．しかしながら重症であればあるほど，このアプローチを遵守することで過不足のないデブリドマンが可能になります．

### 2 "zone of injury" の開放のために開放創を延長させる

本当の組織損傷は開放創の大きさよりもさらに大きいことが普通です．X線画像で骨折の粉砕度が強かったり，筋腱や神経損傷を合併していますと，その可能性は高くなります．ですから，過不足なくデブリドマンを行うためには zone of injury（損傷の領域）を適切に開放しなくてはなりません．そして，通常は開放創がその中心となります．したがって，開放創を延長すること（図2）が zone of injury の開放には最も理に適っている，ということになるのです．よもや別の部位を開放することのないようにしましょう．

### 3 ターニケットをいかに使うか？

まず皮膚のデブリドマンはターニケットを使用せずに行います．活性があると思われる皮膚の辺縁は 2 mm ほど切除しますが，もしも新鮮な出血が認められなければ，認められるまで皮膚切除を追加します．出血の性状は鮮紅色の新鮮血であることが重要で，黒い血（チアノーゼ色）である場合は切除を追加しなければなりません．また辺縁の皮膚静脈に血栓形成が認められる皮膚は活性が乏しいとして切除します．皮下脂肪は新鮮な脂肪組織が出てくるまで切除します．

次に筋体のデブリドマンに移りますが，ここではターニケットを使用します．筋体の活性判断には 4C（Color, Consistency, Contractility, Capacity to bleed）が用いられますが，ターニケット非使用下では活性の悪い筋でも周囲の出血によってあたかもその筋が出血しているように見え，色調も良く見えてしまうことがあるからです．ターニケット

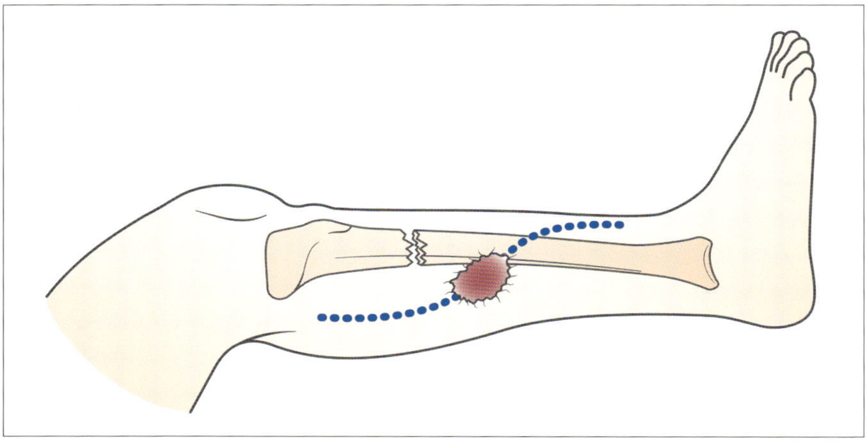

**図2** 追加創延長を行い zone of injury を開放する

を使用し，また拡大鏡を使用することで筋の質を見誤ることが少なくなるでしょう．

　最後に骨のデブリドマンを行いますが，骨の活性評価には再度ターニケットを解除し行います．まず軟部組織の付着していない骨片はすべて切除します．重度開放骨折における壊死骨の残存は感染率を約50％上昇させるとされていますが，慢性骨髄炎において施行するほどの骨切除が必要かどうかは議論のあるところです．すなわち，「パプリカサイン」が認められるまで切除することは過大の可能性が高いと考えます．

### デブリドマンの仕上げには，関節鏡用のシェーバーがお勧めです

　このようなデブリドマンと並行して洗浄処置がとられます．効果的な洗浄方法の1つとしてパルス洗浄器があります．確かに洗浄表面から異物を効果的に取り除いてくれますが，その一方で組織傷害性があるといわれています．また，有効ではありますが，デブリドマンを補うものではありません．生食滴下での洗浄で十分でしょう．

　以上のデブリドマン処置の仕上げには関節鏡用のシェーバーが有用です．出血を確認しながら細かい異物を取り除くことができ，段差のついた表面をきれいに平坦化することができます．

　以上のような「お作法」に則って系統立って行えば，「標準化されたデブリドマン」を施行することができます．Dead bone, Dead tissue がなくなり，生じた Dead space を筋（皮）弁で充填することにより3つのDが駆逐され，感染のない四肢を再建することができるのです．

## 専門家編

### 「段階的」は「不確定的」，「一期的」は「確定的」と考えましょう

　非専門家編で述べたように，デブリドマンには「段階的デブリドマン」と「一期的デブリドマン」がありました．前者では「明らかにダメな組織のみを切除する」ため，疑わしき組織に対しては，「生存してほしい」という希望を込めて残すこととなります．

そのような組織はときには生存するかもしれませんが，多くの場合は壊死あるいは部分壊死となります．また活性の低い組織が開放されていることで感染に弱い状況を作り出します．「段階的デブリドマン」は「不確定的デブリドマン」であり，不確定であるがゆえにデブリドマンを繰り返すのだと考えることができます．

　一方，「一期的デブリドマン」は疑わしき組織をすべて除去し，明らかに生存する組織のみを残存させるものです．この場合，繰り返す必要がないか，あるいは繰り返したとしても2回で終了させます．このデブリドマンの結果，より早期に再建へ移行することができます．これは「確定的デブリドマン」と呼ぶべきものです．

## 重症であればあるほど「確定的（一期的）デブリドマン」を行わなくてはなりません

　とはいえ，「確定的デブリドマン」を遂行することは決して容易なことではありません．損傷状態が強い場合に，通常の外科医は思い切って損傷組織を切除することができず，疑わしい組織を残存させてしまう傾向にあります．それは不活性組織切除の利点は理解していたとしても，再建に対する不安があるからです．組織を切除した結果として何らかの方法で被覆する必要があるかもしれないし，筋腱の機能単位が切除されてしまった際には機能上大変不利であることを恐れているのです．

　一方，損傷状態や汚染がそれほどでもないときには，外科医は比較的積極的なデブリドマンを行うことができます．それは切除したとしても十分に再建できる見通しがあるからです．すなわち，組織の活性によって切除すべきかどうかが決定されるというよりも，再建できるか否かで決定されている傾向があります．不本意なことですが事実であると思います．

　Gustilo 分類 type ⅢB においては，あまりにも多くを切除することは恐怖を抱かせ，非常に保守的になるのが常です．しかし重症であればあるほど確定的デブリドマンを完遂できるかどうかが，この外傷を治療できるか否かの分岐点となります．とくに AO 軟部組織分類における MT 4・5 に相当する広範囲の筋腱損傷において，デブリドマンは「コンパートメント単位」で行われる必要があります．損傷を受け活性を失った筋体がデブリドマンされずに残存すると，きわめて感染に弱い状況となるからです．また，受傷が広範囲であれば，自ずと損傷の重症度も高くなります．そのような外傷ほど確定的にデブリドマンがなされなくてはならないし，生じた死腔はできるだけ早期に被覆されなくてはならないのです．

## 疑念が残る場合には 24 〜 48 時間後に再度デブリドマンを施行します

　適切な判断により系統的なデブリドマンが施行されれば，それはすなわち確定的デブリドマンがなされたことを意味し，再建への道が開けることになります．創面には正常な組織面のみが残存していることでしょう．しかし，もし外科医の努力にも関わらずデブリドマンの十分さに疑問が残る場合は，再建に移行してはいけません．24 時間あるいは 48 時間後に再度デブリドマンを行うために手術室に戻らなければなりません．と

くに強い土壌汚染や咬傷の場合は心してかかるべきです．

　これは「繰り返す，不確定なデブリドマン」ではありません．2回で終了する「確定的範囲に入るデブリドマン」と考えます．初回のデブリドマンで90%は完了し，残りの10%は追加確認として施行します．「確定的デブリドマン」という言葉の本質的意味を理解してほしいと思います．

## 関節内骨折におけるデブリドマンとデブリドマンジレンマ

　前述のごとく，デブリドマンは血行のない組織を十分かつ一期的に，そして確定的に切除する必要があります．しかしながら関節構成体（とくに関節軟骨，靱帯など）や腱，神経などの重要な組織は容易には切除できず，これがジレンマとなります．骨関節部分に対しては，その骨片に軟部組織の付着がなく血行に乏しいと判断されても，スクリュー固定で関節を再建温存することが推奨されています．腱組織や神経組織も同様です．しかしながら軟部組織被覆が速やかになされないと感染に不利な状況であることには変わりはありません．活性の低い組織を残存させなければならないときには，より早期の軟部再建が必要だと考えましょう．

### 文　献

1) British Association of Plastic Reconstructive and Aesthetic Surgeons: "Guidelines for wound debrident (exision)" and "Bone exposure, decontamination, and preservation: Debridement". Standards for Treatment of Open Fractures of the Lower Leg, Nanchahal J (ed), the Royal Society of Medicine Press Ltd, London, p13-19, 2009

---

**COFFEE BREAK　患者は練習台ではありません：屋根瓦式指導の必要性**

　どの医師にも最初の手術はあります．そして最初からきちんと手術ができる医師などいるわけがありません．もちろん訓練は必要です．しかし，患者は練習台ではありません．われわれのキャリアの糧ではないのです．すでにその手術ができる医師と屋根瓦式で一緒に行うのはもちろんのこと，自分のできうるレベルの手術から積み上げなければなりません．そうしなければ，屍を積み上げてしまうことになります．重度四肢外傷治療においては絶対に勇み足はいけません．できないことをやってはいけないのです．

## BASIC POINT 05

## 皮膚剥脱（デグロービング）損傷に対する考え方

### 非専門家編

**皮膚剥脱創の活性は創縁からの出血色で判断します また損傷のlayerで治療法の概略が決まります**

　四肢外傷において皮膚の剥脱創（デグロービング損傷）はしばしば起こる損傷です．重度開放骨折においても合併していることが多いことでしょう．デブリドマンの原則からはすべての非活性皮膚は切除しなければなりませんが，その活性の判断にはしばしば苦慮します．基本的には前章で述べたように，皮膚の血行判断（活性判断）を行います．すなわち，切除した皮膚辺縁から新鮮出血が出てくることが重要であり，黒い血（チアノーゼ）である場合はその皮膚は切除しなければなりません．また辺縁の皮膚静脈に血栓形成がみられる皮膚も切除しなければなりません．しかしながら損傷は過小に見積もられることが多いので注意が必要です．

　さて，皮膚剥脱創は損傷のlayer（階層）で治療方法が異なります．その基本的な考え方は次のとおりです（**図1**）．

　まず，筋膜上で広範囲に剥脱されている場合は通常血行がありません．その場合は脂肪を除去し，植皮としての利用を考慮します[1]．しかし皮膚自体の挫滅が強い場合は植皮として使用できないこともあります（**図1-A**）．

　筋膜下の剥脱創で近位部を皮膚茎にしている場合，皮膚辺縁からの出血が鮮紅色であるならば，縫合処置を行えば生着が期待できる

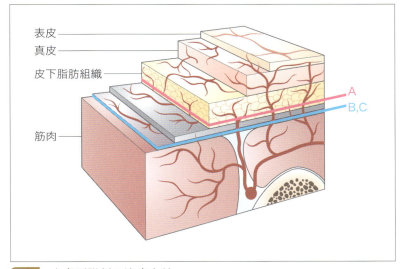

**図1　皮膚剥脱創の治療方針**
A：筋膜上剥脱創（血行−）は除脂し植皮に利用．
B：筋膜下剥脱創（血行＋）で近位茎は縫合処置．
C：筋膜下剥脱創（血行＋）で遠位茎は静脈縫合を考慮．

可能性が高いでしょう（**図1-B**）．一方，筋膜下の剥脱創で遠位部を皮膚茎にしており，皮膚辺縁からの出血がうっ血色の場合には，静脈吻合によって生着する可能性があります（**図1-C**）．

いずれにしても剥脱創の活性判断は難しいものです．ICG（indocyanin green）蛍光色素法やフルオレセイン（fluorescein）蛍光色素法による評価が有効とする報告もありますが，いつでもどの施設でも行えるものではなく，特異度も決して高くはありません．加えてアナフィラキシーショックの問題もありますので，今のところ一般化された検査とはいえないでしょう[2]．

いずれにしても，非専門家が初期治療に関わった場合で，剥脱創部の活性判断に迷う場合には「切除せずに」そのまま縫合する処置に留めるのが無難なところでしょう．また，剥脱皮膚には被覆材としての活用方法もあります．それは専門家編で述べることにしましょう．

## 専門家編

### 剥脱創の活性判断が困難な場合には，2回あるいは3回目の判断まで猶予することができます

前述（非専門家編）のような判断をもってしても，剥脱創の活性判断は通常の挫滅創と比較して困難です．そこで，初回デブリドマンから24～48時間後に2回目のデブリドマンを行い，改めて活性の判断をすることが必要です．それでも迷う場合にはさらに24～48時間後に再度デブリドマンを行います．このように比較的時間の猶予を持ってデブリドマンを施行していますが，これはデブリドマンの原則に反するでしょうか？

前章でも述べたように，損傷が重度であればあるほど（一期的）確定的デブリドマンを行わなくてはなりませんでした．しかし，その場合に重要なことは筋肉に対するデブリドマンでした．皮膚に関しては初回で活性の判断が困難な皮膚剥脱創を24～48時間残存させても問題にはならないことがほとんどです．

しかしながら，確定的軟部組織再建は感染の観点から受傷7日以内に施行する原則は外せません．皮膚剥脱創の確定的デブリドマンは7日以内の再建に合わせて，遅延しても5日以内に完了させる必要があるでしょう．

### 剥脱した皮膚には被覆材としての活用方法があります

Gustilo分類type ⅢCの四肢開放骨折では，骨短縮による血管の端々吻合や静脈移植による血行再建が行われます．損傷の型や重症度は様々ですが，多くは皮膚の挫滅あるいは剥脱創を伴っています．ここで問題となるのはこの「再建血管の被覆」です．明らかに再建血管が露出する場合には，理想的には即時皮弁移植術による再建ということになりますが，再建手術は綿密な術前計画とインフォームドコンセント，万全な体調（術者・患者双方とも）によって行わなければならず，通常はこの手法は好ましいとはいえません．そこで，この再建手術までの時間的猶予として，移植血管被覆への配慮が必要となります．

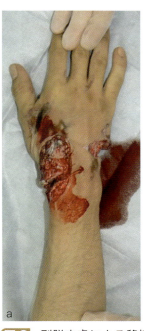 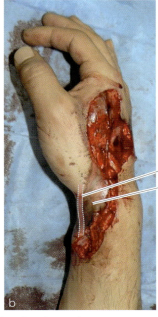

再建血管を剥奪した皮膚で被覆する

**図2** 剥脱皮膚による移植血管の被覆（Gustilo 分類 type ⅢC 症例）
a：受傷時外観
b：剥脱皮膚を残存させて移植血管の一時的被覆に使用．

　その方法として，①静脈移植の際に「静脈皮弁」を行う，②静脈移植後一時的骨短縮によって移植血管を被覆し再建時に元に戻す，③ wet dressing あるいは人工真皮貼付後早期に軟部組織再建を行う，などが考えられます．そしてもう1つの方法として，皮膚剥脱創のデブリドマンを遅らせて，その皮膚を移植血管被覆に利用することも有用であると考えます（**図2**）．
　すなわち初回デブリドマンにおいては，①まず皮膚辺縁のみを切除，②筋ならびに骨の確定的デブリドマン，③骨安定化と静脈移植による血行再建，④移植血管の被覆を考慮した皮膚デブリドマンとし，最終的な軟部組織再建時に確定的皮膚デブリドマンを行うという方法もあるということです．
　しかしながら，これは再建血管被覆を考慮した特別な処置であることを認識しましょう．原則はあくまでも「非活性化組織はすべて切除する」ことにあるのは変わりがありません．

### 文　献

1) Jeng SF, et al: Technical refinement in the management of circumferentially avulsed skin of the leg. Plast Reconstr Surg 114: 1225-1227, 2004
2) British Association of Plastic Reconstructive and Aesthetic Surgeons: Degloving. Standards for Treatment of Open Fractures of the Lower Leg, Nanchahal J(ed), the Royal Society of Medicine Press Ltd, London, p20-21, 2009

## BASIC POINT 06

## 非専門家編

# コンパートメント症候群への対処法

### コンパートメント症候群はまず臨床症状で診断をつけます

　重度四肢外傷の急性期合併症の1つにコンパートメント症候群があります．それは外傷や虚血後の再灌流により四肢の筋区画（コンパートメント）内圧が上昇し，血流が障害されて不可逆性の筋壊死や神経障害を惹起するものです．

　脛骨骨折の2〜9％にコンパートメント症候群を発症するという報告があります[1]．開放骨折ではコンパートメント症候群は起きにくいと考えられがちですが，部分的な筋膜の断裂では十分な除圧にはならず，実際には閉鎖骨折と発症率は変わらないという点に注意しなければなりません．

　コンパートメント症候群の診断は容易ではありません．臨床症状としてはPain（疼痛），Paresthesia（感覚異常），Pallor（蒼白），Paralysis（麻痺），Pulselessness（拍動消失）の5Pが知られていますが，感覚異常と（ストレッチによる）激しい疼痛が早期の臨床所見です[2]．鎮痛薬の効かない激痛が認められる場合にはコンパートメント症候群を疑い，より詳細な診察と検査を行うべきです．麻痺や拍動消失は5Pの最後の徴候ですので，急性期に認められた場合には他の病態の合併，すなわち神経損傷や血管損傷を考えなければなりません．患者に意識障害がある場合や鎮静下においては，臨床症状から診断することはできません．そのため客観的な診断基準が必要となります．

### 疑いがあればコンパートメント内圧測定を行います

　内圧測定はコンパートメント症候群の診断において，客観的基準となります．専用の測定器（Stryker® Intra-compartmental pressure monitor system）が簡便です（図1）が，それがなければ動脈圧モニター用のルートに針をつけて測定しても良いでしょう．コンパートメント内圧が30〜45 mmHgを超えるか，拡張期血圧との差が30 mmHg以下の場合には筋膜切開術の適応とされています[3]．

### 早期かつ確実にコンパートメントを開放します
### 頻度が高いのは下腿および前腕です

　コンパートメント症候群の診断がついた際には早期かつ確実に，筋膜切開によりコンパートメントを開放する必要があります．最もコンパートメント症候群が生じやすいのは下腿であり，次に前腕です．非専門家でもこれらのコンパートメントを開放する機会は多い

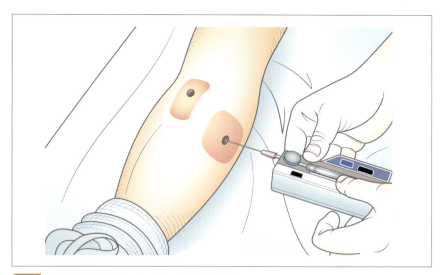

**図1** 簡便なコンパートメント内圧測定
Stryker® Intra-compartmental pressure monitor system 使用.

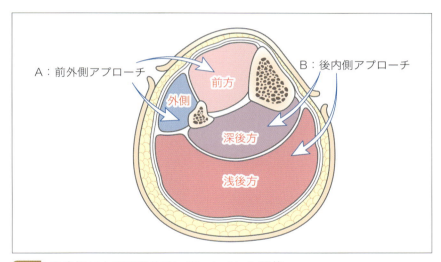

**図2** 2皮切による下腿のコンパートメント開放
A：前外側アプローチでは前方と外側コンパートメントの間に切開を加える.
B：後内側アプローチでは脛骨後縁の1〜2cm後方に切開を加える.

と思います.
　下腿には前方，外側，浅後方，深後方の4つのコンパートメントがありますが，一般的に内外側2つの切開を用いて行うのが容易です．外側の皮膚切開から前方・外側コンパートメントの筋膜切開を，内側から浅後方・深後方コンパートメントの筋膜切開を行います（**図2**）．外側では浅腓骨神経を，内側では後脛骨動脈を損傷しないように注意しなければなりません．また外側の1つの皮切から4つのコンパートメントを開放する方法もあります．

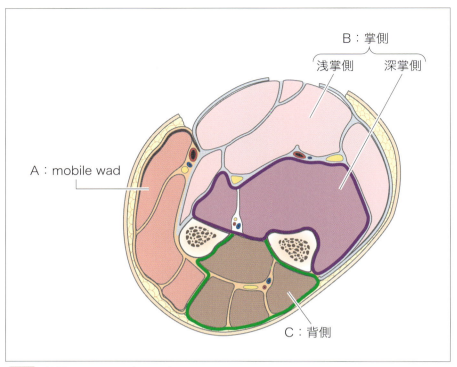

**図3** 前腕のコンパートメント
A：mobile wad → BR, ECRB/L
B：浅掌側→ PL, FCR, FDS, FCU，深掌側→ FPL, FDP
C：背側→ EDC, EPL, APL, ECU
※ BR：腕橈骨筋，ECRB/L：短・長橈側手根伸筋，PL：長掌筋，FCR：橈側手根屈筋，FDS：浅指屈筋，FCU：尺側手根屈筋，FPL：長母指屈筋，FDP：深指屈筋，EDC：総指伸筋，EPL：長母指伸筋腱，APL：長母指外転筋，ECU：尺側手根伸筋

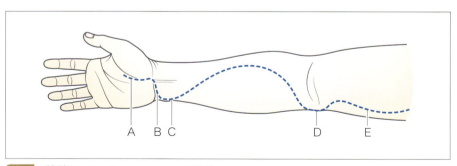

**図4** 前腕のコンパートメントの開放
A：母指球と小指球の間を遠位側から切開．
B：手関節の皺に沿って尺側へ切開．
C：前腕遠位の尺側縁を切開．
C–D：橈側に大きくカーブしながら前腕掌側を切開．
D：肘の皺の尺側まで切開．
E：上腕動脈の走行に沿って頭側に延長．

前腕には掌側，背側，mobile wad の 3 つのコンパートメントがあります（**図3**）．前腕掌側に弯曲した皮膚切開を加え，掌側コンパートメントから手根管までを開放します（**図4**）．掌側コンパートメントを開放するのみで背側，mobile wad の内圧も低下することが多いのですが，不十分であれば背側の皮膚切開を追加してそれぞれのコンパートメントを開放します．手関節レベルで正中神経掌側枝を損傷しないように注意しなければなりません．

　筋膜を切開した後に筋体を観察し，血流の乏しい部分は感染の原因となるため切除します．開放創は shoe-lace テクニックを用いて段階的に閉鎖する方法が一般的ですが，閉鎖しきれないときは植皮術を必要とすることもあります．

## 専門家編

### コンパートメント症候群の他の客観的指標は？

　コンパートメント症候群の客観的な指標として内圧測定の他に，近赤外線分光法（near-infrared spectroscopy：NISR）を用いて局所酸素飽和度を測定する方法も報告されています[4]．非侵襲的で持続モニタリングできる利点はありますが，皮下 2 〜 3 cm の局所酸素飽和度を測定しているにすぎず，深部のコンパートメント内圧は反映されないため参考程度に留めるべきでしょう．

### 手部・足部・大腿コンパートメントの開放

　下腿や前腕ほど多くはありませんが，手部，足部，大腿でもコンパートメント症候群を発症します．手部には母指球，小指球，母指内転筋，4 つの背側骨間筋，3 つの掌側

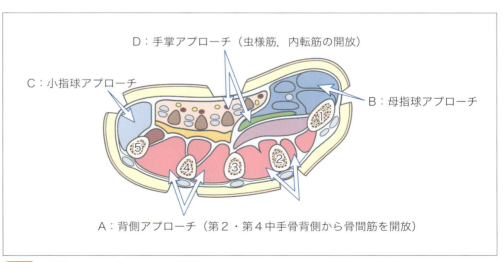

**図5**　手部コンパートメントの開放
A：背側アプローチ（第 2・第 4 中手骨背側から骨間筋を開放）
B：母指球アプローチ
C：小指球アプローチ
D：手掌アプローチ（虫様筋・内転筋の開放）

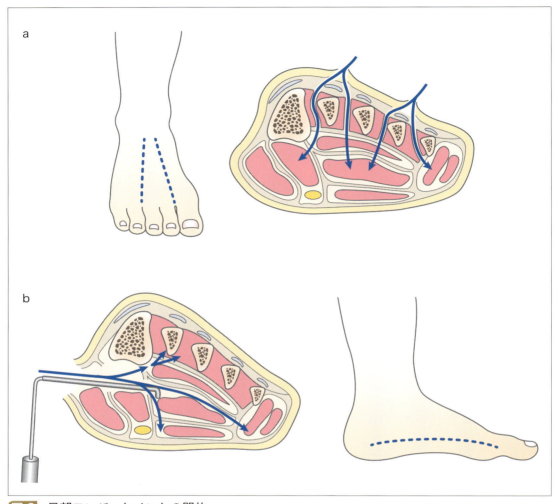

**図6** 足部コンパートメントの開放
a：第2・第4中足骨上に皮切を加え，骨間筋と内転筋を開放．
b：母指外転筋に沿って皮切を加え，内側，浅層，踵骨，外側の順にコンパートメントを開放．

> 骨間筋の計10個のコンパートメントがあります．第2・第4中手骨上に皮切を加え，掌背側の骨間筋の筋膜切開を行い，母指内転筋，虫様筋，母指球，小指球はそれぞれ別皮切でコンパートメントを開放します（**図5**）．
> 　足部には内側，外側，浅層，内転筋，4つの骨間，踵骨の計9個のコンパートメントがあります．第2・第4中足骨上に皮切を加え，骨間筋と内転筋の筋膜切開を行います（**図6-a**）．さらに母指外転筋に沿って皮切を加え，内側→浅層→踵骨→外側の順にコンパートメントを開放します（**図6-b**）．
> 　大腿には前方・後方の2つのコンパートメントがあります．外側に皮切を加えることで，前後のコンパートメントを開放します．

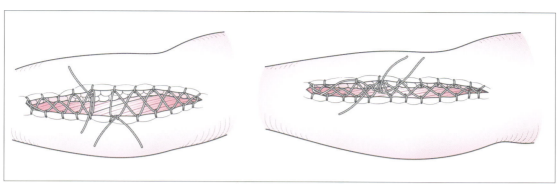
図7　開放創閉鎖には shoe-lace テクニックが有用

### コンパートメント開放後の創閉鎖法として shoe-lace テクニックが汎用されます

　コンパートメントを開放した後の創管理の方法としては，陰圧閉鎖療法（negative pressure wound therapy：NPWT）が最も汎用されています[5]．創管理の簡便化，感染率の低下，創の縮小や浮腫軽減などの点から shoe-lace テクニックとともに用いるのが望ましいと考えます（**図7**）．

### 時間が経過したコンパートメント症候群の筋膜切開は議論のあるところです

　もしもコンパートメント症候群の診断が遅れた場合，筋膜切開を行うべきか否かは議論のあるところです．8〜10時間を経過したコンパートメント症候群に対する筋膜切開は感染率が高く，敗血症による死亡例も報告されており[2]，行うべきではないという意見もあります．しかし，筋肉の不可逆性は時間経過からでは判断することができず，個々の症例に応じて判断するしかありません．

### 筋挫滅を伴ったコンパートメント症候群の開放後は fix and flap の概念による治療が必要です

　また，とくに下腿近位部の骨折では筋挫滅を伴ったコンパートメント症候群になることがあります．この場合，筋挫滅はあるものの挫滅症候群ではなく，筋膜切開術の施行は正当化されます．問題は切開後の対処にあります．今まで報告はありませんが，筋体圧挫の要因が潜在する閉鎖性骨折に対する筋膜切開は感染の危険性を常にはらんでいます．
　開放骨折においては，挫滅壊死組織の確定的デブリドマンと早期皮弁術施行は標準的な方法として認知されてきています．これと同様に，筋挫滅を伴う閉鎖性骨折にコンパートメント症候群を合併した場合には，筋膜切開により Gustilo 分類 type ⅢB の開放骨折になりうると考える必要があります．すなわち，損傷筋体のデブリドマンと早期皮弁術の概念を導入すべきであると考えています．

### 文 献

1) Mauser N, et al: Acute lower-leg compartment syndrome. Orthopedics **36**: 619-624, 2013
2) Konstantakos EK, et al: Diagnosis and management of extremity compartment syndrome: An orthopaedic perspective. Am Surg **73**: 1199-1209, 2007
3) McQueen MM, et al: Compartment monitoring in tibial fractures. J Bone Joint Surg Br **78**: 99-104, 1996
4) Shuler MS, et al: Correlation between muscle oxygenation and compartment pressures in acute compartment syndrome of the leg. J Bone Joint Surg Am **92**: 863-870, 2010
5) 峰原宏昌ほか：当院におけるコンパートメント症候群に対する治療の変遷．骨折 **35**: 760-762, 2013

---

**COFFEE BREAK　Preventable Trauma Disability**

　外傷には preventable trauma death（避けられた外傷死）という言葉があります．救命救急センターに整形外科医として勤務していた筆者は「避けられた後遺障害」という概念もあるだろうと感じ，preventable trauma disability という言葉を使い始めました．それは 2000 年初頭の頃でした．
　「避けられた後遺障害」の概念は筆者の中では明瞭です．それは「避けられた」という言葉に大きなポイントがあります．「他の専門施設なら，そして他の専門医なら避けられた」のであれば，それは「避けられた後遺障害」なのです．
　筆者はこのことを考えるときにいつも稲田有史先生の言葉を思い出します．

　　　　　"本当のプロフェッショナルは，自らの世界に自浄作用を持つべきなんだ"

**BASIC POINT**

**07**

# 血管損傷の診断と対処法

## 非専門家編

### 虚血肢に対処するということ

　四肢開放骨折で末梢側の血行障害（虚血）が認められると危機的な印象をもたれる医師が多いかと思います．しかし血行障害なる病態自体は単純なものです．というのは，「筋腱損傷や神経損傷を伴わず，皮膚損傷もそれほどひどくない開放骨折における血行障害」と，「血行障害はないものの，皮膚損傷がひどく筋腱損傷や神経損傷を伴うもの」とではどちらの治療が難しいと思いますか？　もちろん後者の方が難しいのです．

　皆さんが恐れるのは，「このままだと四肢が危ない」という時間的制限からくる焦りです．医師個人として，そして科として「血行再建が得意」になれば，「虚血自体」は簡単に解決できてしまいます．しかし，虚血を回避すると治療の70～80％が終わってしまったかのような錯覚に陥るのは危険です．虚血回避はようやく治療の入り口に立ったにすぎません．虚血回避後には「深遠で複雑」な治療が待っているのです．しかし，それは専門家の仕事ですので，後述の「専門家編」に任せることにしましょう．

### まず早く疑い，正しい診断をしましょう

　上肢の骨折では肩関節脱臼骨折や肘関節脱臼骨折，そして下肢では大腿骨遠位端骨折や膝関節脱臼，脛骨近位端骨折などは血管損傷の頻度が高い骨折（脱臼骨折）として知られています．また，四肢の開放骨折には常に血管損傷の危険性があります．このような骨折や脱臼骨折症例に対しては，できるだけ早期に愛護的に整復し，末梢側の血行状態を評価するようにしましょう[1]．

　診断の始まりは血管損傷のハードサインの認識です．ハードサインとは「拍動性の出血」，「増大する血腫」，「血管雑音」，「末梢脈拍の消失」，「阻血」の5徴候のことです．このハードサインのない血管損傷はまずありません．言い換えれば，ハードサインがなければ血管損傷の有無を検索する必要は基本的にないということになります．しかし，どの所見をハードサインと認識するかどうかは，非専門家には難しいのも事実です．

　とにかく，ハードサインを疑えばすぐに画像検索をしなければなりません．それには造影CTや血管造影，エコーなどがあります．どの検査を施行するかにおいて重要なことは，自分たちの施設で「それぞれの検査を完了するのにどれくらいの時間がかかるのか」，「その検査の信頼度はどれほどなのか」を認識することです．血管造影は，誰の目にも明らかな所見が得られますし，血行動態が直接分か

ります．しかし，この診断に1時間以上も要していては治療には到達できません．一方，エコーは簡便ですが，その信頼度は検者の力量によるところが大きいものです．ですから，現実的には造影CTを選択するのが最も妥当であるということになります[2]．

## 専門家編

### 専門家の血行再建をシミュレーションしてみましょう[3]

　血行再建で最も重要なことはスピードです．この「スピード」は治療のプロトコールを自分たちのグループの中で確立しているかどうかにかかっており，また日頃の訓練も必要です．以下に，代表的な事例として「膝関節周囲開放骨折に伴う膝窩動脈損傷の血行再建」を記載しますので，イメージトレーニングをしてください．

① 損傷肢の評価においてハードサインがあれば，血管損傷を疑って造影CTで画像検索を行い，問題があればすぐ手術室に入室します．明らかな阻血肢であれば画像検索は割愛して入室します．

② 麻酔導入後に，まず仰臥位でのcross limb vascular shunt（CVS）を考慮します．側副血行路が保たれている場合は割愛しても良いですが，明らかな阻血肢であれば施行するようにします．この具体的手法については後述します．

③ ここで血管修復のための体位を決定します．膝関節単純脱臼などデブリドマンが複雑でなければ，伏臥位後方アプローチを選択します．挫滅損傷が大きくデブリドマンが複雑な場合は，仰臥位内側アプローチを選択します．

④ いずれにしても，仰臥位にて創外固定器を装着し，先に決めた体位をとります．複雑なデブリドマンが必要ならばそのままの体位ですし，そうでなければ伏臥位に変更します．この際，対側からの大（あるいは小）伏在静脈採取に備えて，対側も術野とします．

⑤ さて，デブリドマン後，直ちに血行再建に移行します．血管吻合の具体的手法については割愛しますが，筆者は7-0あるいは9-0ナイロンを使用して結節縫合を10～12針行っています．また，静脈移植は原則的に施行するものであるとお考えください（迷った場合は施行してください）．

⑥ 血行再開後にもう一度骨のアライメントを確認し，デブリドマンを追加します．その後，遠位部の筋膜切開を追加し，ここで手術室からいったん退室となります．

### 阻血時間短縮への重要なツールとしてtemporary vascular shuntがあります

　損傷四肢に明らかな阻血の所見が認められ，それが筋体を含む四肢近位レベルの場合，阻血許容時間は6時間以内と短く，可能であれば筋の不可逆性の阻血変化が起こる3～4時間以内での血流再開が望ましいと考えます．そこで，temporary vascular shuntを使用した阻血時間短縮を考慮する必要があります．temporary vascular shuntには，損傷血管の間にチューブをインターポジションするtemporary intravascular shunt[4]（TIVS）と，送血路として健常部の大腿動脈から損傷部の末梢血管に送血を行うcross limb vascular shunt[6]（CVS）の2つの方法がありますが，それぞれに利点と欠点が存在しますので，損傷病態によって使い分ける必要があります．

## TIVS と CVS は使い分けなければなりません

まず，筋体をあまり含まない前腕遠位，下腿遠位の損傷レベルでは，そもそも temporary vascular shunt の適応は少ないと考えます．阻血許容時間が長いことに加えて，四肢の遠位レベルであるがゆえに，物理的余裕のない末梢部血管にシャントチューブを挿入することは，さらなる損傷が加わることになり得策ではありません．

大腿や下腿近位，上腕レベルでの損傷の場合には temporary vascular shunt の適応が高くなります．この場合，TIVS と CVS のどちらを選択するべきでしょうか？損傷病態を，①切断や不全切断など断端部が大きく露出し，静脈還流の再建が必須のものと，②膝関節脱臼に伴う動脈損傷など，開放性損傷（軟部組織損傷）の強くない脱臼骨折などで断端部があまり露出しておらず，また静脈還流が保たれているもの，に分けて考えると良いでしょう．

前者①の場合は，それぞれの断端部に動脈と静脈を固定しやすく，TIVS の良い適応です．また静脈還流のコントロールが同時に可能なことが最大の利点であり，ほぼ30分以内に血行再開が可能です．逆にこういった大きな開放損傷に CVS を行うことは，出血の観点から非常に危険であると考えます．

後者②の場合は断端部に血管を固定しづらく，また動脈血行のみを再建すれば良いので，健側の大腿動脈から損傷肢の末梢動脈へチューブを繋ぐ CVS の良い適応と考えます．こちらの場合もほぼ30分以内に血行再開が可能でしょう．

## TIVS[4] 施行のポイントを理解しましょう（図1）

最も良い適応は上腕部切断ですので，同症例を例にとり具体的手法を解説しましょう．手術開始時に創部の洗浄と大まかなデブリドマンを施行した後，直ちに損傷四肢末梢の主要動静脈に temporary vascular shunt tube（アンスロン®チューブ：ヘパリンコートされている）を挿入して糸で固定します．動脈側シャントチューブより低分子デキストランを注入し灌流させた後に，中枢側の動脈と接続し今度は患者動脈血を還流させます．そして再度動脈側シャントチューブをクランプし，主要静脈間に temporary vascular shunt tube を接続してシャントを形成します．これで一時的な血行が再開されたことになります．その後，シャント血行下に再度デブリドマンを施行し，骨接合術，静脈グラフト（必要があれば）の採取，神経・筋の縫合を施行し，そして最終的な血管の修復を行います．

TIVS の欠点は，アンスロン®チューブが他部位での用途のため保険適用がないことと，高価であることです．そこで，どの手術室においても準備が可能な点滴用エクステンションチューブを利用することもできます[5]（図2）．数時間であれば抗凝固療法を施行しなくとも，血栓形成などの合併症は認めらないとされていますがやや不確かです．また実際の血行再建の際にはシャントを外す必要があることも欠点の1つです．

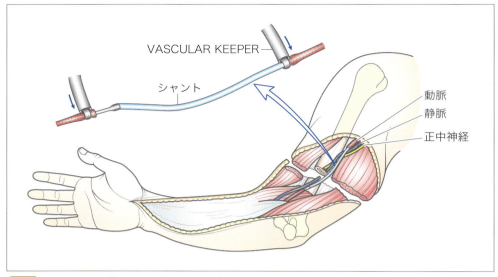

**図1** アンスロン®チューブを利用した TIVS

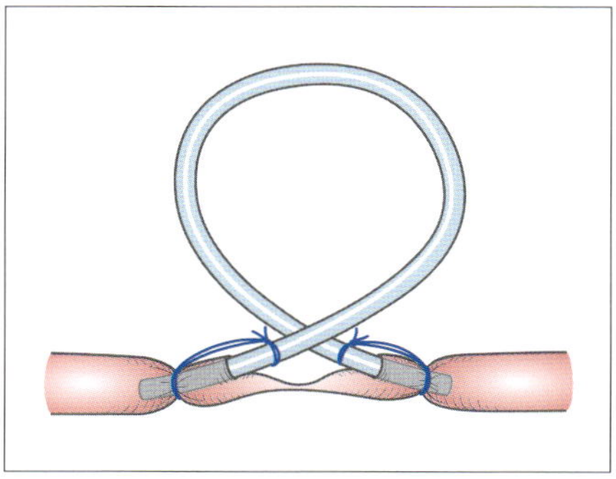

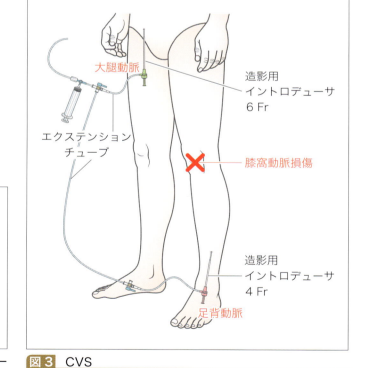

**図2** 点滴用エクステンションチューブを利用したシャント法

**図3** CVS

## CVS[6] 施行のポイントを理解しましょう（図3）

　最も良い適応は膝関節周囲開放骨折に伴う膝窩動脈損傷ですので，同症例を例にとり具体的手法を解説します．体位は仰臥位で行います．まず，対側の大腿動脈に経皮的6Fr動脈シースを留置します．次に損傷下肢の足背動脈を観血的に展開し，4Fr動脈シースを留置します．2つのシースにはそれぞれ三方活栓を取り付け，その間をオスオスシリコンチューブで接続します．このチューブは可能な限り人工心肺回路用のヘパリンコートされたものを使用しますが，なければ通常のエクステンションチューブでも代用可能です．動脈血を損傷肢に流入しますが，創縁からの出血が鮮紅色になるまで10分間ほど還流します．基本的に静脈還流路の再建は不要ですが，必要な場合は患側の大伏在静脈と健側の大伏在静脈をバイパスします．

## 文　献

1) Nanchahal J, et al: Standards for the management of open fracture of the lower limb. British Association of Plastic, Reconstructive and Aesthetic Surgeons, Society of Medicine Press Ltd, London, p52-56, 2009
2) Feliciano DV, et al: Evaluation and management of peripheral vascular injury. Part 1. Western Trauma Association/critical decisions in trauma. J Trauma **70**: 1551-1556, 2011
3) 土田芳彦：血管損傷を伴う膝周囲骨折に対する手術. OS NOW Instruction **20**: 13-22, 2011
4) Tallor J, et al: Temporary vascular shunts as initial treatment of proximal extremity vascular injuries during combat operations: the new standards of care at the Echelon Ⅱ facilities? J Trauma **65**: 595-603, 2008
5) Sriussadaporn S, Pak-art R: Temporary intravascular shunt in complex extremity vascular injuries. J Trauma **52**: 1129-1133, 2002
6) Lee YC, et al: Temporary femoral-radial arterial shunting for arm replantation. J Trauma **70**: 1002-1004, 2011

BASIC POINT 08

## 開放骨折の分類：どの分類を使用するのか？

### 非専門家編

**Gustilo & Anderson 分類は汎用されていますが，重度開放骨折に用いるには不十分です**

　開放骨折の機能予後（ときに生命予後）は初期治療に大きく依存します．そして初期治療での大きな仕事の1つが開放骨折を"分類する"ことです．正しく分類することは損傷の程度と範囲を正しく評価することと同義ですが，重度四肢外傷は千差万別であるため難しく，損傷評価の検者間差異が生じやすいのが問題となっています．

　Gustilo & Anderson 分類[1]（本書ではGustilo分類と記載）は簡単で分かりやすく，最も汎用されている分類です（**表1**）．Gustilo分類における検者間不一致の問題点について語るとき，必ずといっていいほどBrumbackら[2]の報告が引用されます．彼らによると，Gustilo分類の診断一致率は研修医間では60%であり，経験豊富な整形外科医間においても66%となっています．つまり誰が分類しても検者間一致率はほぼ60%程度ということになります．しかしながら，本分類の問題点は"他者と評価が一致しない"ことよりも，"正確な評価自体が難しい"ことにあります．Gustilo分類の本質的な問題は2点考えられます．第1は皮膚・骨・筋腱ごとに重症度を評価するわけではなく，開放創の大きさを拠り所に重症度を判定してしまっているため損傷を過小評価してしまう可能性があること，そして第2にGustilo分類 type ⅢBの損傷程度は様々ですが，ひとまとめにしていることです．

**表1　Gustilo & Anderson 分類**

| type Ⅰ | | ・1 cm 以下の開放創，汚染は軽度（moderately clean）<br>・骨折型は単純な螺旋・短斜であり尖った骨片が皮膚を貫通して生じる |
|---|---|---|
| type Ⅱ | | ・1〜10 cm 大の皮膚裂創（laceration）<br>・軽度から中等度の汚染と筋肉の圧挫<br>・骨折型は type Ⅰ より複雑 |
| type Ⅲ | ⅢA | ・開放創は弁状創や剥脱創，皮膚の高度挫滅・欠損あり<br>・広範囲軟部組織損傷（筋肉の高度挫滅など），欠損あり<br>・高度汚染あり<br>・骨折型は粉砕/分節状（骨膜の剥脱はない） |
| | ⅢB | Ⅲa+<br>骨の露出と骨膜の剥脱を認め，軟部組織再建による被覆を要する |
| | ⅢC | Ⅲa+<br>軟部組織損傷の程度に関わらず修復を要する血管損傷を合併 |

［Gustilo RB, et al: J Trauma 24: 742-746, 1984 より引用］

## 重症度は創部の大きさのみで判断するものではありません

　創部の大きさが 2 cm 程度の場合は Gustilo 分類 type Ⅱ と判断してしまうことが多いかもしれません．しかし，創内の損傷の程度が予想より強く広範囲なことがあります．このような場合に，早計に type Ⅱ と判断して救急処置室での簡単な洗浄処置ですませてしまうと感染を発症し，結果的に大きな組織欠損を生じることになります．つまり type Ⅱ と誤認した結果，実は type ⅢA であったり，type ⅢB に進展してしまう可能性があることを肝に銘じなくてはなりません．また，開放創周囲の皮膚剥脱損傷も過小評価しがちです．皮下が剥脱している場合は，汚染が予想より拡大している可能性があるばかりか，皮膚が遅れて壊死してくる可能性があります．皮膚剥脱損傷における皮膚の取り扱いは『Basic Point 05』に記載されているのでそちらに譲りますが，判断を誤ることにより感染が惹起され，最終再建のタイミングに大きな影響を及ぼす結果となりますので注意が必要です．

## Gustilo 分類 type ⅢB では zone of injury の見極めが重要です

　Gustilo 分類 type ⅢB の損傷の程度は様々であり，どの再建方法を選択するかは損傷組織の評価により大きく左右されます．つまり局所皮弁や有茎筋弁，場合によっては陰圧閉鎖療法（NPWT）で治療できる type ⅢB から，遊離皮弁を要する type ⅢB まで存在するということです．それゆえ，重度開放骨折においては type ⅢB と判定するだけでは具体的な治療方針を決定するには不十分です．損傷組織の詳細な評価をすることにより初めて適切な治療法の選択をすることができます．重度四肢外傷を専門とする医師は，この "zone of injury" の見極めに長けていなくてはなりません．

　以上より，開放骨折においては，創の大きさによらず，損傷組織を系統的（誰もが同じ思考回路で！）かつ包括的（評価の取りこぼしがなく！）に評価できる分類が好ましいことが理解できるでしょう．

## 専門家編

### Gustilo 分類以外に解決できる分類はあるのでしょうか？

　Gustilo 分類はかなり大雑把であり，とくに大きな幅を持つ type ⅢB には，さらに詳細な補足分類が必要です．ここではその候補として，AO 軟部組織分類，OTA 開放骨折分類，Ganga hospital open injury score について紹介したいと思います．

#### 1 AO 軟部組織分類（図1）

　皮膚（skin, integument open：IO），筋・腱（muscle/tendon injury：MT），神経・血管（neurovascular injury：NV）を評価し，骨は骨折の AO 分類を使用して階層化しています．数字 1 は最小の損傷を示し，数字 5 は最重症を示します．この分類の優れているところは，Gustilo 分類より軟部組織損傷を詳細に評価できる点です．また骨折は AO 分類のコーディングにより外傷整形外科医なら誰もがイメージがつきやすく，骨再建法に直結します．

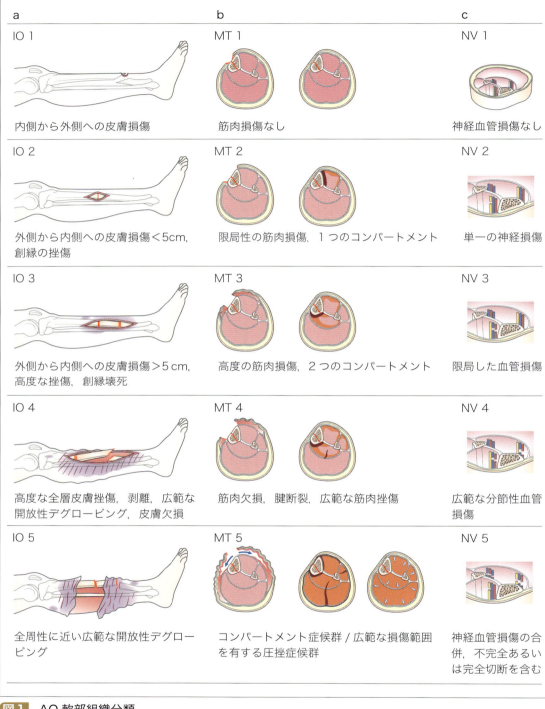

**図1　AO 軟部組織分類**

a：IO（integument open）
b：MT（muscle/tendon injury）
c：NV（neurovascular injury）

［Rüedi TP, et al: AO 法骨折治療，第 2 版，医学書院，東京，p71-81，2010 より引用］

表2 OTA 開放骨折分類

| | 1点 | 2点 | 3点 |
|---|---|---|---|
| 皮膚 | 辺縁閉鎖可 | 辺縁閉鎖不可 | 広範囲デグロービング |
| 筋肉 | 筋壊死なし<br>機能は正常 | 欠損あるが機能は正常<br>範囲内，筋部分壊死あり | 広範囲筋壊死，機能不全<br>コンパートメント内筋肉の<br>部分/全切除を要する |
| 動脈 | 損傷なし | 損傷あり，阻血なし | 損傷あり，阻血あり |
| 骨欠損 | 欠損なし | 欠損あり，腐骨あり<br>主骨片の部分接触あり | 分節状骨欠損あり |
| 汚染 | なし/軽度 | 表面の汚染のみ<br>（深部の軟部組織汚染なし） | 骨や深部の軟部組織汚染あり<br>（土・便・汚染水など） |

［Orthopaedic Trauma Association; Open Fracture Study Group: J Orthop Trauma 24: 457-464, 2010 より引用］

### ❷ OTA 開放骨折分類[3]（表2）

Orthopaedic Trauma Association（OTA）の開放骨折分類プロジェクトチームにより報告された新分類です．評価項目は皮膚，筋肉，動脈，骨欠損，汚染の5項目で1～3点に点数化しています．Agel ら[4]のビデオを利用した信頼性の研究では，動脈の評価はほぼ100％の検者間一致率であり，皮膚・骨欠損・汚染の評価は中等度の一致率，そして筋肉の評価の一致率が最も低かったと報告しています．彼らは別の報告で，多数回デブリドマンの予測因子として筋肉の重症度を指摘しています[5]．しかし，筋体損傷を評価するための判断基準とされている 4C（color, consistency, contractility, capacity to bleed）と実際の切除された筋体組織の病理組織所見に関連性はなかったとする報告[6]もあり，一連の報告から筋肉の損傷評価は困難であると指摘されています．

### ❸ Ganga Hospital Open Injury Score（GHOIS）[7]（表3）

被覆組織として皮膚・筋膜，支持組織として骨・関節，機能組織として筋腱・神経の3要素に分けて，各要素を5段階（各要素1～5点で計15点満点）に grading しています．GHOIS の特徴は Gustilo 分類の type ⅢA とⅢB の重度開放骨折に特化した分類ということにあります．さらに併存する予後不良因子を評価に追加することで，四肢を切断するか温存するかのスコアリングシステムとしても使用できます（co-morbid conditions：1項目につき2点追加する）．Rajasekaran らは下腿開放骨折（Gustilo 分類 type ⅢA・ⅢB）の検討において，機能予後のみならず limb salvage の予測指標としても有用であったと報告しており[8]，今後は各国の外傷センターからの追試が待たれるところです．

しかしながら，上記3つの分類はいずれも Gustilo 分類よりも詳細ですが，正しく grading をすることは検者の判断能力に強く委ねられており，かなり難しいことです．依然として検者間不一致の問題は存在するだろうと思います．また詳細ゆえに簡便性や伝達性に欠けることも問題の1つです．

**表3** Ganga Hospital Open Injury Score（GHOIS）

| 被覆組織（皮膚および筋膜） | |
|---|---|
| 皮膚欠損のない創 | |
| 　　骨折部から離れた部位 | 1 |
| 　　骨折部が露出 | 2 |
| 皮膚欠損のある創 | |
| 　　骨折部から離れた部位 | 3 |
| 　　骨折部が露出 | 4 |
| 全周性の皮膚欠損 | 5 |
| **骨格（骨および関節）** | |
| 横骨折 / 斜骨折 / 楔状骨折（50％以下） | 1 |
| 楔状骨折（50％以上） | 2 |
| 粉砕骨折 / 分節状骨折（骨欠損なし） | 3 |
| 骨欠損（＜4 cm） | 4 |
| 骨欠損（＞4 cm） | 5 |
| **機能組織（神経筋腱単位）** | |
| 神経筋腱単位の部分損傷 | 1 |
| 神経筋腱単位の修復可能な断裂 | 2 |
| 神経筋腱単位の修復不能な断裂 / コンパートメントの部分欠損 / 後脛骨神経断裂 | 3 |
| 1つのコンパートメント欠損 | 4 |
| 2つ以上のコンパートメント欠損 / 不全切断 | 5 |
| **合併事項：1つにつき2ポイント加点** | |
| ・デブリドマン施行まで12時間以上 | |
| ・汚水曝露、土壌汚染 | |
| ・65歳以上 | |
| ・インスリン使用糖尿病 / 麻酔に危険性のある心肺疾患 | |
| ・胸腹部損傷を伴いISSが25以上の多発外傷 / 脂肪塞栓 | |
| ・搬入時収縮期血圧90 mmHg以下の低血圧 | |
| ・同側四肢主要損傷 / コンパートメント症候群 | |

ISS：Injury Severity Score（損傷重症度スコア）

［Rajasekaran S, et al: J Bone Joint Surg Br **88**: 1351-1360, 2006 をもとに和訳］

## 文　献

1) Gustilo RB, et al: Problems in the management of type Ⅲ (severe) open fractures: a new classification of type Ⅲ open fractures. J Trauma **24**: 742-746, 1984
2) Brumback RJ, et al: Interobserver agreement in the classification of open fractures of the tibia. The results of a survey of two hundred and forty-five orthopaedic surgeons. J Bone Joint Surg Am **76**: 1162-1166, 1994
3) Orthopaedic Trauma Association; Open Fracture Study Group: A new classification scheme for open fractures. J Orthop Trauma **24**: 457-464, 2010
4) Agel J, et al: The OTA open fracture classification: a study of reliability and agreement. J Orthop Trauma **27**: 379-384, 2013
5) Agel J, et al: Potential predictive ability of the orthopaedic trauma association open fracture classification. J Orthop Trauma **28**: 300-306, 2014

6) Sassoon A, et al: Muscle viability revisited: are we removing normal muscle? A critical evaluateon of dogmatic debridement. J Orthop Trauma **30**: 17-21, 2016
7) Rajasekaran S, et al: A score for predicting salvage and outcome in Gustilo type-Ⅲa and type-Ⅲb open tibial fractures. J Bone Joint Surg Br **88**: 1351-1360, 2006
8) Madhuchandra P, et al: Predictability of salvage and outcome of Gustilo and Anderson type-Ⅲa and type Ⅲb open tibial fractures using Ganga Hospital Scoring system. Injury **46**: 282-287, 2015

---

**COFFEE BREAK　慣性の法則を断つ**

　通常の人は流れを変えられません．自分が働いている施設のシステム，自分の働き場所，自分たちの治療方針，治療方法，セミナーのあり方，学会のあり方など，仕事に関わるすべてのことは，いつも昨日と同じです．本当は変えた方が良いことは分かっていますし，変えられることも分かっています．しかし，容易には変えられません．誰もが「慣性の法則」に従い，昨日と同じ自分を生きています．

　"男子三日会わざれば刮目して見よ" という慣用句を思いだし，「慣性の法則」を断つとき，社会は変わるのです．

## BASIC POINT 09

## 骨軟部組織損傷状態の記録方法：これをもとに治療計画を立てよう！

### 非専門家編

**損傷組織を正しく記録する訓練を行いましょう**

辺縁から中心へ，浅層から深層へと系統的デブリドマンがなされる過程で，術者（専門家）は損傷組織を同定し，切除して失われた組織と外力で損傷した組織が何であり，そして何が残存しているのかを記録します．このとき術者が声に出して所見を述べ，助手もしくは手洗いしていない医師が記載すると良いでしょう．それは例えば次のようになります．

「皮膚欠損は下腿中央内側から前面にかけて 16 × 15 cm……」

「前方コンパートメントは圧挫損傷，TA と EHL は筋腱移行部で断裂あり……」

「前脛骨・後脛骨動脈は拍動性良好，脛骨神経は……」などなど

この際，肉眼所見を写真に撮っておくことはもちろんのことです．

この所見を，外傷整形外科フェローあるいはレジデント（非専門家のあなた）が表に改めて記載します．それはちょうど**表1**に示すように，骨・皮膚・筋腱・神経・血管に分けてそれぞれの評価を詳細に記載します．この際，デジタルカメラで記録した肉眼写真や動画をもとにスライドを作成しておくと，後に計画を立てる際の有用な情報になるでしょう（**図1**）．スライドを作成したり表にすることで，頭が整理されることはもちろん，後からあいまいな記憶をたどる必要もなくなります．

この作業は，非専門家が専門家になるための重要な訓練の1つです．評価が曖昧な医師には決して再建計画は立てられません．そして再建計画を立てられない医師には手術をすることなどできるはずはありません．

**表1** 左下腿開放骨折 Gustilo 分類 type ⅢB 症例の損傷内容を記載した表

| 組織 | 損傷内容 |
|---|---|
| 骨 | AO 分類 42-C3.2，骨欠損 5 cm |
| 皮膚 | 下腿中央やや近位レベルに縦 16×横 15 cm の皮膚欠損<br>骨損傷部は 16 cm の幅で露出 |
| 筋腱 | 前外側コンパートメント：TA，EHL，EDL は筋腱移行部で断裂<br>後方・深部コンパートメント：温存 |
| 神経 | 脛骨神経：intact<br>腓骨神経評価できず |
| 血管 | 前脛骨，後脛骨動脈：触知良好 |

骨・皮膚・筋腱・神経・血管に分けて記載する．
TA：前脛骨筋，EHL：長母趾伸筋，EDL：長指伸筋

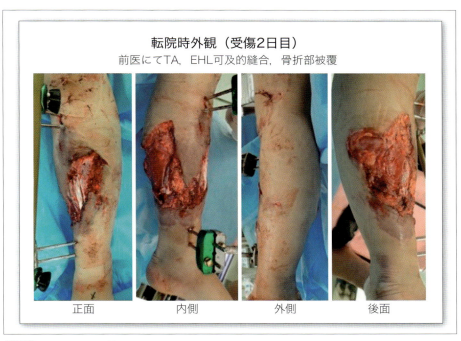

**図1** 同症例の術前所見のスライド

## 専門家編

### 非専門家の記録を修正し，その記録をもとに再建計画へと繋げます

　専門家であるあなたは，デブリドマンを実際に行っている術者です．先に非専門家は損傷組織の記録を作成し，あなたに提出しました．あなたはそれを詳細にチェックし，評価し，修正し，そして正しい最終損傷評価表として確定します．骨軟部損傷状態を正確に記録するには，解剖の熟知と，正常と異常所見（zone of injury）を見分けることができる経験が要求されます．それは最終責任者であるあなたの能力です．

　この過程で同時にあなたは頭の中で再建の計画を立てているはずです．優れた料理人は「どの材料と調味料があるか」を見た途端に，作るべき料理が頭に浮かんできます．「優れた再建術者」とは「優れた料理人」と同じなのです．

　さて，実際に損傷組織の記録と肉眼写真をもとに再建計画を立て，記載しましょう．欠損組織の再建が必要か否か，必要ならどのような方法で再建するのかを検討します．**表2**を参考に計画の思考過程を提示したいと思います．

　「骨欠損の形態・大きさは分節状で約5 cmであり，広背筋の随伴肋骨とMasquelet法[1,2]を選択する．内固定は，骨露出長が広範囲で内側にプレートを予定したので，大きな面積を有する広背筋弁を選択する．吻合血管はzone of injury[3]から距離をとるため，十分近位の後脛骨動脈にflow-through吻合を予定する．そのため，血管茎が長く採取できる広背筋弁は最適だと考えられる……」という感じで，損傷組織の評価表やスライド・写真をもとに立案していくことになります．

表2 同症例の再建計画を記載した表

| | 再建方法 |
|---|---|
| 骨固定 | 脛骨：Narrow LCP 12 holes<br>腓骨：髄内鋼線固定（2.4 mm Kirschner 鋼線） |
| 骨欠損 | 広背筋随伴肋骨（第10）<br>骨セメント（Masquelet 法） |
| 軟部欠損 | 広背筋皮弁（25×15 cm）<br>レシピエント血管：後脛骨動脈；flow-through 吻合<br>　　　　　　　　　伴走静脈　；端々吻合 |
| その他 | TA，EHL，EDL を ITB で再建 |

骨固定法，骨欠損治療法，軟部再建法（レシピエント血管），その他に分けて記載する．
ITB：腸脛靱帯

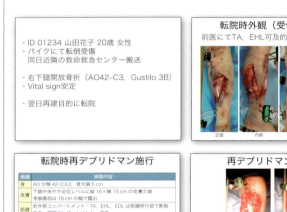
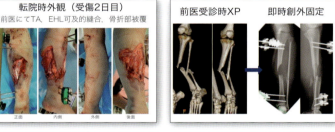
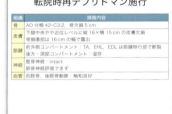
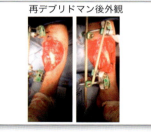
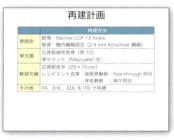

図2 同症例の術前計画までのスライド
すべての症例においてスライドを作成し，カンファレンスで提示する．

　　最終計画書は手術前日にスタッフに対してプレゼンします（図2）．この作業はさらにあなたの計画を洗練することになるでしょう．計画に無理はないでしょうか？ 骨再建と軟部組織再建のバランスは適当でしょうか？ 実際の手術の作業工程は立てられているでしょうか？
　術者の計画書を見るとその技量が分かります．そして成功するであろう計画書が立てられたとき，手術の50％が終了したのです（通常の骨折の手術ですと計画書の策定で80％が終了したというのですが，組織再建の場合はそうはいきません．それがこの手術の難しく深遠なところなのです）．

## 文 献

1) Masquelet AC: Muscle reconstruction in reconstructive surgery: soft tissue repair and long bone reconstruction. Langenbecks Arch Surg **388**: 344-346, 2003
2) Karger C, et al: Treatment of posttraumatic bone defects by the induced membrane technique. Orthop Traumatol Surg Res **98**: 97-102, 2012
3) 糸満盛憲ほか（編）：AO法骨折治療，第2版，医学書院，東京，p261，2010

---

**COFFEE BREAK　自分の力で日本一，それが一等エライ！**

　本宮ひろ志氏のマンガ『俺の空』の主人公に安田一平という財閥の御曹司がいます．あるとき一人の女性をめぐって争い，最も心に響くプレゼントをした者の嫁になるという場面があります．他の候補者はみんな高価な贈り物をしようとするのですが，安田一平は全日本剣道選手権に出場し，その優勝旗をプレゼントしようとします．そしてついに彼が優勝を決めたとき，安田一平の祖母がこう言うのです．

　　　　"自分の力で日本一，何よりそれが一等エライ"

　この言葉は，筆者の脳裏に今でも焼きついています．
　自分の勤務している病院を考えてみてください．重度四肢外傷の患者が運ばれてきました．その患者はわれわれの実力を頼ってやってこられたのでしょうか？　多くの患者は「大学病院だから」「救命救急センターだから」という理由で救急隊が運んできたのです．
　われわれがその患者の治療ができるのは，決してわれわれの実力ではないのです．
　「自分の力で日本一の資格を勝ち取る」まで，自らに謙虚でなければなりません．

BASIC POINT 10

# 骨の仮固定法のポイント

非専門家編

## 骨の安定化は初期治療における大きな目的の1つです

　骨組織と周囲軟部組織はお互いに強く影響を与え合っています．すなわち骨を土台として初めて軟部組織は安定し，その機能を果たすことができます．そして，その一方で軟部組織は骨を保護するとともに，良好な環境を提供します．よって，軟部組織損傷を伴う開放骨折においては，骨折部の安定化は非常に重要です．

　骨を安定化することで，軟部組織のさらなる損傷を防ぎ，炎症反応を抑えて滲出液や浮腫を減少させ，組織血流や治癒を促進することができます．また，骨のアライメントを矯正することで，死腔や血腫を減少させ感染防御に役立ちます[1]．その一方で，軟部組織状態が改善することにより骨癒合が促進されます．このように，初回の治療において骨組織の解剖学的アライメントを獲得し安定化させることは，その後の治療に大きく影響を与えますので重視しておきたいところです．

## 軽症の開放骨折では確定的骨接合術が可能です

　開放骨折において，もしも全身状態が良好で，局所軟部組織状態も良好（Gustilo 分類 type Ⅰ～ⅢA まで）ならば確定的骨接合術が可能です[2]．骨接合術の施行は，組織の炎症・浮腫・瘢痕が生じる前の受傷時が最も容易で侵襲も少ないため，確定的骨接合術を行うことの利点は大きいと考えます．

## 重度開放骨折においては創外固定が主体となりますが，軟部組織再建を前提として，あえて内固定，とくに髄内釘固定を先行して施行する戦略もあります

　一方，汚染が強い，デブリドマンが不十分，あるいは全身状態が不良，または術者が非専門家で内固定のプランや技術に懸念がある場合には，一期的内固定術は危険であると思います．無理をすることは得策ではありません．そのような場合には創外固定術を選択すべきでしょう．

　創外固定を用いる場合，ピンの設置と固定強度には一定のルールがあり（図1），そのルールを熟知してピン刺入部位を決めます．創外固定の最大の欠点はピン刺入部感染です．それを防ぐ意味でも極力 zone of injury から離れた健常部位にピンを刺入するようにします．また関節内や関節近傍の骨折では，関節をまたいで固定します．例えば脛骨遠位部骨折では，脛骨骨幹部から踵骨の間を架橋して固定します．

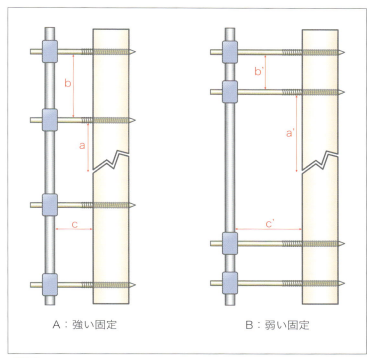

**図1** 創外固定の固定強度
　骨折部とピンの距離（a）は小さい方が，ピン間距離（b）は大きい方が，骨と創外固定器の距離（c）は小さい方が，それぞれ固定性は良い．

　しかしながら，例え初回時に下腿骨幹部骨折部を軟部組織で被覆できなくとも，十分なデブリドマンが施行でき，数日以内に確実に被覆できる見込みがあるのであれば，インプラントの露出も許容できると考えます．そこで，Gustilo分類type ⅢBの開放骨折の中でも骨欠損のほとんどない比較的軽症のものでは，初期治療時に髄内釘を施行することも十分ありえます．創外固定よりも陰圧閉鎖療法（NPWT）の管理が容易なことも利点の1つです．

## 創外固定から内固定へのコンバージョンは皮弁形成と同時か，あるいはその後に行います

　確定的骨接合術，すなわちプレートや髄内釘へのコンバージョンは，Gustilo分類type ⅢAまでの開放骨折であれば，腫脹が引き，軟部組織が治癒次第行います．しかし，今回話題にしているようにGustilo分類type ⅢBの開放骨折で軟部組織欠損が大きい場合には，皮弁による被覆と同時，あるいはその後に行います．また，すでに触れましたが，皮弁での被覆予定がはっきりとしている場合には，先行して内固定術へコンバージョンすることもありうるでしょう．
　コンバージョンのタイミングについてははっきりとしたエビデンスはありませんが，

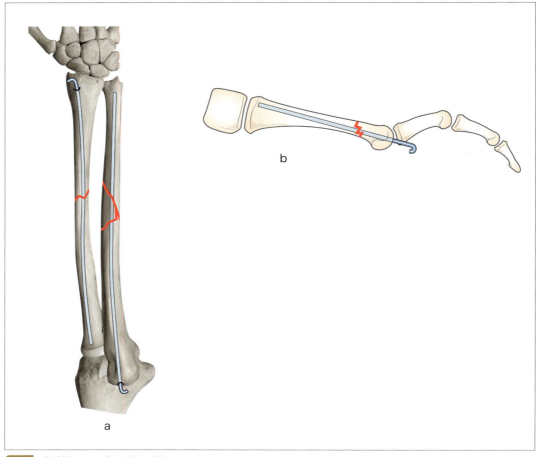

**図2** 鋼線による仮固定の例
a：前腕骨幹部骨折．橈骨は遠位から，尺骨は近位から刺入する．
b：中足骨．MTP関節の良肢位である軽度伸展位とし，基節骨基部を貫くか，底側を沿わせ，中足骨頭中心から刺入する．

14〜28日以内との報告が多いようです[3,4]．しかしこれはGustilo分類type ⅢAまでの話です．軟部組織再建と同時にコンバージョンを行うような重症例であれば，感染のリスクを考えて，より早期に行うべきでしょう．
　なお仮固定は創外固定が主体となりますが，前腕や手部，足部ではKirschner鋼線が用いられることも多いことを覚えておいてください（**図2**）．

## 専門家編

### 初期治療における創外固定は確定的治療を認識した配慮が必要です

　重度四肢外傷治療に精通した再建外科医が，初期治療（デブリドマンと骨の仮固定）の段階から治療に携わるのは理想的です．熟練した再建外科医（専門家）は，初期の評価結果により治療の道筋，つまり軟部組織の再建方法，確定的骨固定などの計画を立て

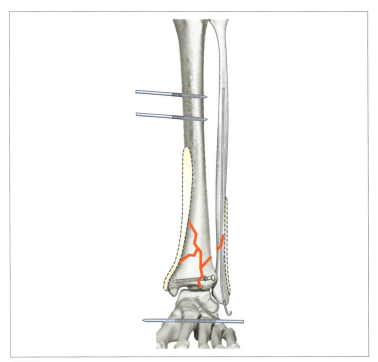

**図3** 後の治療を意識した仮固定の例

脛骨・腓骨ともにプレート固定を予定し，創外固定ピンはプレート設置予定部位から離して挿入した．腓骨は髄内鋼線で固定．関節面骨片にアプローチできたため，lag screwを用いて圧迫固定した．

ることができ，骨の仮固定はそれらを考慮して行うのが望ましいからです[1]．つまり後の手術（プレートなどの確定的骨固定や，皮弁などの軟部組織再建）の邪魔にならないようにピンを刺入し，創外固定を行うのは再建治療の基盤となります（**図3**）．

皮弁は主として後脛骨動脈系を基盤として挙上することが多く，また遊離皮弁におけるレシピエント血管としては第1候補となります．それゆえに，下腿内側部は常に広く開けておくという認識が必要です（**図4**）．後のプレート固定が創外固定ピン刺入部と重なると感染リスクが増えるとされており，注意すべきでしょう[5]．

しかし，専門家が初期治療に常に携わることができるとは限りません．そういった場合でも患者の運命が変わるようなことがあってはいけません．もしも初期治療を非専門家が行わなければならないときは，受傷後12〜24時間以内に2回目の手術を予定することを約束事にしておけば，問題なく治療を進めることができるでしょう．

下腿遠位部骨折では，足関節をまたぐ創外固定とすることが多く，踵骨に貫通ピンを用いると有効に牽引をかけることができます．その一方で，足関節の角度の調整が難しく，固定期間が長くなると後の尖足が問題となってきます．そういった場合には中足骨などに固定ピンを追加したり，踵骨には後方から長軸に沿ってピンを刺入したりして，足関節の角度を調整すると良いでしょう（**図5**）．

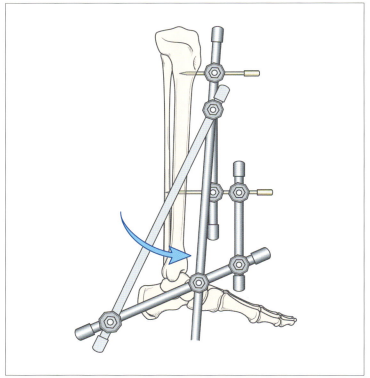

**図4** 下腿に創外固定を装着したままで，皮弁術を施行する場合
バーを組み替えて内側が大きく開くようにします．

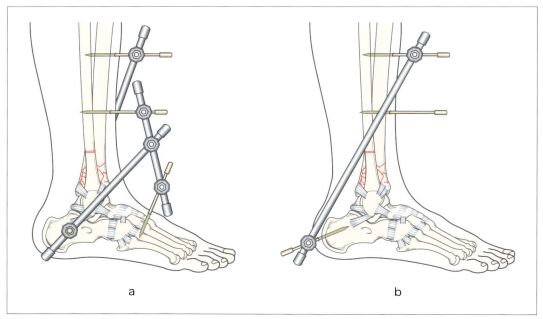

**図5** 下腿遠位部骨折などに対する架橋創外固定で尖足を予防する方法
a：踵骨への貫通ピンに加えて，中足骨に固定ピンを追加する．
b：踵骨の後方からピンを施入する．

ときとして，重度開放骨折であっても，初回手術時が確定的内固定の最良のチャンスである場合があります．例えば関節近傍に及ぶ開放創から，関節内骨折にアプローチできる場合などです．もしも解剖学的整復が可能であれば，関節内骨折だけでも lag screw などで固定し，他を創外固定で仮固定すると良いでしょう（**図3**）．後の確定的骨接合が非常に楽になります．

## 文 献

1) Teasdall RD: Role of fracture stabilization. Manual of soft-tissue management in orthopaedic trauma, Volgas DA (eds), Thieme, New York, p96–97, 2012
2) Hofmann A, et al: The role of intramedullary nailing in treatment of open fractures. Eur J Trauma Emerg Surg **41**: 39–47, 2015
3) Sigurdsen U, et al: The effect of timing of conversion from external fixation to secondary intramedullary nailing in experimental tibial fractures. J Orthop Res **29**: 126–130, 2011
4) Tornetta P Ⅲ, et al: Treatment of grade-Ⅲb open tibial fractures. A prospective randomised comparison of external fixation and non-reamed locked nailing. J Bone Joint Surg Br **76**: 13–19, 1994
5) Shah CM, et al: Definitive plates overlapping provisional external fixator pin sites. Is the infection risk increased? J Orthop Trauma **28**: 518–522, 2014

BASIC POINT 11

## 陰圧閉鎖療法（NPWT）と軟部組織再建時期のあり方

**非専門家編**

陰圧閉鎖療法（negative pressure wound therapy：NPWT）は，開放創を閉鎖環境とし陰圧を加える治療法であり，創部管理において様々な効果が提唱されています．

まず第1に吸引そのものによる力学的創縮小効果があり，第2に吸引の微小な力学的効果は細胞増生，肉芽形成促進，組織血流増加，血管新生に働きます．そして第3に細胞間液，炎症性サイトカイン吸引による組織浮腫軽減，感染制御効果があり，第4に湿潤環境の保持による壊死制御の効果があります[1]．また，過剰な滲出液を吸収するため，病棟における創管理を容易にします．

このような特性を有するNPWTは，褥瘡や皮膚潰瘍などの軟部組織欠損治療に有効ですが，もちろん開放骨折における創部管理にも有効です．しかし，重度開放骨折では，NPWTで長期に創管理をすると感染症併発などの合併症が生じます．そこでしかるべき時期に皮弁術を施行する必要があります．本章では，重度開放骨折においてNPWTをいかに用いるのか，そして軟部組織再建をいつまでに完遂すべきなのかについて述べたいと思います．

### 重度開放骨折においてNPWTは創管理法として適しています

開放骨折の最大の合併症は感染です．とくにGustilo分類typeⅢBの感染率が高いのは，骨折部周囲の活性が著しく低下し，それを被覆する軟部組織が存在せず，外界からの汚染に対する防御機構が破綻しているのが最大の原因です．

このような開放創の一時的な被覆方法としてNPWTは非常に有効です．NPWTにより外界からの細菌汚染（多くは病院内の常在細菌）を予防することが可能です．実際，NPWTを一時的な開放創の被覆方法として用いることで，開放骨折の感染率は低下すると報告されています[2]．しかし，肉芽形成促進など開放創を治癒させることまでは期待していませんし，すべきではありません．NPWTは決して皮弁などの軟部組織再建の代用にはならず，あくまで一時的なものとして認識する必要があります．

### 重度開放骨折におけるNPWT使用の具体的注意点

現在，本邦で使用可能な滅菌キット化された製品は，Smith and Nephew社製のRENASYS®創傷治療システムと，KCI社製のVAC-ATS®治療システムの2つがあります．NPWTの使用方法について簡単に述べます（**図1**）．まず，フォームフィラーを開放創の形状に切り取って被覆し，フィルムドレープで密閉します．この

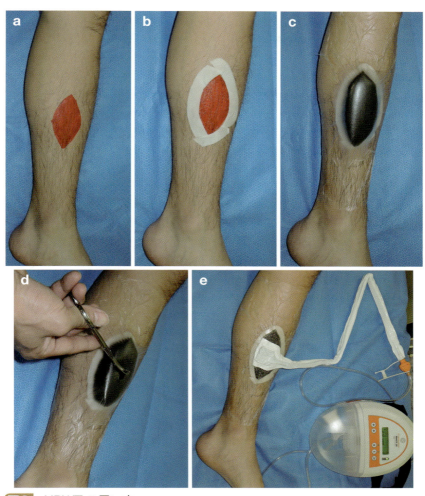

**図1　NPWTの用い方**

a：開放創部．b：創周囲にハイドロコロイドを貼付する．c：フォームフィラーを開放創の形状に切り取って被覆しフィルムドレープで密閉する．d：フィラー上のドレープに穴を開ける．e：ソフトポートを貼付し，そのチューブとキャニスターを連結する．

際，フォームによる健常皮膚の圧迫や浸軟を予防するために，開放創周囲の皮膚にはハイドロコロイドなどを貼付しています．次いで，フィラー上のドレープにクーパーなどで穴を開け，穴が合うように位置を合わせてソフトポートを貼付します．最後に，ソフトポートのチューブとキャニスターのチューブとを連結し，本体と接続します．

　NPWTは外科的デブリドマンに代わるものではなく，NPWTで被覆する前に，専門家による確実なデブリドマンが行われる必要があります．壊死組織を含む創部へのNPWTの使用は慎むべきです．受傷初日のデブリドマン後に続いて手術室で行われるのが望ましく，受傷翌日以降の交換も病棟で行うことは感染のリスクのため避けるべきです．

開放骨折にNPWTを行う上で，骨，関節軟骨，腱，神経，血管が露出している場合には多少問題となります．骨，関節軟骨，腱には直接フォーム材を当てず，部分的に非固着性ガーゼ（アダプティック®，トレックス®-Cなど）による保護を行うのが良いでしょう．さらに神経，血管にはさらなる配慮が必要です．可能なら周囲の筋肉組織で被覆すべきですが，それが困難であれば，人工真皮による保護も短期間であれば可能といわれています．

　NPWTの交換は，通常2〜3日に1回とされていますが，確実なデブリドマンができているか，あるいは汚染の程度などにより調整する必要があります．感染のリスクを可能な限り減らすためには，NPWTの交換は手術室で行うのが理想的です．

## 専門家編

　重度四肢開放骨折におけるNPWTの役割は，初回手術と確定的手術との間の架け橋です．すなわち，確定的手術までの待機期間に，外界からの細菌汚染を予防し，感染を制御することが目的であり，開放創に肉芽が挙上し植皮などで治癒させることを期待してはいけません．

### NPWTの使用期間は1週間以内に留め，軟部組織再建に移行しましょう

　Gustilo分類type ⅢB開放骨折の感染を制御するためには軟部組織再建が必要であり，早期に行う必要があります．外界からの汚染に対する防御機構が破綻している状態では，軟部組織再建が遅くなればなるほど感染率が上昇するのは当然です．では，いつまでに軟部組織再建を行うべきでしょうか？ Gopalらは，Gustilo分類type ⅢB/C開放骨折に対し，72時間以内のfix and flapは，72時間以上と比較して感染率が30％から6.3％と有意に低下したと報告しています[2]．しかし，全身状態や医療体制の問題から，軟部組織再建を72時間以内に行うのは容易ではありません．

　昨今，NPWTの出現後，これを一時的な開放創の被覆方法として用いることで，Gustilo分類type ⅢB開放骨折の感染率が低下すると報告されました[3]．しかし，NPWTから軟部組織再建までの期間が7日以上となると，感染率が上昇するとも報告されています[4]．すなわち，NPWTにより皮弁術までの時間的猶予を得ることが可能にはなりましたが，その感染制御効果が得られる期間は7日以内であり，それまでに軟部組織再建を完了させなければいけないと考えます．典型的なNPWTと軟部組織再建のあり方を**図2**に示しておきます．

　しかし，損傷の病態は一律ではありませんので，NPWTの至適使用期間も一律ではありません．7日以内というのは，下腿Gustilo分類type ⅢBの中でも筋体損傷の少ない損傷に適応するのは比較的安全かと思います．しかし，筋体損傷の強いAO分類MT 4・5であるとか，また前腕開放骨折で機能を司る腱損傷の強い例では，NPWTの施行期間をより短くする必要があるでしょう．

　また，血管に対する浮腫，線維化を回避する観点からは，受傷2〜3日を経過すると状態が徐々に悪化し，血管吻合のトラブルが進行してきますので，数日以内の早期にNPWTから軟部組織再建に移行すべきと考えます．

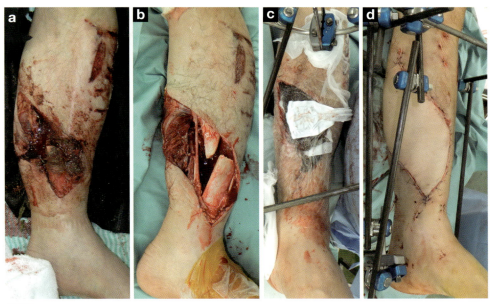

**図2** 土壌汚染を伴う Gustilo 分類 type ⅢB 下腿開放骨折
a：受傷時．b：確定的デブリドマン後．c：NPWT にて一時的に被覆．d：受傷後 7 日目に fix and flap．遊離広背筋皮弁にて軟部組織再建．

## NPWT は皮弁術施行を減らすことはできないと考えるのが妥当です

　「軟部組織再建を行わずに，NPWT 単独で Gustilo 分類 type ⅢB 開放骨折を治癒させることはできないのだろうか」，すなわち「NPWT が Gustilo 分類 type ⅢB を ⅢA にし，皮弁術の代用とはならないのだろうか」という議論があります．確かに NPWT を用いることで Gustilo 分類 type ⅢB 開放骨折に対する遊離皮弁の比率が減少したとの報告[5]があります．症例によっては NPWT による肉芽形成効果などにより，開放創を最終的に治癒させることが可能かもしれません．

　しかし，大きな軟部組織欠損で骨損傷部が露出し，周囲組織活性が低い場合はそもそも不可能です．仮に小さな軟部組織欠損で肉芽増生の可能性があったとしても，NPWT による治療は長期化し，それだけ感染のリスクは高くなります．Gustilo 分類 type ⅢB 開放骨折の最大の治療目標は，感染を制御し機能を獲得することにあることを忘れてはいけません．根本的に NPWT は皮弁術などの軟部組織再建の代用にはならないと認識するべきでしょう．

　また，初期に Gustilo 分類 type ⅢA あるいは Ⅱ であると判断し，NPWT による肉芽形成，創閉鎖を期待する場合があることでしょう．しかし，そういった場合でも経過によっては，軟部組織治癒の遅延が起こりえます．常に一定の期間ごとに評価をし直す「タイムアウト」が必要です．そして，治療の好転が認められない場合には常に治療法を変更する，すなわち NPWT から皮弁術へ方針を変更することを考慮する姿勢が必要です．

### 文 献

1) Runkel N, et al: Evidence-based recommendation for the use of Negative Pressure Wound Therapy in traumatic wounds and reconstructive surgery: steps towards an international consensus. Injury Int J Care Injured **42**: S1–S12, 2011
2) Gopal S, et al: Fix and flap: the radical orthopaedic and plastic treatment of severe open fractures of the tibia. JBJS Br **82**: 959–966, 2000
3) Stannard JP, et al: Negative pressure wound therapy after severe open fractures: a prospective randomized study. J Orthop Trauma **23**: 552–557, 2009
4) Bhattacharyya T, et al: Routine use of wound vacuum-assisted closure does not allow coverage delay for open tibia fractures. Plast Reconst Surg **121**: 1263–1266, 2008
5) Parrett BM, et al: Lower extremity trauma: trends in the management of soft-tissue reconstruction of open tibia-fibula fractures. Plast Reconst Surg **117**: 1315–1322, 2006

---

**COFFEE BREAK　血管吻合ができることと皮弁移植ができることはまったく異なります**

　遊離皮弁やマイクロサージャリーと言えば血管吻合を行うことと思っている人がいます．実際に日本マイクロサージャリー学会ではマイクロサージャリーの講習として「血管吻合術」をやっていますから，それがマイクロサージャリーの本質のような印象を与えてしまうのも仕方のないことです．でも血管吻合は基本中の基本であり，マイクロサージャリー手術の10％にしか過ぎません．マイクロサージャリーで血管吻合ができることは，学会討論で日本語を話せることくらいにしか相当しません．

　筆者は初めてラットの血管吻合をしたときのことを思い出します．先輩の手ほどきで血管の縫い方を教わり，そしてその後，夜なべをして血管を吻合し続けました．夜が明ける頃，顕微鏡の下で自由に手が動き，自然に血管に針が入っていくのを感じました．血管吻合の基本は1日でできてしまうようなものであり，それから長い修行が始まるのです．

**BASIC POINT**

## 12 軟部組織再建法の基本的考え方

重度四肢外傷を適切に治療できるかどうかは，軟部組織損傷をいかに治療するかにかかっています．それゆえに，この書籍では軟部組織再建の項目に多くのページを割いています．まずは軟部組織再建の基本的考え方を学びましょう．

### 非専門家編

### 四肢外傷治療のパラダイムは「骨関節の治療」から「軟部組織重視」へシフトしてきました

四肢外傷治療のパラダイムは変わってきました．過去，四肢外傷とは骨と関節の外傷を意味していました．そのため，骨接合術施行の結果として軟部組織の状態が悪化し深部感染を呈したこともしばしばありました．そこで，骨関節組織の再建は軟部組織の状態が手術に耐えられるようになるまで待機するという考えが生まれ，また軟部組織に負担のかからない髄内釘や創外固定法などの骨再建法を選択するようになってきました．これが四肢外傷治療のパラダイムシフトです．

すなわち，四肢外傷治療の運命を握るのは「骨関節損傷の重度さ」ではなく，「軟部組織損傷の重度さ」であるという概念です．この概念の浸透は「段階的手術（staged surgery）」を生み，その結果として軟部組織破綻による感染症が減少したのは歴史的事実です[1]．

### 再パラダイムシフト：軟部組織が自由に管理できることにより，治療の主体は再び「骨関節」へと変わってきました．治療の目標は運動機能の獲得です

しかし，形成外科的皮弁技術の著しい進歩が，この考え方を再び変えることになりました．例え軟部組織の状態が不良であっても皮弁術でコントロールすることにより，骨関節の再建が自由にできるようになったのです．そして軟部組織の再建が自由になることにより，本来の運動器の機能を獲得するという目的に立ち返ることになりました．重度四肢外傷治療の目的は骨・関節・神経・筋機能の再建であり，その治療の困難さを決めるのは骨関節損傷の重度さです．軟部組織の再建はそれを保護・確約する立場に変わったのです．

再度まとめてみましょう．治療において基盤となるのは「軟部組織の状態」です．そして，その「軟部組織の適切な再建」によって，本来の目的である「骨関節の再建」が達成されるのです．

皮膚軟部組織が破綻し，下層にある弱い深部組織が外界に曝されると，細菌に侵され壊死に陥ってしまいます．皮膚，皮下組織による保護は重大な意味を持ちます．それは，抗菌薬の移行性を高め，

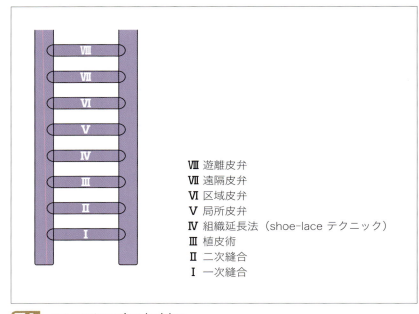

図1 reconstructive ladder

細菌抵抗性を獲得し，外界との隔絶による院内二次感染を予防することであり，さらに組織治癒と骨癒合の促進です．外傷再建外科医が行う骨関節治療の成功は，軟部組織再建により保証されるのです．

重度四肢外傷を治療する立場にある皆さんは，軟部組織の重要さを認識し，それを自由にコントロールできるようになりましょう．

## 外傷再建外科専門医は再建の梯子（reconstructive ladder）に従って軟部組織再建を考えます

　この重要な軟部組織再建において，いかなる治療法を選択すれば良いのでしょうか？外傷には1つとして同じものはなく，この圧倒的多様性が治療の標準化を妨げています．しかし原則は存在しており，それが再建の梯子（reconstructive ladder）と呼ばれるものです（図1）．これは，再建方法が「低侵襲の容易なもの」から「高侵襲の難しいもの」へ，梯子を登るように選択していくものです．最も下の段に位置するのは「一次縫合」であり，その次は二次縫合（NPWT），そして植皮術，組織延長法（shoe-laceテクニック），局所皮弁，区域皮弁，遠隔皮弁と続き，最後に遊離皮弁を選択するというわけです[2]．

　しかし，どの再建方法を選択するかはなかなか容易ではありませんし，選択の誤りが重大な後遺障害を呈することもあります．

## 皮弁術で被覆すべき状態は，いわゆる「シロモノ」の露出です

　軟部組織再建で問題となるのは，「皮弁術が必要な症例に植皮術を選択する」などのアンダートリアージを施行した場合です．アンダートリアージは感染症，組織壊死の合併症を引き起こし，予後を変えます．そこで，皮弁術が必要な事項を把握しておくことは最も重要です．

　それは，①腱鞘の破壊された腱，②神経・脈管系，③骨膜の破綻した皮質骨，④骨折部（髄腔が露出），⑤関節部，⑥インプラントなどの組織が露出している場合です．これらは組織活性に乏しいため，筆者は「シロモノ（血行に乏しい白い組織）」と呼んでいます．これらが露出しているにも関わらず，下位ランクの再建を行うことは避けなければなりません．われわれは「自分たちのできる医療」を提供するのではなく，「その状況に必要な医療」を提供しなければなりません．

　ですから，自分たちにできなければ専門施設に転送する判断が必要なのです．

## 専門家編

　下層の重要な組織が露出し皮弁術が必要な状況だとしても，いかなる皮弁を施行するのかは次の大きな問題です．有茎皮弁で被覆可能なのか，それとも遊離皮弁術が必要なのか，その決定は運命の分かれ道になります．

## 有茎皮弁か遊離皮弁かは難しい選択です
## 迷った場合には遊離皮弁の選択が安全です

　比較的低エネルギー損傷で，皮弁挙上予定部位が損傷を逃れている場合には，有茎皮弁の挙上が可能です．しかし，その判断は容易ではありません．判断の最も容易な時期は，受傷時あるいはその翌日のデブリドマンのときです．その時期は瘢痕や癒着が生じておらず，損傷波及範囲の判断が容易であるためです．一方，広範囲な軟部組織欠損や骨欠損を合併している症例では遊離皮弁移植が必要ですし，周辺組織の挫滅がある場合などでは遊離皮弁を選択することにより安全・確実な再建が可能となります．

　実のところ有茎皮弁か遊離皮弁かで迷うことは多いのですが，迷った場合には遊離皮弁を選択する方が危険性は少ないといわれています．LEAP study によりますと，下腿の Gustilo 分類 type ⅢB 開放骨折において，骨折の粉砕度が高い場合には遊離皮弁の方が合併症は少なく（23% vs. 44%），有茎皮弁を選択すると 4.3 倍の危険率があるとされています[3]．ですから，骨損傷がひどいものには遊離皮弁が選択されるべきでしょう．「迷った場合には高次の選択を行う」ことを判断の基準にしたいものです．

## 有茎皮弁か遊離皮弁かの具体的選択基準：まずは有茎皮弁施行の可能性を多角的に検証し，疑念がある場合に遊離皮弁を選択します

　具体的な選択の基準についてどのように考えているのかを述べましょう．まずは各種有茎皮弁が選択できるかどうかをあらゆる角度から検討します．有茎皮弁をデザインした場合に，それが組織欠損を被覆できる大きさかどうか，また組織欠損部に楽に届くこ

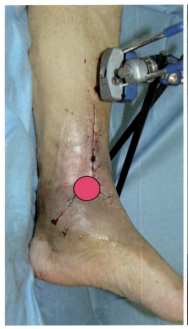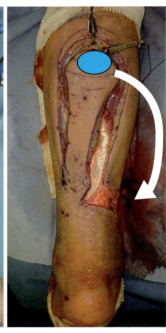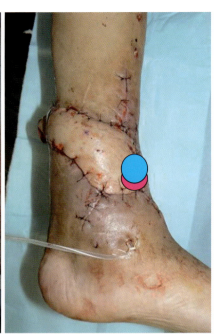

**図2** 有茎皮弁における問題
●皮弁の血行が最も悪い部位，●被覆したい部位

とができるかを検証します．有茎皮弁の最大の欠点は最も被覆したい部分に，最も血行が不良な部分がくることですから（**図2**），「ゆとり」のある計画が必要です．もちろん，皮弁採取領域に浮腫や瘢痕が存在しないかを検証します．一見表層が何でもないように見えても，深部の状態が健常とは限りません．

　有茎皮弁に疑念があれば迷わず遊離皮弁を選択したいところです．しかし遊離皮弁には血管吻合の壁が存在しますし，適切なレシピエント血管が損傷近傍に存在するか否かの判断も難しいところです．

　以上のことを考えますと，皮弁術選択の判断は，有茎・遊離すべての皮弁術施行の技量を持たなければ難しいことが分かります．そしてその技量を有するものがデブリドマンに参加する必要があることはいうまでもありません．

### 筋弁か皮膚弁かの選択：
### 骨幹部には筋弁を，関節近傍には皮膚弁を選択します

　有茎皮弁か遊離皮弁かの選択に加えて，筋弁か皮膚弁かの選択も重要なポイントです．筋弁は皮膚弁に比較して血行に富み細菌抵抗性が強いとされ，また骨幹部骨折などで骨膜が破綻している場合には骨癒合にも有利であるとされています[4,5]．また，筋弁は形態を自由に変化させることができ，死腔充填の効果も期待できます．しかし，筋弁表面には植皮術などの追加処置が必要であり，母床皮膚との創治癒に問題があります．また整容面について劣るのも大きな欠点です[4,5]．

一方，皮膚弁は薄い形状で，母床皮膚との皮膚同士の創治癒が得られる利点を有します．また後日の再手術における二次切開が筋弁に比べ行いやすく，比較的整容面にも優れ耐久性なども期待できます[6]．しかし，採取側を一次創閉鎖するには大きくても幅が7～8 cm程度しか採取できず，大きさに限界があるのが欠点です．また下腿遠位や足関節の皮膚欠損に用いられることの多い逆行性腓腹動脈皮弁は部分壊死などの高い合併症率が報告されており，外傷性欠損には慎重に適応すべきでしょう[7,8]．

 以上の利点と欠点を鑑み，骨幹部の軟部組織欠損には筋弁を使用し，関節近傍には皮膚弁を用いることが多くなっています．もちろん組織欠損の大きさは最も重要な選択要因です．

### 文献

1) Aslan A, Uysal E, Ozmeriç A: A staged surgical treatment outcome of type 3 open tibial fractures. ISRN Orthop **15**: 721041, 2014
2) Boyce DE, Shokrollahi K: Reconstructive surgery. BMJ **332**: 710-712, 2006
3) Pollak AN, et al: Short-term wound complications after application of flaps for coverage of traumatic soft-tissue defects about the tibia. The Lower Extremity Assessment Project (LEAP) Study Group. J Bone Joint Surg Am **82**: 1681-1691, 2000
4) Gosain A, et al: A study of the relationship between blood flow and bacterial inoculation in musculocutaneous and fasciocutaneous flaps. Plast Reconstr Surg **86**: 1152-1162, 1990
5) Richards RR, Schemitsch EH: Effect of muscle flap coverage on bone blood flow following devascularization of a segment of tibia: an experimental investigation in the dog. J Orthop Res **7**: 550-558, 1989
6) Chan JK, et al: Soft-tissue reconstruction of open fractures of the lower limb: muscle versus fasciocutaneous flaps. Plast Reconstr Surg **130**: 284e-295e, 2012
7) Erdmann MW, Court-Brown CM, Quaba AA: A five year review of islanded distally based fasciocutaneous flaps on the lower limb. Br J Plast Surg **50**: 421-427, 1997
8) Baumeister SP, et al: A realistic complication analysis of 70 sural artery flaps in a multimorbid patient group. Plast Reconstr Surg **112**: 129-140, 2003

## BASIC POINT 13

# 骨軟部組織再建戦略

### 非専門家編

**骨軟部組織損傷の組み合わせは様々で，それに伴い再建方法も様々です**

　重度開放骨折には骨再建と軟部組織再建の両方が必要ですが，具体的にどのような方法で再建を行うべきでしょうか？　実のところ重度開放骨折といっても，骨軟部組織損傷の程度と形態は様々です．それに伴い再建方法の組み合わせも多種多様であり，その最終決定は専門家に委ねなければなりません．非専門家の皆さんには専門家編を通読し，その考え方の一端を知っていただければ幸いです．

### 専門家編

　骨欠損と軟部組織欠損の組み合わせにより，それぞれの再建方法は異なります．それには骨欠損が小さいが軟部組織欠損が大きい場合，骨組織と軟部組織欠損が同等の場合，骨欠損が大きく軟部組織欠損はさらに大きい場合などなど，様々な組み合わせがあります．以下，それぞれの場合の再建方法について考えてみましょう（**表1**，**図1**）[1]．また，骨損傷が関節部や足部に及ぶ場合の戦略についても考えてみたいと思います．

**軟部組織欠損より骨欠損が大きい場合は「まれ」です**

　まず，軟部組織欠損より骨欠損が大きい場合ですが，実はこのような事例は新鮮外傷ではまれです．もし仮にそういう場合があったとしたならば，Ilizarov法が理想的な方法であると考えます．小さな軟部組織欠損は骨移動によって同時に再建されるため，皮弁術が不要となるからです．

　ちなみに，治療の経過で骨髄炎が生じた場合には，デブリドマンにより軟部組織欠損より骨欠損が大きくなる事態が生じます．重度

**表1** 骨軟部組織欠損の程度と再建方法

| | 骨欠損 | 軟部組織欠損 | 骨再建方法 | 軟部再建方法 |
|---|---|---|---|---|
| I | 楔状 or 分節状（数cm以内） | 骨欠損より大 | 骨移植術（Masquelet法） | 皮弁形成術 |
| II | 分節状（数cm程度） | 骨欠損と同程度 | 骨移植術（Masquelet法） | 皮弁形成術 |
| | | | Ilizarov法 | |
| III | 分節状（数cm以上） | 骨欠損より大 | 血管柄付き骨移植 | 皮弁形成術 |
| | | | Ilizarov法 | |
| | | | 骨移植術（Masquelet法） | |
| | | | 随伴骨移植術 | |

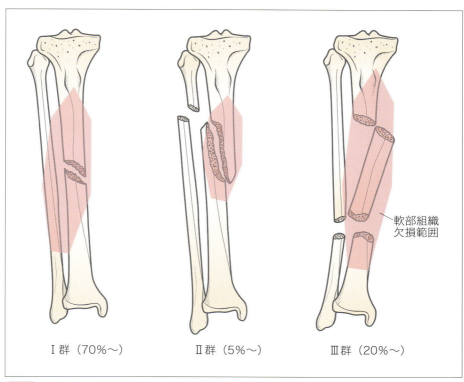

**図1** 3種類の骨軟部組織欠損パターンと頻度
Ⅰ群：骨欠損が小さいが軟部組織欠損が大きい場合（70%ほどを占める）
Ⅱ群：骨欠損と軟部組織欠損が同部位・同程度（5%ほど）
Ⅲ群：骨欠損が分節状で軟部組織損傷はさらに大きい場合（20%ほど）

四肢開放骨折の陳旧例（感染例）において Ilizarov 法が用いられることが多いのは，そういった理由からです．学会では「新鮮開放骨折」と「感染を合併した陳旧性開放骨折」を一緒に議論していることが多いですが，明確に区別すべきと考えます．

## 骨欠損が小さいが軟部組織欠損が大きい場合が大多数を占めます
## この場合，骨再建方法は難しくなく，成功のポイントは確実な軟部組織再建をすることに尽きます

　骨欠損が楔状か，あるいは分節状だとしても数 cm 以内であり，それよりも軟部組織欠損が大きい場合ですが，この組み合わせが実は最も多く，筆者の臨床経験では 70% ほどがこれに相当していました[1]．皮弁術は必須ですが，骨再建方法は難しくなく，その治療は比較的単純であるといえます．成功のポイントは確実な軟部再建をすることに尽きます．
　損傷の範囲が広ければ，もちろん有茎皮弁ではなく遊離皮弁術が適応となります．また皮弁術選択の基準は損傷の範囲だけではありません．外傷例において有茎皮弁は部分壊死の危険性が高いことは『Basic Point 12』でも述べました．下層組織の活性に疑念

がある開放骨折では，軟部組織再建は100％であることが求められます．部分壊死が生じれば，それが小さくとも感染が惹起される危険性が高くなります．ですから確実な軟部組織再建は有茎皮弁ではなく遊離皮弁術を中心として考えるべきであると思います．

## 挟撃損傷や直達外力損傷では骨欠損と軟部組織欠損が同部位，同程度ということが起こります．これは5％程度を占めますが，Ilizarov法は良い適応の1つです

　下腿への直達外力損傷では，骨欠損と軟部組織欠損が同部位で数cm以内の同程度損傷ということが起こりえますが，これは5％程度しか生じません．有力な方法の1つはIlizarov法による骨軟部組織同時再建です．ドナー側の犠牲を伴わずに，骨再建と同時に軟部組織再建も達成される優れた方法です[3]．しかし，長期に及ぶ創外固定期間は大きな欠点ですので，患者のコンプライアンスを考慮して決定すべきでしょう．すなわち若年者では良い適応かとも思いますが，社会生活が確立している成人では適応を慎重に考えるべきだと考えます．

　他の方法として，皮弁術で軟部組織を再建し，骨欠損部にはセメントを一時的に留置し，その6～8週間後に骨移植に変更するという，いわゆるMasquelet法があります[4]．さらに，骨軟部組織欠損が両方ともある程度大きい場合，例えば10cm近い分節状骨欠損および軟部組織欠損症例では，血管柄付き骨・皮弁による骨軟部組織同時再建という選択肢もあるでしょう．

## 骨欠損も軟部組織欠損も大きい事例は重症な事例であり，20％程度を占めます．最も治療が難しい重症例です

　最も重大な損傷は，骨欠損が分節状で4～6cm以上と大きく，軟部組織損傷はさらに大きい場合ですが，幸いにもこういった症例は多くはありません．この困難な症例に対処するには完全な軟部組織再建が大前提であり，それを達成するには遊離皮弁術を施行するしかありません．100％の軟部組織再建がなされれば，骨再建にはいくつかの選択肢があります．それはIlizarov法あるいはMasquelet法であり，骨欠損長が10cm以上と大きければ血管柄付き骨移植術の適応といえるでしょう．

　大きな骨欠損に対して用いるのは，Ilizarov法なのか血管柄付き骨移植術なのかという議論は現在まで続いてきました．傷病の多様性からその比較検討は困難であり，報告も多くありません．その中でも2008年のEl-Gammalによる報告では，両者とも機能成績，合併症率にあまり相違はないものの，骨欠損長が12cm以上では血管柄付き腓骨移植術，12cm以下ではIlizarov法との指針を出しています[5]．

　Masquelet法については，セメントスペーサー留置後の自家骨移植にて最大25cmの骨欠損に対する再建が可能であると報告されています[6]．しかし，大きな骨欠損に対して単独の再建方法として用いるには，ドナー側の問題が無視できません．

　そこで，もう1つの選択肢に皮弁随伴骨移植法があります．遊離広背筋皮弁に組み合わせることができる随伴骨移植としてangular branchを用いた肩甲骨下角移植と骨膜

血行による肋骨移植があります[7]．前者は移植骨長に限界があり，後者は移植骨量と血行に限界があります．肋骨の移植骨量を補うために複数の肋骨を採取する方法もありますが，donar site chest wall morbidity が懸念されます[8,9]．また，肋骨を2つ折にする方法は肋骨移植の血行信頼性をさらに低下させ，推奨できません．現実的解決法は，随伴骨移植に Masquelet 法を併用する方法です．本法は広範囲の軟部組織欠損と長大な骨欠損症例には有用な方法の1つであると考えています．

しかし，実際の症例は多様性が高く，知識と経験のある再建外科医による事例ごとの判断が必要でしょう．

### 骨損傷が関節部や足部に及ぶ場合は，早期に十分な皮弁術の上で骨関節再建を施行します

骨損傷が関節部や足部に及ぶ場合には特別の考えが必要です．骨幹部の損傷や欠損は例え陳旧例となっても矯正可能ですが，陳旧性の関節内骨折は矯正困難です．瘢痕や拘縮が不可逆的になる前，すなわち1～2週間以内に観血的整復内固定術を施行すべきです．ところが，軟部組織が安定化しないために骨接合術に踏み切れない場合も多々あります．そういった場合には，より積極的な軟部組織を施行して確定的骨再建をするべきだと考えています．その関節内骨折において，もしも「観血的整復内固定術」が必要であるならば，それを選択し，軟部組織はあえて皮弁術によって再建する，というのが標準的になる時代がやがてやってくるだろうと思います．

### 文 献

1) 土田芳彦：重症下腿開放骨折における骨軟部再建．日本マイクロ会誌 **29**: 1-6, 2016
2) Baumeister SP, et al: A realistic complication analysis of 70 sural artery flaps in a multimorbid patient group. Plast Reconstr Surg **112**: 129-140, 2003
3) Fletcher MD, Solomin LN: Definitive management of significant soft tissue loss associated with open diaphyseal fractures utilising circular external fixation without free tissue transfer, a comprehensive review of the literature and illustrative case. Eur J Orthop Surg Traumatol **25**: 65-75, 2015
4) Masquelet AC, Begue T: The concept of induced membrane for reconstruction of long bone defects. Orthop Clin North Am **41**: 27-37, 2010
5) El-Gammal TA, et al: Management of traumatic tibial defects using free vascularized fibula or Ilizarov bone transport: a comparative study. Microsurgery **28**: 339-346, 2008
6) Masquelet AC, et al: Muscle reconstruction in reconstructive surgery: soft tissue repair and long bone reconstruction. Langenbecks Arch Surg **388**: 344-346, 2003
7) Ariyan S, et al: The viability of rib grafts transplanted with a periosteal blood supply. Plast Reconstr Surg **65**: 140-151, 1980
8) Lin CH, et al: Outcome comparison in traumatic lower-extremity reconstruction by using various composite vascularized bone transplantation. Plast Reconstr Surg **104**: 984-992, 1999
9) Lin CH, et al: Free composite serratus anterior and rib flaps for tibial composite bone and soft tissue defect. Plast Reconstr Surg **99**: 1656-1665, 1997

# BASIC POINT 14

## 四肢外傷に汎用される皮弁，そのコツとピットフォール

### 非専門家編

**上肢と下肢では軟部組織再建のコンセプトが異なります．上肢ではより積極的に皮弁形成術が必要です**

　四肢の中でも荷重肢である下肢と可動肢である上肢では，軟部組織再建に対するコンセプトは異なります．下肢では感染回避と創治癒，骨癒合のために軟部組織再建を行い，上肢ではそれに加えて良好な腱滑走を得るために行います．よって皮弁術の適応は上肢外傷において，より積極的に行うことになります．例えば，下肢外傷において仮に母床に活性があれば，持続陰圧閉鎖療法（NPWT）と植皮術で治癒することがあるかもしれません．しかし，上肢外傷ではNPWTで肉芽増生した上での植皮術では腱の滑走障害や関節拘縮が生じ，好ましくありません．また二期的な腱再建や神経の手術が予測される際には皮弁術が必要です[1]．

　この章では四肢外傷において，どのような皮弁を用いるべきかについて解説したいと思います．皮弁の種類は多岐にわたりますが，外傷では安全で確実な皮弁施行が求められます．用いられる皮弁の種類はそれほど多くなく，その限られた皮弁におけるコツとピットフォールに習熟することが重要です．さて，その具体的な内容は専門家の話題ですので，次項に譲ることにしましょう．

### 専門家編

　まず身体各部位ごとに汎用される有茎皮弁術について，その次に四肢外傷に用いられる遊離皮弁術とその流れについて解説したいと思います．具体的な皮弁の挙上方法についてはここでは触れません．筆者は20年来「An Atlas of Flaps of the Musculoskeletal System」[2]や「Atlas of Microvascular Surgery: anatomy and operative techniques」[3]などの皮弁術のアトラスを主として参考にしてきました．図も綺麗で分かりやすく，実際の手術の前には必ず目を通しておくと良いと思います．

### 上肢外傷で汎用される有茎皮弁（表1）

　先にも述べましたが，上肢では積極的に皮弁術を施行します．とくに露出部では，性状や色調が似た組織で再建するのが望ましく，筋弁よりも皮膚弁が適当です．また組織欠損の大きさも下肢よりは小さい場合が多く，皮膚弁の選択が妥当となります[4]．

#### 1 肩周囲，上腕

　肩周囲および上腕全域を被覆するために最も有用な有茎皮弁は広背筋皮弁（latissimus dorsi flap）[5]です．挙上も容易で，皮弁の血行はとても安定しています．また，上腕骨骨幹部開放骨折に上腕

**表1** 上肢外傷に汎用される有茎皮弁

| 部 位 | 皮弁種類 | ピットフォールとコツ |
|---|---|---|
| 肩周囲，上腕 | 広背筋 | 広範囲欠損にも対応可能<br>肘関節自動屈曲再建も可能 |
| 肘関節周囲 | 順行性橈側前腕，順行性後骨間動脈 | 肘伸展部（肘頭部）の皮膚欠損に有用 |
| 前腕 | 有用な有茎皮弁はない | 通常は遊離皮弁の適応 |
| 手関節，手部 | 逆行性橈側前腕 | 逆行性皮弁は常にうっ血の危険性あり<br>（追加静脈吻合の必要性） |
| | 逆行性後骨間 | 挙上がやや難 |

二頭筋の破綻を伴う場合には，軟部組織再建に加えて肘関節屈曲機能再建が必要な場合があります．そういった場合には，広背筋は同時に再建できる点で優れています．

### ❷ 肘関節周囲

肘関節周囲開放骨折の治療に際して，軟部組織が破綻することはありうることです．ほとんどの症例で肘伸側が破綻し，とくにプレート固定後に生じることが多いと思います．その際には適切な皮弁術が求められます．最も用いやすい皮弁は順行性の橈側前腕皮弁（radial forearm flap）[6,7]と後骨間動脈皮弁（posterior interosseous flap）[7]です．

橈側前腕皮弁（radial forearm flap）[6,7]は橈骨動脈を血管茎とする挙上が容易で信頼度が高い皮弁です．しかし主要血管を犠牲にする問題があり，ドナー側が前腕遠位になりますので屈筋腱滑走の問題や整容的な問題も懸念されます．

後骨間動脈皮弁（posterior interosseous flap）[7]は後骨間動脈を血管茎とし，主要血管を犠牲にしない利点があります．前腕伸側からの採取であり，ドナー側を一期的創閉鎖すれば障害は最小限に留まります．本皮弁は一次閉鎖できる小範囲の欠損に適しています．

逆行性上腕外側皮弁（lateral upper arm flap）[7,8]は，上腕深動脈の枝である後橈側側副動脈から反回骨間動脈の連続性を基盤として挙上することができます．しかし逆行性皮弁は常に末梢側の血管が健常であることが求められ，肘関節周囲の損傷でこの反回骨間動脈が健常であることは考え難く，用いるのは危険な場合が多いでしょう．

### ❸ 前 腕

前腕開放骨折で軟部組織欠損があり骨折部やインプラントを被覆できないときはもちろんのこと，前腕遠位部で腱のパラテノンが損傷している場合にも皮弁が必要です．前腕に用いることのできる有茎皮弁はなく，通常は遊離皮弁術が必要となります．

### ❹ 手関節，手部

手関節から手部にかけての軟部組織欠損で，主要動脈末梢のアーチが損傷を受けていなければ，前腕からの逆行性皮弁を用いることができます．

逆行性橈側前腕皮弁（reverse radial forearm flap）が挙上可能かどうかを判断するために，術前のAllen testおよび造影CTによる末梢動脈アーチの確認が必要です．また，術中に橈骨動静脈の中枢側をクランプして，血行不全やうっ血が生じないことを確認します．血行不全の場合は皮弁挙上を断念しますが，うっ血の場合は静脈を吻合す

**表2** 下肢外傷に汎用される有茎皮弁

| 部　位 | 皮弁種類 | ピットフォールとコツ |
|---|---|---|
| 膝，下腿近位 | 腓腹筋 | one artery flap であり，外傷においても非常に信頼度が高い |
| 下腿中央 | ヒラメ筋 | 下腿外傷においては筋損傷の危険性あり，信頼度はやや劣る |
| 下腿遠位，足関節 | 逆行性腓腹動脈 | 小範囲の欠損に有効，うっ血の危険性あり（追加静脈吻合の必要性） |

ることによって対処します．
　逆行性後骨間皮弁（reverse posterior interosseous flap）が挙上可能であるためには，手関節レベルでの前骨間動脈とのアーチ形成が必要です．造影 CT で確認しておきましょう．しかし前骨間動脈からの還流は実際に挙上してみないと最終的には分からないこともあります．手関節レベルの損傷に用いるのは危険率が高いでしょう．

## 下肢外傷で汎用される有茎皮弁（表2）

　荷重肢である大腿骨，下腿骨の骨折においては，荷重に耐えられる強固な内固定を施行することを第一に考え，それを可能にする軟部組織再建を行うのが標準的な考え方です．大腿部は軟部組織に富んでおり，皮弁が必要になるほどの軟部組織欠損はまれです．また，もしもそのような欠損があったとしたならば有茎皮弁での被覆はとうてい無理であり，遊離皮弁が常に必要です．
　下肢において有茎皮弁の適応となるのは膝関節以下の損傷です．下腿開放骨折において軟部組織欠損の程度が中等度の場合，部位によって適応できる有茎皮弁はほぼ決まっています．

### 1 膝，下腿近位

　膝関節および下腿近位 1/3 の軟部組織欠損には有茎腓腹筋弁（gastrocnemius flap）[9,10] が適応となります．腓腹筋弁は Mathes の筋弁分類では type I の one vascular pedicle flap であり，血行が非常に安定しています．外傷でも信頼度の高い皮弁だといえるでしょう．また，順行性腓腹動脈皮弁（sural artery flap）[9,10] も用いることができます．この場合，腓腹三角より遠位に皮弁をデザインしますので，できれば一次縫縮できるように幅 3～4 cm に留める方が無難です．

### 2 下腿中央

　下腿中央 1/3 の軟部組織欠損にはヒラメ筋弁（soleus flap）[11] を用いることができます．ヒラメ筋弁は Mathes の筋弁分類では type II であり，one dominant に加えていくつかの smaller pedicles により栄養されます．しかし外傷においては，骨折部に近いヒラメ筋の筋体は損傷されやすく，血行は不安定といわざるを得ません．腫瘍切除後や陳旧例では安全かもしれませんが，新鮮例ではやや危険だと考えます．

### 3 下腿遠位，足関節

　下腿遠位 1/3 あるいは足関節周囲の軟部組織欠損は遊離組織移植術の適応とされて

**表3** 四肢外傷に汎用される遊離皮弁

| 皮弁種類 | 体位 | ピットフォールとコツ |
|---|---|---|
| 広背筋 | 側臥位（半側臥） | 広範囲損傷，骨幹部損傷の第1選択<br>血管剥離・挙上が容易 |
| 前外側大腿 | 仰臥位 | 上肢損傷，下腿関節部周囲損傷の第1選択<br>採取幅は大腿周囲径の15％まで<br>血管に変異あり，挙上がやや難 |
| 大腿筋膜張筋 | 仰臥位 | 下腿損傷被覆に有用<br>血管剥離・挙上が容易 |
| 上腕外側 | 仰臥位 | 上肢・下肢の小範囲欠損に適応 |
| 腹直筋 | 仰臥位 | 血管剥離・挙上が容易，腹壁ヘルニアの合併症 |
| 下腹壁動脈 | 仰臥位 | 四肢の大きな皮膚欠損を被覆可能<br>血管剥離・挙上がやや難 |
| 鼠径 | 仰臥位 | 手背・足背などに薄い皮弁として適応<br>血管剥離・挙上がやや難 |

きました．しかし，比較的小範囲の欠損の場合では，逆行性腓腹動脈皮弁（reverse sural artery flap）[12]は挙上が容易で用いられることの多い皮弁です．患者が若く，内科的合併症がない症例では成功率は高いのですが，部分壊死の合併症が多く報告されています．その多くは静脈のうっ滞ですので，追加静脈吻合を常に考慮したいところです．

## 四肢外傷で汎用される遊離皮弁（表3）

　身体中から様々な遊離皮弁が挙上できます．しかし四肢外傷で汎用される皮弁は多くありません．皮弁選択のポイントは，①必要な大きさ，②必要な質（皮膚か筋肉か），そして③手術体位（基本的に仰臥位で，側臥位は厄介，伏臥位は不可）です．これらを総合的に判断して決定するわけですが，四肢外傷でどのような遊離皮弁を用いるのか，大まかに述べてみましょう．

　まず，上肢では皮膚弁を用いることが多く，体位は常に仰臥位です．そうなりますと，多くの症例で前外側大腿皮弁（anterolateral thigh flap）[13]が第1候補となります．かなり大きな欠損範囲ですと広背筋皮弁（latissimus dorsi flap）[14]や深下腹壁動脈穿通枝皮弁（deep inferior epigastric artery perforator flap）[15]を用いることもあるでしょう．腹直筋皮弁（rectus abdominus flap）[16]や鼠径皮弁（groin flap）も仰臥位で採取でき皮弁選択の候補ですが，前外側大腿皮弁に勝る点はありません．

　下肢の関節周囲軟部欠損は皮膚弁を用いますので，その際は前外側大腿皮弁（anterolateral thigh flap）[17]が第1選択となります．骨幹部の欠損では筋弁を用いますので，ほとんどが広背筋皮弁（latissimus dorsi flap）[18]を選択しますが，ときに大腿筋膜張筋皮弁（tensor fascia lata flap）[19]も用いられます．小範囲の欠損では上腕外側皮弁（lateral upper arm flap）も候補となり，仰臥位で用いることのできる腹直筋皮弁[20]も良い候補です．もし組織欠損が大きく入り組んだ形状で，さらに範囲が広い場合には大網弁（omentum flap）[21]は有用なオプションです．

## 遊離皮弁術施行の流れを把握しておきましょう（図1）

### 1 事前準備

　遊離皮弁は健常側からの採取であり，皮弁解剖を熟知していれば問題なく挙上されるのが普通です．しかし血管変異の多い皮弁，例えば前外側大腿皮弁などでは術前にドナー側の造影CTやエコー検査を行い血管の状態を把握しておきます．

　また前日までに，レシピエントに必要な皮弁を型取り，皮弁のデザインを実際に患者のドナー側の体表面に描き込みます．さらに血管吻合部位をレシピエント側に描き込んでおきます．

### 2 手術の段取り

　皮弁挙上チームとレシピエントチームの2チームに分かれて行います．

　リーダーはレシピエントチームのヘッドであり，手術のすべてを統括します．以下にその手順を記載しますので参考にしてください．

① リーダーは改めてドナー側の皮弁デザインを確認し，皮弁挙上チームに手術を開始してもらいます．

② リーダーは患肢の最終的骨接合術を施行し，続いてレシピエント血管の展開に取りかかります．血管吻合部を健常部位に設定し，いかに血管吻合を容易にするかが遊離皮弁成功の「最大の山場」ですので，慎重に行います．

③ レシピエント血管の剥離が終了した時点で，再度皮弁設置の位置関係を確認し，必要な血管茎の長さを最終決定します．その上で皮弁挙上チームに修正指示を出します．

④ 皮弁挙上の最後に，血管茎の動脈と静脈を綺麗に剥離し，切離後直ちに血管吻合ができるように準備します．血管切離直前には皮弁の血行が健常であることをリーダー自らが直接確認します．

⑤ 切離した皮弁をレシピエント側に一度ラフに縫着します．その上で血管吻合部位をシミュレーションし，吻合部が直線状で無理のない配置がなされるように幾度も確認します．これが遊離皮弁成功の「第2の山場」です．

⑥ 以上が滞りなく行われれば，後は血管を吻合し創部を縫合するだけです．

⑦ 「血管を吻合する前に勝負はついている」との文言は真実です．

⑧ 血管吻合後に皮弁を縫合しますが，血管周囲の創部をいち早く縫合します．これは血管吻合部を術後の状態にするためです．すべての創縫合が終了後に再度血管吻合部周囲創縫合部を抜糸し，血管吻合部の状態を観察します．この際に血管が健常であるならば手術は成功です．皮膚を再縫合し終了としましょう．

### 3 帰室について

　リーダーは，皮弁の血行に一点の曇りもないことを条件に帰室の決断をします．いったん帰室してからの血行トラブルは患者，その家族，医療スタッフ全員を不幸にしますので，その責任は重大です．

　筆者は今まで，幾度となく術後血栓形成のために再手術を経験してきました．しかし，そのいずれにも原因が存在していました．すなわち避けることができたはずなのです．危険を回避し安全な手術を標準化すること，それが本書の最大の目標です．

## 14 四肢外傷に汎用される皮弁，そのコツとピットフォール

遊離皮弁術施行の流れ（シーン1）：事前準備，血管エコー
①ドナー皮弁の血管茎走行と②レシピエント予定血管の質を評価

↓

遊離皮弁術施行の流れ（シーン2）：皮弁のデザインと挙上
リーダー・レシピエントチーム（R）
「広背筋皮弁は15×25 cmで採取して！」
「皮弁部分は細長く6×20 cmで！」
「血管茎は肩甲下まで剥離頼む！」
皮弁挙上チーム（D）
「OKです！」……挙上開始

↓

遊離皮弁術施行の流れ（シーン3）：レシピエント側の処置
リーダー・レシピエントチーム（R）
「骨接合は下腿内側からnarrow LCP 10 孔で固定するよ！」
……
「よし，これで終了」
「次はレシピエント血管，後脛骨動静脈を近位で展開！」
……
「レシピエント血管はまあまあだね！」

↓

遊離皮弁術施行の流れ（シーン4）：ドナー皮弁挙上採取
リーダー・レシピエントチーム（R）
「広背筋の挙上はだいぶ進んだ？」
「血管茎は予定通り肩甲下まで剥離して！」
「回旋動脈でT portionにするから」
皮弁挙上チーム（D）
「了解です！」

↓

遊離皮弁術施行の流れ（シーン5）：皮弁の設置決めと血管吻合
リーダー・レシピエントチーム（R）
「広背筋ちょうだい！」
「まずは，皮弁の位置決めをして縫合するよ！」
……
「こんなところでしょう」
「血管吻合も余裕の位置だね」
「じゃあ，これでflow-throughで血管吻合頼む！」
皮弁挙上チーム（D）
「了解しました！」
……血管吻合施行……
「血管吻合完了，クランプ外します」
「血行良好です！」

↓

遊離皮弁術施行の流れ（シーン6）：皮弁の再設置と縫合
リーダー・レシピエントチーム（R）
「まずは血管縫合周囲の皮膚を縫合するよ！」
「また，最後に開けて血管吻合部を確認するからね」
……
「よしじゃ，全部の縫合しよう」
……30分経過……
「もう一度，血管吻合部を開けてみよう」
「血管吻合の開通は良好だね」
「ねじれもない，たわみもない，周囲からの圧迫もない」
「よしOK，創縫合しよう」
……
「皮弁血行に問題ないね！これで終了にしよう」
「ありがとうございました」
……（一同）「ありがとうございました」

**図1** 遊離皮弁術施行の流れ

文　献

1) Griffin M, et al: Flap decisions and options in soft tissue coverage of the upper limb. Open Orthop J **8**: 409–414, 2014
2) Masquelet AC, Alain G: An Atlas of Flaps of the Musculoskeletal System, CRC Press, London, 2001
3) Strauch B, Han-Liang Y: Atlas of Microvascular Surgery: anatomy and operative techniques, 2nd (ed), Thieme, Stuttgart, 2006
4) Levin LS, et al: Primary and secondary microvascular reconstruction of the upper extremity. Hand Clinics **17**: 447–455, 2001
5) Ma CH, et al: Reconstruction of upper extremity large soft-tissue defects using pedicled latissimus dorsi muscle flaps--technique illustration and clinical outcomes. Injury **39** (Suppl 4): 67–74, 2008
6) Jones NF, Jarrahy R, Kaufman MR: Pedicled and free radial forearm flaps for reconstruction of the elbow, wrist, and hand. Plast Reconstr Surg **121**: 887–898, 2008
7) Patel KM, Higgins JP: Posterior elbow wounds: soft tissue coverage options and techniques. Orthop Clin North Am **44**: 409–417, 2013
8) Wettstein R, Helmy N, Kalbermatten DF: Defect reconstruction over the olecranon with the distally extended lateral arm flap. J Plast Reconstr Aesthet Surg **67**: 1125–1128, 2014
9) Cho YJ, Lee JH, Chung DW: Pedicled chimeric gastrocnemius-medial sural artery adipofascial flap for reconstruction of anterolateral defects of the knee. Microsurgery, 2015 Jun 12 [Epub ahead of print]
10) Rios-Luna A, et al: Pearls and tips in coverage of the tibia after a high energy trauma. Indian J Orthop **42**: 387–394, 2008
11) Ata-ul-Haq, et al: Hemisoleus muscle flap, a better option for coverage of open fractures involving middle third of tibia. J Ayub Med Coll Abbottabad **21**: 154–158, 2009
12) Akhtar S, Hameed A: Versatility of the sural fasciocutaneous flap in the coverage of lower third leg and hind foot defects. J Plast Reconstr Aesthet Surg **59**: 839–845, 2006
13) Torres-Ortíz Zermeño CA, López Mendoza J: Aesthetic and functional outcomes of the innervated and thinned anterolateral thigh flap in reconstruction of upper limb defects. Plast Surg Int **2014**: 489012, 2014
14) Beris AE, et al: Latissimus dorsi free tissue transfer for coverage of extensive soft tissue defects. Acta Orthop Scand Suppl **264**: 31–34, 1995
15) Koshima I, et al: Perforator flaps in lower extremity reconstruction. Handchir Mikrochir Plast Chir **34**: 251–256, 2002
16) Piza-Katzer H, Balogh B: Experience with 60 inferior rectus abdominis flaps. Br J Plast Surg **44**: 438–443, 1991
17) Demirtas Y, et al: Comparison of free muscle and perforator skin flaps for soft tissue reconstruction of the foot and ankle. Foot Ankle Int **31**: 53–58, 2010
18) Junnila J, et al: Treatment of compound tibial fracture with free osteomuscular latissimus dorsi scapula flap. J Reconstr Microsurg **31**: 217–224, 2015
19) Windhofer C, Karlbauer A, Papp C: Bone, tendon, and soft tissue reconstruction in one stage with the composite tensor fascia lata flap. Ann Plast Surg **62**: 665–668, 2009
20) Wiss DA, Sherman R, Oechsel M: External skeletal fixation and rectus abdominis free-tissue transfer in the management of severe open fractures of the tibia. Orthop Clin North Am **24**: 549–556, 1993
21) Fasano D, et al: Considerations on 100 cases of free microsurgical flaps in the reconstruction of the soft tissues of the lower limb. Chir Organi Mov **87**: 79–86, 2002

BASIC POINT

15

fillet flap（spare parts surgery）について

非専門家編

### fillet flap：spare parts surgery とは何でしょう？

　重度四肢外傷の中でも，とくに四肢の外傷性切断において，断端形成術を余儀なくされることは多いと思いますが，断端長を確保するために皮弁術が必要となる場合があります．そういった場合に，再接着術が不可能な切断肢や救済不能な四肢末梢から「組織」を採取して，外傷によって生じた軟部組織や骨の欠損を再建する手術方法があります．これが，"spare parts surgery" です．

　この方法はドナー側の問題を解消する優れた術式ですが，受傷当日にしか施行することができません．それがこの手術を難しくさせています．また spare parts surgery の中でも，骨を除去して軟部組織だけにして移植することが多く，これを fillet flap と呼んでいます．

### spare parts surgery のあり方を解説しましょう

　その手法を解説しましょう．図1のような上腕の引き抜き切断ですと，再接着による上肢機能の再建は不可能なことが大半で，多くは断端形成術となるでしょう．そして多くの場合，切断端の健常皮膚は少なく一次縫合は困難なことが予想されます．このような場合，切断肢から遊離皮弁（橈側前腕皮弁）を採取して上腕近位の切断端に移植すると，ドナーの合併症を気にすることなく損傷部の修復が行えるというわけです．

　spare parts surgery において，損傷範囲に合わせて皮弁をデザインしますが，皮膚弁とともに筋膜，骨，筋肉，腱そして神経血管なども一緒に挙上することができます．多くの場合，血管茎は長く採取できるので静脈移植が必要となることはまれとされています．損傷部位の阻血時間が問題となりますが，筋膜皮弁として挙上すれば，阻血に弱い筋肉組織の問題を解決することができます．つまり，例えば温阻血時間が6時間以上と長いために再接着術を断念した四肢からも，再建に必要な皮膚弁を採取することができるのです．

### spare parts surgery 施行には問題があります

　このように spare parts surgery では破棄される組織を利用するため，ドナー側を犠牲にするという欠点がありません．しかし，その施行にはいくつかの問題があります．それは，長時間を要する複雑な手術を「緊急手術」として行うことです．

　第1に，熟練したマイクロサージャリー再建医を緊急で招集することが必要です．切断末梢側は健常ではなく，多重損傷を負っているかもしれません．通常の皮弁挙上よりも難しいと考えて良いで

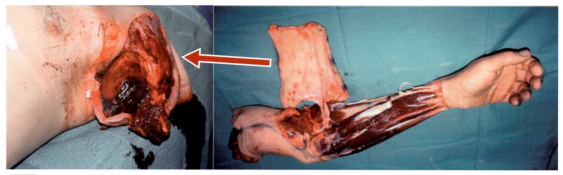

図1　左上腕切断において，切断側から橈側前腕皮弁を挙上し断端に移植

表1　fillet flap（spare parts surgery）の分類

| type A　廃用手指・足趾からの移植 |
| --- |
| 　A1：有茎組織移植（血管茎剥離なし） |
| 　A2：有茎組織移植（血管茎剥離あり） |
| 　A3：遊離組織移植 |
| type B　廃用上肢・下肢からの移植 |
| 　B1：有茎組織移植（血管茎剥離なし） |
| 　B2：有茎組織移植（血管茎剥離あり） |
| 　B3：遊離組織移植 |
| type C　健常廃用側からの移植* |
| 　C1：有茎組織移植（血管茎剥離なし） |
| 　C2：有茎組織移植（血管茎剥離あり） |
| 　C3：遊離組織移植 |

*type C は，血行があっても麻痺があり廃用肢であるような場合を意味している．

しょう．第2に患者が長時間手術に耐えられるかどうか不確定なことです．spare parts surgery を行う状況自体が重篤な状態であり，全身状態の見極めが鍵となります．

### 専門家編

Küntscher らは 104 例の経験から fillet flap（spare parts surgery）を表1のように分類しています．本項では Küntscher 分類 type B の major limb 損傷について，具体的な手法を紹介しましょう．

#### 有茎 fillet flap 移植（Küntscher 分類 type B2）を示しましょう（図2）

最も古く報告された fillet flap で，下腿切断端の長さを保ち，膝機能を温存するために行われました．下腿重度開放骨折で，下肢の温存は不可能であっても下腿遠位から足部が損傷を免れた場合には，後脛骨動脈を血管茎として有茎の皮弁を挙上し，切断端を再建することが可能です．

後脛骨動脈領域ならどこからでも皮弁を挙上することが可能ですが，その中でも足底皮弁は荷重に際して最適な強度を有しており，感覚再建も可能な優れた皮弁です．下腿

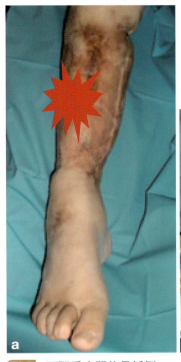 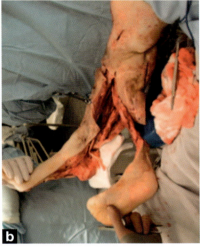 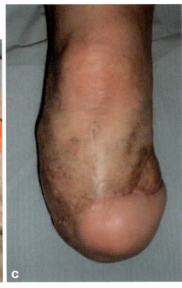

**図2** 下腿重度開放骨折例
a：患肢温存を断念し切断術を選択．
b：後脛骨動脈を血管茎として足底部より皮弁を挙上．
c：有茎動脈皮弁として断端を被覆．

切断端が足底で再建されれば早期荷重が可能であり，義足装着に伴う潰瘍や断端神経腫，疼痛といった合併症を減ずることが可能となります．

後脛骨動脈系から作成される皮弁は，血行の信頼性が高いと報告されています．しかし，血管茎が非常に長くなるため，実際の手術においては血管茎がねじれて血栓を生じないように，たわみを調節して血管を配置させる必要があります．

### 遊離fillet flap移植（Küntscher分類type B3）を示しましょう（図3）

上肢でも下肢でも再接着が適応とならなかった場合に，切断末梢側より遊離皮弁を採取して切断端の被覆をすることができます．切断末梢側の健常な部分であれば，どの部分であっても皮弁として挙上できますが，最も信頼度が高く剥離が容易な血管茎の皮弁を挙上するのが妥当です．すなわち，下腿では後脛骨動脈あるいは前脛骨動脈を，前腕では橈骨動脈を血管茎として挙上することが勧められます．

皮弁の挙上とレシピエントの準備を2チームで行うことにより手術時間短縮の効果が期待できます．また，皮弁を挙上する際に出血の心配がないことも特徴の1つです．しかし，長時間手術を余儀なくされるのが通常です．この長時間手術に患者は耐えられないかもしれません．また，切断中枢部の組織活性が不明瞭で，後日壊死が進行する可能

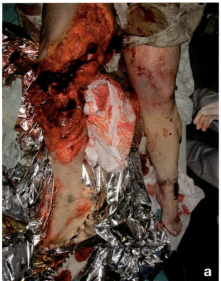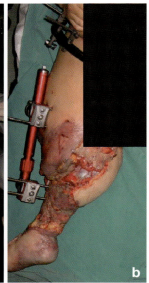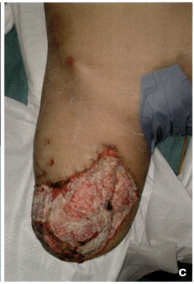

**図3** 大腿遠位部での挫滅切断
a：再接合術の適応なし．全身状態は大量輸血によって血圧を維持している状態．
b：大腿切断端に皮弁が必要だが長時間手術は不可であり，簡易的再接合術を施行．
c：後日，全身状態が安定化した後に，改めて fillet flap（有茎動脈皮弁）として移植し，断端を被覆．

性もあります．このような一期的 fillet flap の欠点を補う方法として，段階的方法があります．

それは，第1段階として，挫滅された切断部の簡易的なデブリドマンを行い，骨を創外固定にて安定化させ，血管吻合を行い再接合してしまいます．すなわち短断端簡易再接合です．全身状態が安定化した後に，第2段階として改めて末梢部を fillet flap として移植し直します．簡易的デブリドマンで血管吻合だけ行うので2〜3時間で手術を終了させることができます．全身状態が完全には安定していない場合のみならず，再建外科医が1人しかいない場合や夜間の手術など，ダメージコントロール手術として行うことができる有用な手法だと考えます．**図3**にその流れを示しておきますので参考にしてください．

## 文献

1) Küntscher MV, et al: The concept of fillet flaps: classification, indications, and analysis of their clinical value. Plast Reconstr Surg **108**: 885-896, 2001
2) Oliveira IC, et al: The use of forearm free fillet flap in traumatic upper extremity amputations. Microsurgery **29**: 8-15, 2009
3) Moncrieff M, et al: "The foot bone's connected to the knee bone": use of the fillet-of-sole flap to avoid an above knee amputation after severe lower limb compartment syndrome. J Trauma **61**: 1264-1266, 2006
4) Flurry M, et al: Composite forearm free fillet flaps to preserve stump length following traumatic amputations of the upper extremity. Ann Plast Surg **60**: 391-394, 2008

## BASIC POINT 16 足底再建の考え方

### 非専門家編

**重度下肢外傷において足底再建はとても重要です**

　足底再建の目標は足底接地歩行（plantegrade）の獲得です．理想的にはさらに，市販の靴が履けて，疼痛なく歩行可能で，再建した足底が適度なボリュームを有し，荷重時にずれることなく，胼胝や潰瘍も合併せず，かつ骨再建において前足部の可動性，中足部の剛性，後足部の柔軟性，横アーチ・縦アーチの再建までなされれば，究極的な再建といえるでしょう．

　しかしこれはあくまで理想であり，ここまでの完璧な再建は不可能です．現実的に目指すところは，靴が履けて疼痛なく歩行可能な足底の再建であり，これが最低限クリアすべき条件といえましょう．そしてそれを可能にするのは，骨軟部組織ともに荷重に耐えうる再建です．

　歩行時，荷重は踵から始まり，足部外側を伝わり中足骨頭へ向かい，最後に母趾末節で地面を蹴り出します．この導線がいわゆる荷重面です（**図1**）．とくに踵部荷重面の厚い皮下脂肪組織は，足底筋膜と骨に強固に付着し，房室中隔を有しており，荷重時のずれを制限しています．

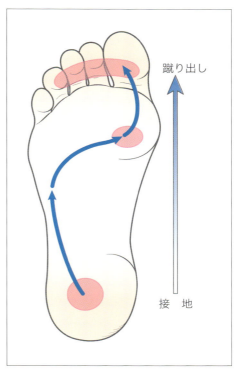

**図1** 足底部の荷重経路

したがって荷重面の再建には，適度な厚みと耐久性のある再建が必要です．感覚再建と潰瘍形成の関連は明らかではなく，感覚再建は必須ではないとの意見もあります[1]．再建した感覚が正常ではなく不快な異常感覚の場合には，かえって歩行障害をきたすこともあるからです．重要なことは歩行時痛のない足底再建を目指すことです．

## 足底再建には皮弁術が必要です

この重要な足底再建にはどのような方法を選択すれば良いでしょうか？　植皮術と皮弁術について考えてみましょう．

荷重面の軟部組織再建は，単なる植皮術では荷重時の摩擦やずれに耐えることができず，潰瘍や胼胝が発症する可能性があります．濱本らは，人工真皮移植後に健側足底非荷重部（土踏まず）から植皮をすれば荷重部においても有効であると述べていますが[2]，遊離皮弁が不可能な場合や患者の活動性が低い場合など，その適応は限られると思います．

すなわち足底軟部組織再建は皮弁による再建が主体となります．目的となる荷重に耐えられる丈夫な皮膚で，市販靴が履けるほどの薄さを有する皮弁が求められます．どの皮弁を有茎皮弁，遊離皮弁として用いるのか，それぞれの皮弁の性質を熟知する必要があります．これは専門家編に委ねましょう．

## 専門家編

### 有茎皮弁による再建は限られた条件で施行可能です

踵の後方部であれば遠位茎の腓腹皮弁が有用ですが，術後うっ血に注意する必要があります．有茎の内側足底皮弁は周囲皮膚とのマッチング，厚み，耐久性の面から足底荷重面の再建に最適な皮弁です．また感覚皮弁にすることで良好な感覚回復を得ることも可能です．しかし，採取できる範囲は土踏まずの非荷重部に限られ，重度足部外傷において使用できる機会は少ないのが現状です．

軟部組織欠損が比較的小範囲の場合には，踵部に加えて前足荷重部も有茎内側足底皮弁で被覆可能です（この場合は重度足部損傷とはいえないかもしれませんが）．この前足荷重部は，以前は逆行性での使用が主流でうっ血が問題でしたが，平瀬によりますと内側足底動脈を足根管レベルで切離し，外側足底動脈を茎とすることで順行性での皮弁前進が可能となりました[3]．

### 遊離皮弁による再建が主体となります

重度足部外傷では，通常は欠損が広範囲となるため，遊離皮弁が適応となることが多くなります（図2）．遊離皮弁の候補としては，広背筋皮弁，肩甲皮弁，鼠径皮弁，前外側大腿皮弁，胸背動脈穿通枝皮弁，腹壁穿通枝皮弁などが挙げられます．皮弁のボリュームが少ない方が理想的ですが，感染例や死腔充填目的の場合はあえて筋弁を選択することが望ましい場合もあります．また欠損面積や血管茎の長さによっても使い分けます．動脈吻合は通常，端側吻合かflow-through吻合を選択します．皮弁のずれ対策として，踵骨に皮弁をアンカーにて縫着する方法も考慮すると良いでしょう．

16 足底再建の考え方　75

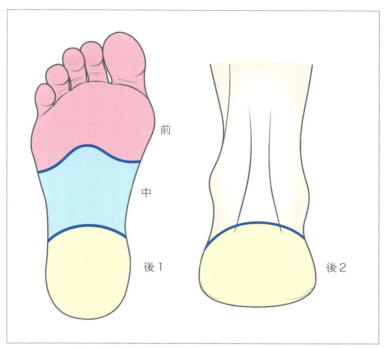

**図2**　足底部欠損における遊離皮弁の適応

　足底を前，中，後1，後2と4つに分けた際，連続する2区画以上の欠損は遊離皮弁による再建を検討すべきである．しかし重度足部外傷の多くは，損傷は足底のみに限局することはないため，1区画のみでも積極的に遊離皮弁による再建を考慮すべきである．

## 足底再建は術後のケアが重要です

　近年では様々な穿通枝皮弁があり，薄い皮弁による再建も可能ですが，それでも健側と比べれば bulky な足となるでしょう．また荷重時の皮弁のずれ，潰瘍，無感覚による創の合併は高率に認められます．軟部組織・骨再建の見地から術後の足底板装着は必須です．足底板は再建した軟部組織へのストレスを分散させ，皮弁のずれを防ぎ，骨アライメント不良であればそれに続発する胼胝や潰瘍形成を予防します．術者は頻繁に装具をチェックし，改良を重ね，最もフィッティングの良い足底板を模索していく必要があります．また患者がどんなに注意しても，感覚のない皮弁部には熱傷などの創の合併を起こしてしまいがちです．このような創の合併症を極力避けるには，入念なフットケアの指導，足底板装着，外来での定期的なフォローアップに尽きると考えます．

## デブリドマン時に再建の準備をしましょう

　重度足部外傷で遊離皮弁を選択する場合，主要動脈の損傷や，外傷後血管病変（post-traumatic vessel disease：PTVD）を伴っている可能性を考慮しなくてはなりません．

　遊離皮弁による再建時のレシピエント血管となりうる血管をデブリドマン時に見極めておくのが前提です．もし初回デブリドマン時に主要動脈損傷や伏在静脈損傷を認めれば，可能な限りこれを修復し，血管が盲端とならないようflowを温存できれば後の再建時に有利となります．

　またzone of injuryの概念も重要です．外傷による炎症が近位にまで及ぶことで血管の剝離は困難となり，剝離操作で容易に損傷し，動脈の拍動も弱く，血管攣縮をきたしやすい状態となります．動脈吻合時，クリップを外した状態で動脈からの噴出性出血が認められなければ，その再建は不成功に終わるかもしれません．そのためには，レシピエント血管周囲にPTVDが及んでいない健常なレベルまで十分に剝離する必要があります．損傷機転が高エネルギーであればあるほどこれらを想定して，損傷部よりかなり近位にレシピエントを求め，広範囲かつ血管茎の長い皮弁の選択，場合によっては静脈移植の準備をして再建に臨むのが基本です．

## 軟部組織再建時には同時に縦・横アーチの骨再建を強固に行うのが基本です

　重度足部外傷において骨アライメントと安定性を修復することは重要です．適切な軟部組織再建がなされても，中足骨や足根骨のアライメント不整および不安定性が残存すれば3点接地歩行はできなくなり，足趾変形による胼胝形成や凹足，扁平足などの変形が進行し，歩行時痛発生の原因となります．一度変形が生じれば，矯正骨切り術や軟部組織解離術，関節固定術など二次的な手術が必要となります．

　そこで，骨関節の再建・固定はピンニングなどではなく，スクリューやプレートを用いた強固な固定を行うのが原則で，さらにアーチの再建を考慮しつつ軟部組織再建時に同時に行うのが基本です．

### 文　献

1) 関堂　充ほか：各種遊離組織移植を用いた足底荷重部再建の経験．日形会誌 25: 715-723, 2005
2) 濱本有祐ほか：人工真皮と内側足底からの全層植皮を用いた足底荷重部再建．形成外科 46: 1001-1007, 2003
3) 平瀬雄一：やさしい皮弁—皮弁手術のベーシックテクニック—，克誠堂出版，東京，p347-348, 2009

BASIC POINT

## 17 足関節・足部の開放骨折に対する治療戦略

### 非専門家編

### 足関節・足部開放骨折の治療は下腿骨幹部の開放骨折より困難です

　重度下腿開放骨折の中でも，足関節周囲や足部の治療は骨幹部損傷に比べてかなり困難となります．再建は骨損傷や欠損，そして軟部組織欠損に対して行うのは同様ですが，いささか特殊性があります．

　その特殊性とは，足関節内骨折や足部骨折の再建は，厳密に「解剖学的」である必要があることです．それに加えて軟部組織再建は薄く丈夫な再建が求められ，足底にはさらに特殊な再建が求められます．下腿骨幹部の重度開放骨折とは治療レベルが異なるといって良いでしょう．

### 切断を考慮する必要があります

　ですから，足関節・足部の重度開放骨折の場合，再建が難しく，それに伴い成績も不良となるため，切断の可能性が高くなることを念頭に置く必要があります．

　かといって，切断の判断は非常に悩ましいところです．上肢ですと機能的に劣る温存肢でも義肢よりは優れているといわれていますが，下肢はそうではありません．疼痛が残存し歩行に耐えない足部は役割を果たしません．下腿切断より明らかに再建肢の機能が劣る場合には切断術を考慮しなければなりません．

　切断術選択の適応は，足関節周囲では再建部の遠位の損傷が強い場合や，修復してもほとんど回復を望めない後脛骨神経損傷を合併している場合など[1]が含まれます．さらに後足部・前足部損傷では，解剖学的な骨再建と靴が装着できるほどの軟部組織再建ができない場合には切断が考慮されます．

　平素，開催されている症例検討会で「足関節・足部の重度開放骨折」で治療に難渋している症例が提示されることがあります．その中で，「患者さんが希望したので患肢温存術を選択しました」という発言に出くわすことがあります．しかしながら，治療法選択において，「患者の意志」を前面に持っていくのは感心しません．少なくともプロフェッショナルの発言ではありません．患者の意志をもとに治療法を選択したのは「担当医」以外の誰でもないのです．

### 切断部位は下腿切断以外にも Syme, Boyd, Pirogoff など様々な切断があります

　切断部位はどのレベルが適当でしょうか？下腿義足の機能が高いため下腿切断が選択される現状もあるようです．しかし，屋内歩

**表1** Syme・Boyd・Pirogoff 切断

|  | Syme 切断 | Boyd 切断 | Pirogoff 切断 |
|---|---|---|---|
| 切断端 | 足関節 | 脛骨と踵骨固定 | 脛骨と踵骨固定 |
| 脚長差 | 4〜7 cm | 2〜3 cm | 3〜4 cm |
| 軟部組織 | 余裕あり | 余裕なし | 比較的余裕あり |
| 手技 | 比較的容易 | 煩雑<br>偽関節リスク | やや煩雑<br>偽関節リスク |

行能や高齢になったときのことを考慮すると，安易に下腿切断を選択するのは慎むべきであると考えます．足関節・後足部切断には Syme・Boyd・Pirogoff 切断などが知られていますが，それぞれ長所と短所がありますので熟知しておきましょう（表1）．

## 専門家編

### 適切な再建までの考え方：より早期に確実に！

　前述のごとく，足関節や足部の治療は軟部組織・骨関節ともに再建が困難であり一筋縄では行かず，ときに頑固な疼痛などのトラブルを伴います．切断はこういった温存のトラブルを解決するでしょうが，切断の代償を払わなくてはなりません．ですから，より良き患肢温存を選択するのが原則ですが，その場合には骨再建も軟部組織再建も初期から計画的に，遅延なく行われなくてはなりません．

　受傷日に行うべき初期治療はデブリドマン，血行再建，骨安定化については他の損傷部位と同様です．問題はその後です．

　確定的治療のための待機期間は下腿骨幹部の場合より，短く設定する必要があります．下腿骨幹部ですと感染制御のために軟部組織再建までの期間を短くするのだということは繰り返し述べてきました．足関節・足部においては，いささか意味が異なります．それは「機能獲得」のために軟部組織と骨の再建をより早期に確実に施行する必要があるということです．これは手部再建に似ています．

### 開放性 Pilon 骨折の治療戦略とは？ 損傷のパラドックスとは？

　Gustilo 分類 type ⅢB の開放骨折に AO 分類 C3 の関節内骨折を伴う場合には，骨治療法選択が難しくなります．骨関節再建と軟部組織再建の絶妙なバランスを考慮する必要があるためです．

　関節内骨折の治療原則は，関節部骨片の解剖学的整復と圧迫固定により絶対的安定性を得ることでした．もしこれがスクリュー固定などで達成されるのであれば，骨幹端部の固定は侵襲の大きなプレート固定ではなく，低侵襲な創外固定でも良いでしょう．

　しかし AO 分類 C3 の Pilon 骨折の骨再建では，もし軟部組織条件が許容するのであれば，プレートによる column ごとの内固定が望ましい場合があります[2]（図1）．Gustilo 分類 type ⅢB ですと必然的に皮弁術が必要になりますので，それを見越して骨接合術を column ごとに施行できることもあるでしょう．しかし type ⅢA ですと軟部

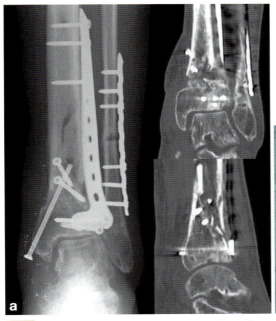
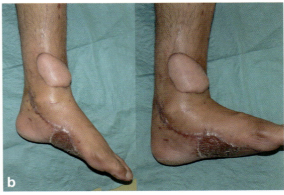

**図1** Pilon 骨折に対する column ごとのプレート固定
a：X 線画像と CT．b：順行性内側足底皮弁による被覆

組織修復のために架橋創外固定で待機期間を置きますが，結局は軟部組織展開が制限されることも多いのです．これが type ⅢA と ⅢB の中間の程度であったりするとなおさらです．

　軟部組織損傷が強いと皮弁術で軟部組織再建を施行しますので，骨再建はより確実な方法を選択できるということが生じます．筆者らはこの現象を「損傷のパラドックス」と呼んでいます．関節内再建の質を低下させないために観血的整復内固定術と皮弁術の積極的施行を考慮する[3]ことは今後議論されていくでしょう．

　また軟部組織再建選択のあり方については，逆行性動脈皮弁では被覆の不十分さと不確実さが問題になるため，遊離皮弁術が望ましいと考えます．しかも同部位には前外側大腿皮弁などの薄い皮弁が望ましいでしょう．

### 重度足部外傷の治療戦略とは？

　目指すべき"acceptable"な足とは，一言では"疼痛なく歩ける足"ということになります．そのためには足の縦横アーチを解剖学的に再建し，鋼線固定などではなくプレートによって強固に固定する必要があります．この方法では柔軟性に劣る固い足部が再建されることになりますが，この問題についてはまだ解決されていません．また前足部損傷を再建する際には，荷重，体重移動に重要な第1・5中足骨の再建に配慮する必要があります．

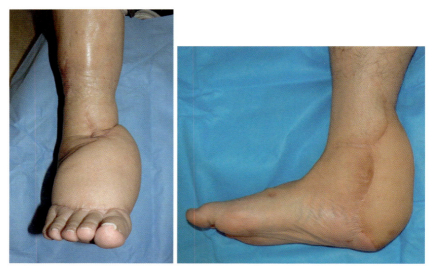

図2 bulky な（かさばる）皮弁の例

　軟部組織再建においてはとくに足底に対して細やかな配慮が必要であり，durability（耐久性），sensory（感覚），bulkiness（かさばり）が重要となってきます．とくに bulkiness は市販靴が履けるかどうかという患者にとっては切実な問題に直結します（図2）．一方，足背の皮膚欠損は肉芽を増生させて皮膚移植を施行するか，薄い皮弁を行うのが一般的です．

## 文　献

1) Lange RH: Limb reconstruction vesus amputation decision making in massive lower extremity trauma. Clin Orthop Relat Res **243**: 92-99, 1989
2) Mehta S, et al: Reduction strategies through the anterolateral exposure for fixation of type B and C pilon fractures. J Orthop Trauma **25**: 116-122, 2011
3) Boraiah S, et al: Outcome following open reduction and internal fixation of open Pilon fractures. J Bone Joint Surg Am **92**: 346-352, 2010

**BASIC POINT**

**18**

# 重度上肢外傷の再建

ヒトの営みの多くは手によってなされます．手は外界を感じ取る第2の目であり，ヒトの意思を表現し，会話をすることもできます．手は非常に完成度の高い器官であり，自らを守り自らを養ってくれます．そして前腕・肘・上腕・肩を含めた上肢は，手を目的の場所に自由に持っていく役割を果たします．

ヒトは手を使い作業し，そして外敵から身を守るため，手は常に最前線にあります．それゆえに，手は最も外傷に遭遇しやすい器官といえます．手の高度機能は，労災事故，農作業，交通事故などで容易に破壊され，そして人生を破壊します．しかし，現在の医療技術は，高度に破壊された手の機能を最大限に回復するまでに発達しています．

本章の目的は「重度上肢外傷再建」の特殊性を解説することですが，手部以遠の重度損傷については言及しません．手指損傷だけで多くのページを割かなければならないほど重大な問題であり，他にも良書がたくさん存在するからです．ここでは手関節までの重度上肢外傷について，上肢特有の治療と再建を中心に解説したいと思います．

## 非専門家編

### 救急処置室における診察において，上肢特有の診察法を行いましょう

診察手法において下肢の外傷と大きな差異はありませんが，上肢特有のポイントがあります．骨折と軟部組織損傷の評価については同様ですが，腱損傷と神経損傷に対する評価は，より緻密に行うべきです．

四肢外傷を扱うのであれば，非専門家といえども，手指の可動を司るすべての伸筋腱と屈筋腱の連続性を評価し記載できなければなりません．また，正中・尺骨・橈骨神経それぞれの感覚をピンプリック法で評価し記載します．

この一連の診察は初期治療におけるデブリドマンにおいて重要になります．診察上異常所見がある部位はすべて開放し，損傷の評価をする必要があるからです．

### 初期治療におけるデブリドマンは下肢の場合とほぼ同様ですが，骨仮固定法に髄内鋼線固定を多用します

初期治療は，下肢骨折と同様にデブリドマンと損傷評価，骨折の仮安定化が主体となります．デブリドマンの目的は汚染の管理ですが，上肢においてはより機能的再建を重視しますので，感覚を司る

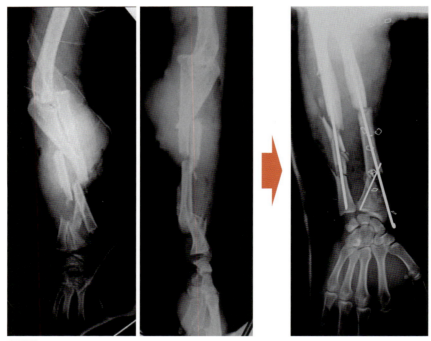

**図1** 前腕骨骨折の初期固定には髄内鋼線固定が有効

　神経はもちろんのこと，可動性を司る腱は，例え汚染されていても最小限のデブリドマンに留めなければなりません．

　上肢の適切なデブリドマンは非専門家には難しいと思います．そこで，初期デブリドマン時に専門家が不在の場合には，24時間以内に専門家が改めて行う必要があります．

　骨折の仮固定として，下肢では創外固定が多用されますが，上肢では創外固定は用いづらいのが特徴です．それでも上腕骨や尺骨では創外固定は有用ですが，橈骨では不適当です．しかし，幸いなことに上肢骨における一期的プレート固定は重度開放骨折においても深部感染率が低い[1]ことが知られています．さらに，前腕骨は髄内鋼線固定による管理が可能です．

　そこで，筆者は上腕骨においてはプレート固定あるいは創外固定を選択し，前腕骨においては髄内鋼線固定により骨安定化を得ることを推奨しています（**図1**）．

## 上肢切断術選択の有用な基準はありません
## 専門家による個々の判断が必要です

　下肢損傷において患肢を温存するか否かの判断にMESS（Mangled Extremity Severity Score）を参考にすることがありますが，これを上肢再建に用いることは適当ではありません．上肢は下肢と異なり義肢の機能が不良であること[2]から，患肢は再建外科医の想像力と技術を集約して再建すべきです．よって，初期治療において切断術を施行することはまれです．

しかし，無謀な患肢温存行為は患者を含めて，治療に関係するすべての人間を不幸にします．下肢においても同様だと思いますが，切断か温存かの決定は「再建の専門家」にしかできません．ですから，専門家が不在であれば，初期治療後に直ちに「再建専門施設」に転送すべきことを第一に考えてほしいと思います．

## 専門家編

### 上肢骨再建においてはプレートを多用し，また骨短縮を許容します

上肢において内固定の深部感染率が低いことはすでに述べましたが，上肢の骨固定は基本的にプレートにて行います．前腕骨は解剖学的再建が必要なことから，もともとプレート固定が第1選択でした．また上腕骨においても開放創から手術が施行しやすいことから，髄内釘よりプレート固定の方が選択される傾向にあります．

上肢の重度開放骨折を治療するもう1つのポイントは骨短縮です．上肢は下肢と比較して短縮を許容しやすいことが知られています．短縮により骨接合が容易になり，血管吻合や神経吻合において静脈・神経移植を避けることができ，端々吻合が可能となるのは大きな利点です．Axelrodらは，この骨短縮により筋腱・神経構造の連続性が保たれ，機能的改善に大きく貢献したと報告しています[3]．短縮量としては上腕では5 cm，前腕では4 cmに留めるのが適当です．

### 筋腱は早期に解剖学的再建あるいは腱移行術を施行します

屈筋腱と伸筋腱では解剖学的に異なります．伸筋腱は手指においてはかなり複雑な構造となっていますが，屈筋腱は筋肉と骨を繋ぐ単純な構造です．伸筋腱にある程度の可動性が得られ，屈筋群にある程度の力とexcursionがあれば，かなりの機能が獲得されます．

治療上最も重要なポイントは強固な固定と早期運動です．損傷が重症になるほど，浮腫，線維化，拘縮が進行しますので，早期の可動訓練が必要となります．さらに解剖学的再建は初期治療時には容易ですが，数日～1週間を越えると困難になってきますので，できるだけ早い再建が望まれます．

また，損傷がもし筋腱移行部であったとしても，損傷中枢側の筋肉の自動可動性が保たれていれば，縫合によりかなりの機能獲得が得られます．欠損があれば再建には移植が必要ですが，上肢は短縮が許容されますので，積極的な骨短縮で再建する方が良い機能が獲得されるでしょう（図2）．

縫合によって回復が見込めない損傷の場合には腱移行術を考慮します．とくに伸展再建におけるRiordan法は確実な効果が獲得されるので，できるだけ早期に施行したいところです．

繰り返しになりますが，重度損傷の場合に再建が遅れ固定期間が長くなると，腱と腱鞘は瘢痕により一体化してしまいます．後の腱剥離術に期待するのは大きな間違いです．早期再建，早期可動訓練に勝るものはありません．

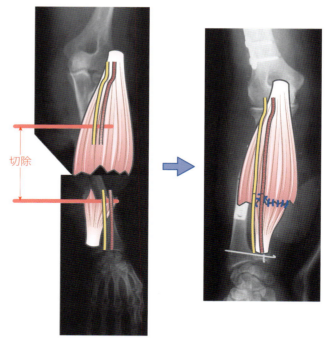

**図2** 骨短縮により血管，神経，腱の縫合が容易になる

### 骨短縮による神経の端々吻合が機能再建のカギになります

　上肢の再建の中で神経再建が最も難しいといえます．腱や関節は仮に不十分な再建でも良い結果が得られることがあります．しかし神経は，良い条件で，かつ優れた技術で再建したとしても良い結果は得難いものです．もし神経が引き抜き損傷だったり，挫滅が強かったり，欠損があったりすると予後はなおさら不良となります．神経縫合には緊張があってはいけません．神経損傷部の欠損が小さい場合は神経以外の代用物（静脈，人工神経など）を移植しても良いし，尺骨神経などの場合には前方移動することにより延長することができます．

　また神経損傷部の欠損が大きい場合は，通常は自家神経移植により再建します．神経採取部としては内側前腕皮神経，外側前腕皮神経，後骨間神経，腓腹神経などがあります．神経移植成功の鍵は，細い神経の束を良好な周囲軟部組織の環境に置くことです．そのため神経移植する部位のデブリドマンと被覆は完全である必要があります．

　しかし，神経再建の最も確実な方法は端々吻合を行うことです．上肢は4〜5cmの短縮が許容されると述べました．Axelrodが重度上肢外傷で良好な機能成績を獲得したのは，骨短縮により神経を端々吻合したからにほかなりません[3]．骨短縮量の決定は神経欠損長を参考にして行うのです．

## 軟部組織再建には皮弁術を多用します

　軟部組織再建の目的は，血管，神経，腱などの重要かつ露出に弱い組織を被覆し守ることです．軟部組織は常に十分でなければならず，関節の可動性を制限するようなことがあってはいけません．また感覚があり，審美的にも優れているのが望ましいところです．さらに，骨移植，腱再建，腱移行，腱剥離術などの二次手術を行う必要がある部位には植皮術は好ましくなく，皮弁術が必要です．

## 術後のリハビリテーション

　上肢外傷の機能獲得は，まずは適切な再建術を施行することに始まります．さらにリハビリテーションをいかに早く，そして効果的に始めるかにかかっています．リハビリテーションが進んだ後に，腱剥離，関節授動，腱移行，神経移植などのさらなる再建術が必要か否かを外来診療で判断します．

　再建外科医がどんなに工夫を凝らして再建をしても，リハビリテーションによって成就しなければ，治療は完成しません．患者のリハビリテーションに対するモチベーションは，治療経過に大きな影響を与えます．必要に応じて精神的サポートを導入し，リハビリテーションが速やかに遂行されるように気を配りましょう．

### 文　献

1) Moed BR, et al: Immediate internal fixation of open fractures of the diaphysis of the forearm. J Bone Joint Surg Am **68**: 1008-1017, 1986
2) Graham B, et al: Major replantation versus revision amputation and prosthetic fitting in the upper extremity: a late functional outcomes study. J Hand Surg Am **23**: 783-791, 1998
3) Axelrod TS, Buchler U: Severe complex injuries to the upper extremity: revascularization and replantation. J Hand Surg Am **16**: 574-584, 1991

## BASIC POINT 19 皮弁術の管理

### 非専門家編

#### 皮弁術が成功するということは，重度四肢外傷治療の根幹です

　この章を読んでいる医師は，これからこの分野でやっていこうとしている若手医師でしょう．この皮弁なるもの，とくに遊離皮弁や遊離組織移植術が成功するか否かは，治療そのものの運命を分ける「重大な事項」です．自らの技術が稚拙であるがために生じる不成功は絶対に招いてはなりません．成功するためには修練と心構えが必要であり，間違っても「今回はうまくいかなかったけれども，次は何とかガンバロー」などというような考えではいけません．安易な取り組みは犯罪行為に等しいと考えましょう．そのことを強く心に留めて，心してこの領域に踏み込んでほしいと思います．

#### 成功するためには，長い長い修行が必要です

　皮弁そのものを学ぶ以前の問題として，「外傷整形外科の基礎」を習得しておかなければなりません．外傷整形外科を知らずして皮弁に取り組むことは本筋ではありません．「外傷整形外科」を学ぶ拠り所として最も信頼度の高いものはAOの教科書であり，AO教育コースです．医師年齢の早い段階でAO Traumaの会員になり外傷整形外科の勉強を続けましょう．

　そして外傷整形外科の基礎が出来上がった後に，皮弁に取り組みます．また，皮弁手術の実際を学ぶ前には，「皮弁の知識」と「血管吻合の技術」が備わっていることが必要です．外傷の皮弁はとても安全域の狭いものです．基礎の上に積み上げて，ようやく成功に至ります．皮弁の知識を獲得するには世の中には良い書籍がたくさんあります．通読しておきましょう．

　皮弁の知識に加えて，血管吻合の技術を徹底的に磨き上げます．現在「卓上顕微鏡」と「練習用キット」が簡単に手に入り，自宅で練習することもできます．顕微鏡の下で自由自在に手が動くようになるまで，徹底的に練習しましょう．これは必須事項です．自主練習ができない医師はこの世界に向いていません．

　1 mmの血管が自由に縫えるようになったら，その次は手外科医として指切断の再接合術を手がけます．切断指再接合術は解剖学的修復を行うもので，マイクロサージャリーの基本であり王道です．この切断指再接合術を手がけずに外傷皮弁に携わることは禁忌であると思います．

　切断指の再接合術が無難にこなせるようになったら，いよいよ皮弁手術を手がけることが許されるようになります．個々の皮弁の手

法をアトラスや動画などで学びます．皮弁にはたくさんの種類がありますが，そのすべてを習得しなければならないわけではありません．「1つの皮弁の挙上を極めれば，文献の渉猟でどのような皮弁でも挙上可能になる」とは元・奈良医科大学救急部の稲田有史先生の言葉ですが，まさしくそう思います．

　ここまでくると，「外傷再建外科医」の卵といって良いでしょう．後は一期一会で症例に取り組んでいきます．皆さんが関わるすべての外傷皮弁において，一度たりとも失敗は許されません．その覚悟を持って取り組んでいきましょう．最初からほとんど失敗をしない人がいますが，それには理由があります．それは危機管理能力に優れているのです．「なぜうまくいかないのか」「どのようなときにうまくいかないのか」それを本能的に感じ取れる人がいます．しかし，みんながそうであるとは限りませんし，後天的に習得することも十分に可能です．そのためにこの本があるのです．それでは，危機管理の方法を学びましょう．

## 手術前にも心構えというものがあります

　術者でなくとも，外傷皮弁の際には常に術者の心持ちで取り組むことが必要です．手術前の準備はしすぎることはなく，手術のあらゆる局面をシミュレーションしておきます．書物を読み，手技を一つひとつ書き留め，絵を描いていくと，目の前に手術の過程が浮かび上がります．手術の難易度は血管の状態，それもレシピエントの状態にかかっています．また，マイクロサージャリー手術の難易度は自らの能力の80％以内とすべきであり決してチャレンジしないことが重要です．

　さて，手術前夜は早めに就寝しましょう．明日は長時間の手術ですし，そのまま皮弁を見守り続けるために当直しなければなりません．体調を整えることが必要です．また，手術の当日と，その後2〜3日は予定を入れてはいけません．いつ異変が生じるか分からず，それを救えるのはあなたしかいないのです．

## 手術中のこと：手術は淡々と行います．困難な状況を助けるのは過去の経験だけです

　皮弁の挙上は一歩一歩，確実に進めていきます．血管剥離では一滴の血も流さないように心がけます．成功の決め手は吻合血管の健常性にあります．広く快適な術野で正常なドナー動脈と静脈，そしてレシピエント動脈と静脈が確保できれば，手術は成功したも同然です．失敗しない能力とは血管吻合の難易度を下げ簡単にすることができる能力です．

　ところが，ときとして予想もしない事態に陥るものです．血管のスパスムが取れない，幾度となく吻合部に血栓が生じる，血管の位置が悪く圧迫される，などです．これらが皆さんの前に降りかかってくると，どうにもならないような心持ちになります．この状況から自分を救ってくれるのは，過去の経験だけです．ですから，窮地を一人で抜け出す方法を会得するまで，自分一人でこの世界を歩くことは避けるべきなのです．

　さて，血管吻合が終了しました．皮弁には血行が流れています．このまま創を縫合し

帰室して良いでしょうか？この判断は皮弁成功の最終段階です．「大丈夫とは何か」を認識する力を身につけることが必要です．

### 手術後のこと

何とか手術が終了し帰室しました．以後は翌朝まで3時間ごとに見守り続けましょう．いつ何が生じるのか，そしてトラブルに対してどのように対処するのか，先輩の医師とともに見守り続けましょう．まさに「皮弁術後」の観察は初学者を成長させる格好の教育材料です．皮弁の状態を観察し，その顔色をうかがい，不機嫌な場合には直ちに対処する．その一つひとつの機会が外傷皮弁手術を成功に導いてくれるでしょう．

以上，初学者のために外傷皮弁手術が成功するためのポイントについて述べてきました．それでは専門家のためにさらに踏み込んだポイントを解説しましょう．

## 専門家編

### 有茎皮弁にも血行トラブルがあります．それを回避しましょう

有茎皮弁は挙上皮弁自体に損傷が波及している他に，血管疾患，喫煙，糖尿病（DM）などの既往症のある患者では部分壊死のトラブルを起こす危険性があります[1]．有茎皮弁の先端部は血行学的に最も不利な状況にありながら，その先端部が開放創被覆の最も重要な部位となっています．この先端部壊死の問題を解決するには，損傷部が余裕を持って被覆できるような術前のデザインが必要です．逆にいえば，余裕のないデザインでは有茎皮弁は成功しないといえます．

有茎皮弁には順行性と逆行性があり，それぞれに血行動態が異なります．順行性皮弁は生理学的血行のために比較的安定していますが，逆行性皮弁は静脈血の逆行性還流を余儀なくされるため，うっ血が生じます．皮弁部分壊死の要因には血行流入不足とうっ血の問題がありますが，それぞれの解決策について述べてみましょう．

### 有茎皮弁の動脈血流入不全の問題解決には surgical delay が有効です

動脈血流入不足の問題は，隣接動脈からの供給を受ける逆行性皮弁において生じやすいといえます．その原因は末梢での血管アーチ形成不良に加えて，アーチに損傷が及んでいる場合です．通常の手法として，皮弁を挙上した後に中枢側血管をクランプし，その後，駆血帯を解除し皮弁血行を確認します．その際に流入不足が認められた場合に最も有効な解決方法は surgical delay を選択することです．血管スパスムが原因の場合，いったん中枢血管クランプを解除し72時間ほど待機することでスパスムが解除されます[2,3]．

### 逆行性皮弁うっ血の問題解決には追加静脈吻合が最も有効です

静脈血うっ血の問題は逆行性皮弁で生じます．最も確実な解決方法は静脈吻合を追加することです[4]．これ以上の方法はないといって良いでしょう．術前に吻合する相手の静脈をエコーにて確認し，マーキングしておきます．しかしながら，末梢側で吻合可能な静脈をみつけることは容易ではないかもしれません．逆行性皮弁におけるうっ血は非

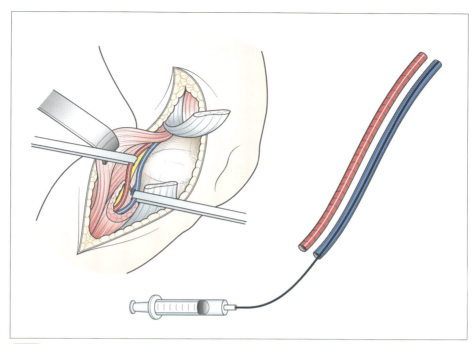

**図1** レシピエント静脈の健常性の確認

　レシピエント血管として後脛骨動静脈の近位部を展開．静脈切開時近位側からの逆血に乏しい場合，静脈切開部から硬膜外カテーテルを挿入していき，逆血が認められればレシピエント血管として使用できると判断する．

生理学的静脈還流の限界に加えて，静脈のねじれによる物理的還流障害も挙げられます．その場合も，皮弁を解剖学的位置に戻し 72 時間ほど待機することは有効です．

### 遊離皮弁術の血行トラブルを回避するには適切なレシピエント血管の設定が必須です

　遊離皮弁術の最大のトラブルは吻合血管閉塞による皮弁全壊死です．血管閉塞は単に吻合技術のトラブルではなく，あらゆる手術操作の結果です．それゆえ，この合併症は周到な計画と準備により最小限に食い止めることができると考えます．

　血行トラブルを防ぐ最大の要因は「手術手技を容易にすること」です．レシピエント血管が健常であり，ドナー血管との吻合を無理のない位置で施行することができれば，ほとんどトラブルは生じません．

　レシピエント血管は周囲組織に損傷が及んでいない，いわゆる zone of injury を避けた部位に求めます．それは周囲組織が柔らかく浮腫の認められない部位を展開することであり，術前にエコーなどで血管周囲の浮腫・線維化がないことを確認することも有効です．多少の浮腫があっても動脈の場合は展開が容易ですが，静脈は困難です[5]．

　動脈の健常性は断端からの噴出性出血で判断することができます．静脈の場合は断端からの逆血が認められればまず大丈夫であると判断できますが，弁の存在もあり判断が

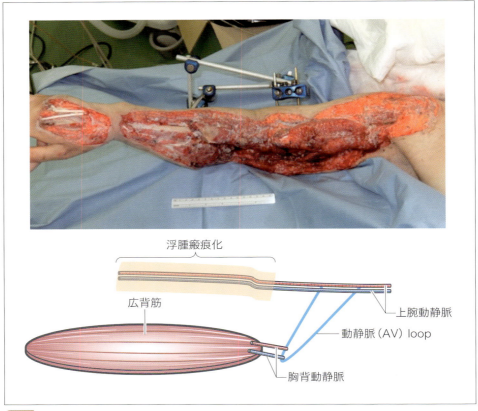

**図2** AV loop の使用例

　右前腕挫滅開放創に対して遊離広背筋移植を計画するも，肘関節周囲の血管は浮腫瘢痕化しておりレシピエント血管として使用不適当．そこで，炎症反応の及んでいない上腕動静脈近位部から AV loop を作成することとした．

　難しいこともあります．そういった場合は細いカテーテルを静脈断端から挿入していき逆血が認められれば吻合に適していると判断できます（**図1**）．また深部静脈血栓を呈している場合に逆血が認められないことがあります．その場合は表在静脈を選択することになりますが，表在静脈は損傷を受けていやすいものです．術前に造影 CT を施行し確認しておくと術中パニックに陥らずにすむことでしょう[6]．深部静脈血栓があり，さらに表在静脈に問題があれば，さらに近位側へレシピエント血管を求めなければなりませんが，その場合は長い静脈移植を要します．そういった場合には筆者は AV loop を多用することにしていますが，きわめて有効な方法であると考えます[7,8]（**図2**，**図3**）．

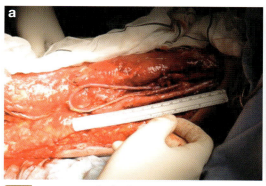
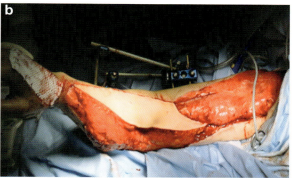

**図3　AV loop 作成手順**
a：上腕動静脈に AV loop 作成．
b：AV loop を末梢で切離し，それぞれレシピエント動静脈として使用し，広背筋を移植した．

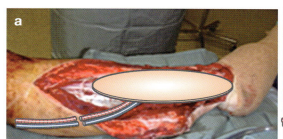
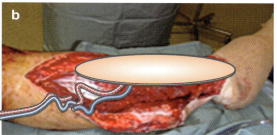

**図4　下腿開放骨折後の軟部組織欠損に遊離皮弁移植術施行**
a：レシピエント血管である後脛骨動静脈に吻合後，周囲皮膚創閉鎖．
b：創閉鎖後 30 分後に再開創．動静脈の蛇行が認められたため修正．

## 退室は遊離皮弁術における大きな判断です

　遊離皮弁術において血管吻合がうまくいくか否かは，四肢において「生きるか死ぬか」の問題に匹敵します．血行トラブルは絶対に避けなければなりません．血管吻合が不適切な場合には吻合の結果は1時間以内に生じます．そこで，血管吻合後に血管吻合部近傍の創閉鎖を先に施行し，その後に他部位の創閉鎖を行います．これは創閉鎖後の血管吻合部周囲の環境を早期に作るためです．そうして，十数分経過後に再度血管吻合部周囲を開創し，血行状態を確認します．動脈および静脈の血管吻合部での血流の速さ（patency test）を確認するとともに，血管の蛇行や周囲組織からの圧迫状態を確認します（図4）．すべての状態に問題がなければ，最終的創閉鎖を施行し終了となります．
　もしも，仮に patency test に疑念があれば，「再吻合」をためらってはいけません．patency 速度の低下は血栓形成の徴候であり早晩完全閉塞になります．100％の血流速度でなければ経過観察してはいけないことを強調したいと思います．また，血管の蛇行や周囲組織からの圧迫もすべて解除しなければなりません．とにかく，血管吻合部が完

全な状態でなければ手術を終了としてはいけません．

　血行吻合部が不安定な場合は，繰り返す吻合によって改善を待ちます．もし数回の吻合でも問題が生じる場合には，根本的に戦略を変更すべきです．すなわち吻合部を別な場所に設定し，静脈移植を選択することです．かなりの精神力と技術力が必要とされますが，これを乗り越えることができない限り一定の失敗を生んでしまいます．

## 帰室後の対応が成功率を上げます

　遊離皮弁の血行トラブルには緊急の対処が必要です．早期の再手術により，そのほとんどを救済できることは過去の報告でも述べられています[9-11]．血行トラブルは術後24時間以内，とくに12時間以内に生じることが多いので，遊離皮弁術後は必ず病院内に待機し，術者は再手術に備えなければなりません．ちなみに動脈トラブルは24時間以内，静脈トラブルは48時間以内に生じ，静脈トラブルは動脈の3倍多いとされています．

　再手術は緊急ですので，無駄な時間を許容しない姿勢が必要です．麻酔科の対応を待つことなく術者判断で再入室し，簡易麻酔のもとに手術を開始し，麻酔科医の到着を待つのが良いでしょう．最近，筆者らは術後12時間の除痛を保つために，術直後に患肢の神経ブロックを施行することにしています．こうすれば有事の際に直ちに手術室に入室することができます．

　血行トラブルが静脈性の場合，ドナー側の静脈には血栓が充満しているため，これを可能な限り除去しなければなりません．ドナー静脈から還流静脈血が噴出するまで血栓除去を繰り返し施行し，その後，静脈の再吻合を施行します．一方動脈性の場合，微小血管から静脈には血栓形成は生じていないため，動脈吻合を直ちに施行します．こういった血行トラブルが生じた際には，再吻合術後に近位動脈からヘパリンの持続投与（2,500〜5,000単位/24時間）を施行するようにしています．

　以上，皮弁術における危機管理について述べてきました．この章は「重度四肢外傷治療成功の最大の鍵」となります．幾度となく熟読していただきたいと思います．

## 文　献

1) Pollak AN, McCarthy ML, Burgess AR: Short-term wound complications after application of flaps for coverage of traumatic soft-tissue defects about the tibia. The Lower Extremity Assessment Project (LEAP) Study Group. J Bone Joint Surg Am **82**: 1681-1691, 2000
2) Ali F, Harunarashid H, Yugasmavanan K: Delayed reverse sural flap for cover of heel defect in a patient with associated vascular injury. A case report. Indian J Surg **75**: 148-149, 2013
3) Parrett BM, et al: Risk analysis for the reverse sural fasciocutaneous flap in distal leg reconstruction. Plast Reconstr Surg **123**: 1499-1504, 2009
4) Tan O, Atik B, Bekerecioglu M: Supercharged reverse-flow sural flap: a new modification increasing the reliability of the flap. Microsurgery **25**: 36-43, 2005
5) Acland RD: Refinements in lower extremity free flap surgery. Clin Plast Surg **17**: 733-744, 1990

6) Valerio I, et al: Known preoperative deep venous thrombosis and/or pulmonary embolus: to flap or not to flap the severely injured extremity? Plast Reconstr Surg **132**: 213-220, 2013
7) Pedro C: Cavadas, Arteriovenous vascular loops in free flap reconstruction of the extremities. Plast Reconstr Surg **121**: 514-520, 2008
8) Lin CH, et al: Sixty-five clinical cases of free tissue transfer using long arteriovenous fistulas or vein graft. J Trauma **56**: 1107-1117, 2004
9) Yajima H, et al: Vascular complications of vascularized composite tissue transfer: outcome and salvage techniques. Microsurg **14**: 473-478, 1993
10) Muramatsu K, et al: Vascular complication in free tissue transfer to the leg. Microsurgery **21**: 362-365, 2001
11) Rieck B, Mailänder P, Machens HG: Vascular complications after free tissue transfer. Microsurgery **16**: 400-403, 1995

---

**COFFEE BREAK　皮弁と添い寝をする**

　遊離皮弁術が他の手術とまったく異なるところは，長い時間をかけて積み上げてきたものがほんの少しの血栓形成で台無しになることです．どういったときにトラブルが起こるのかが分からなければ，危険を回避することはできません．逆に言えば，困難な状況に出会い，それを克服した体験があれば，それをもとにトラブルを避けることができます．ですから，遊離皮弁術は手術中も手術後もずっと寄り添い見守り続ける必要があります．

　トラブルが起こるとすれば，一体どういう状況なのか？　その危機をどうやって判断するのか？　それをどのようにリカバーするのか？　先輩医師が行う対処法をつぶさに見つめましょう．

　筆者はみなさんに，できるだけ多くの皮弁術の経過を自分の目で見続けてほしいと思っています．他の医師が施行した皮弁も見守る姿勢を持ってほしいのです．

**BASIC POINT**

**20**

## 骨再建のトラブルと対処

### 非専門家編

#### 憂鬱で忌まわしい深部感染症

　重度開放骨折治療において骨に生じる最大の合併症は第1に深部感染症，そして第2に変形と偽関節です．そのうち深部感染症は治療そのものを台無しにしてしまうほど，忌まわしいものです．

　fix and flap の原則に則り早期軟部組織再建を行い，その上で骨接合術を施行したとしても，深部感染の危険性は常に存在します．深部感染の原因は多岐に及びますが，それは①不十分なデブリドマン，②死腔や血腫の存在，③骨の不安定性，④不十分な軟部組織再建，そして⑤遅延した軟部組織再建などです．

　深部感染を未然に防ぐには，これらの要因を回避するように努めることですが，それは容易ではありません．

　どれほど予防対策を徹底したとしても，重度開放骨折の場合は，ある程度の発症率は仕方がありません．ですから大切なことは，いかに早く対応し事なきを得るかにあります．

#### 深部感染症に敏感に反応しましょう

　術後も常に深部感染の徴候を見落とさずに経過観察を続け，創部の腫脹や滲出液持続，体温の上昇，血液検査の異常に素早く対処する姿勢が重要です．

　希望的観測に基づく抗菌薬投与は通常は効を奏しません．深部感染症には早急に対応しなければ，最終結果に重大な影響を与えますので，常に早期対処が必要です．

　「外科医は自分の行った手術の好ましくない所見には過小評価する傾向にある」とよく言われています．ですから「より経験豊かな同僚に相談すべき」だということになるのでしょうが，重度四肢外傷を治療する再建外科医で「感染症に甘い医師」はこの世界でやっていくことはできないでしょう．

　さて，感染の疑いが認められた場合にどのように対処すべきでしょう？　筆者はまず局所の創部周囲を圧迫し，滲出液の性状を確認します．膿性の滲出液はすでにアウトです．しかし滲出液が認められなかったり，漿液性の場合があります．そういった場合にもさらなる検索が必要です．エコーにて深部のfluid貯留の有無を確認し穿刺を試みます．穿刺液の性状を見て判断し，そして細菌培養に提出します．もしも何も吸引できなかった場合には，経過観察し翌日に臨床判断を持ち越すのも止むを得ないでしょう．

　感染を疑い，再開創するか否か迷う場合もあると思います．判断にはかなりの経験が必要ですし，どれだけ経験しても常に迷い続け

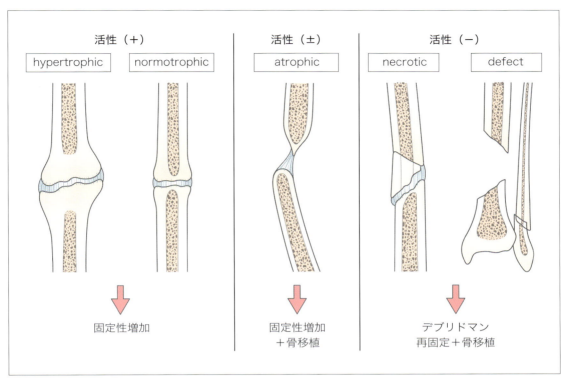

図1 偽関節の形態と治療法

るでしょう．そういった場合の行動基準は，「迷ったら再開創する」ということです．おそらく再開創すれば，その所見で診断は明らかになるでしょう．そして必ず複数箇所から「組織塊」を検体として採取します．

深部感染症治療の教訓は「必ずオーバートリアージする」ということを肝に銘じておきましょう．さて，デブリドマンおよびその後の具体的対処については専門家編に譲ることにしましょう．

### もう1つの問題：偽関節・骨変形・関節拘縮

骨再建のもう1つの問題は，陳旧性合併症である偽関節と骨変形です．偽関節の治療はほぼ定型化されており，もし深部感染を伴わなければ対処は困難ではありません．偽関節は大きく2つの要因によって生じます．1つは固定力不足であり，それはhypertrophic nonunionの形態をとります．この場合はプレート追加などで固定力を上げれば良いことになります．もう1つは血行不全や骨欠損などの骨形成素材が不足している場合です．atrophic nonunion や necrotic/defect といった偽関節形態をとり，自家骨移植などで活性を導入する必要があります．また necrotic/defect ですと骨移植の前に壊死組織を切除する必要があります．もちろん2つの要因が重なり合って生じることも多々ありますので，通常は両者への対応が必要です（図1）．

より大きな問題は，先にも触れました深部感染の合併です．萎縮性偽関節のように見えても，骨融解を伴う場合は遅発性深部感染が潜んでいることがあります．MRI，血沈，骨シンチグラフィなどで骨髄炎の可能性を検索し，疑いがあればまずはデブリドマンと病理検査，細菌培養検査を施行し，陽性所見が認められれば骨髄炎治療に移行します．

骨変形の治療は偽関節治療よりも難しく，それが関節内の変形の場合はすでに専門家の仕事です．

# 専門家編

## 予定洗浄するということ

重度四肢外傷は常に感染の危険性を伴うものです．その中でも，不十分なデブリドマンに加えて死腔や血腫の存在，さらに不十分で遅延した軟部組織再建は感染率を上昇させます．そのことはすでに述べました．しかしながら，こういったことは，重症であればあるほど起こりうることです．

そこで筆者は，危険性が高いと判断した場合には，fix and flap 後に計画的に洗浄処置をするようにしています．明確な基準はまだないのですが，迷った場合には積極的に再建術後の再開創，洗浄，そして追加デブリドマンを施行します．これを「予定洗浄」と呼んでいます．

施行時期は開放骨折の 2nd look コンセプトと同様で，皮弁術施行の 24 〜 48 時間後にまず施行し，必要に応じて繰り返します．この「予定洗浄」の効果は不明ですが，理論的には有効であり，歴史がその結果を教えてくれると考えています．

## 深部感染症を治療する

### 1 創部からの滲出液持続には再開創を！

創部から滲出液が持続することがあると思いますが，それは死腔管理の失敗による血腫形成が根本にあります．血腫の大きさや性状をエコーで検索します．抗菌薬投与による解決は，おそらくは 2 〜 3 日が限度であり，早期の外科的介入が治療の基本です．遅れると血腫感染を生じますので，積極的再開創を心がけたいところです．

このように術創感染の疑いがある場合，それが浅層感染か深部感染かを区別することは科学的には困難です．手術による感染は深部感染だと考えるのが妥当です．抗菌薬による保存的治療は，軽度のものであれば一時的に沈静化するかも知れませんが，後に骨融解などを生じて後手に回ります．そして経過観察された深部感染の治療には多大な労力を要します．繰り返しますが，何よりも外科的介入が大原則であることを強調します．

### 2 デブリドマンとインプラント抜去の問題

デブリドマンの考えは開放骨折の初期治療と同じです．すなわち，汚染された血行不良な組織を切除することです．その際に，インプラントを抜去するかどうかは大きな問題です．感染症の鎮静化には骨の安定化は必須ですので，インプラントを抜去した際には必ず創外固定が必要となります．

**表1** MRSA感染に対する抗菌薬投与方法

| 第1段階<br>(2週間以内) | 第1選択：LZD＋RFP |
| --- | --- |
| | 第2選択：LZD＋ST or TEIC＋RFP |
| 第2段階<br>(6〜8週間) | 第1選択：ST＋RFP |
| | 第2選択：MINO＋RFP |

LZD：ザイボックス®, ST：バクタ®, TEIC：タゴシッド®, RFP：リファジン®, MINO：ミノマイシン®

　インプラント抜去についてはいくつかの指標がありますが，その1つは糖尿病，血管疾患，アルコール依存，喫煙などの背景があればインプラントを抜去し，健常者は留置するというものです[1]．また，インプラントの安定性も重要な要因であり，安定しているものは留置し，不安定であれば抜去するというのは一般的に認められていることです[2]．

　近年よく用いられているlocking plateは骨とインプラントの間に間隙がありますが，同部位に感染性肉芽が存在していることがあります．筆者はデブリドマンを十分に施行するためにインプラントをいったん抜去し，デブリドマン終了後に再度留置する経験を有しており，有効であると考えています．

　さて，髄内釘の感染は，横止め部位より挿入部からの感染がより重篤です．早期であれば，髄内釘の抜去，リーミング，再挿入，抗菌薬で解決するかもしれません．しかし，時間が経過すれば抜去の上で創外固定，あるいは抗菌薬セメント髄内釘による解決が必要となります．

### ❸ 抗菌薬投与の方法

　抗菌薬の投与にも注意を払いたいところです．まずは広域スペクトルの抗菌薬で開始し，検体採取，細菌培養にて感受性抗菌薬に変えていくのが妥当な手法です．

　近年，術後感染の多くはメチシリン耐性黄色ブドウ球菌（MRSA）であり，治療薬選択に際して，組織移行性，組織内濃度，感受性を重視した方法が望まれます．そこで筆者は，初期の2週間は組織移行性によりリネゾリド（LZD，ザイボックス®），テイコプラニン（TEIC，タゴシッド®），ダプトマイシン（DAP，キュビシン®）を投与し，今まで用いられてきたバンコマイシン塩酸塩（VCM，塩酸バンコマイシン®）やアルベカシン硫酸塩（ABK，ハベカシン®）は避けています．また2週間以降は経口抗菌薬としてST合剤（バクタ®），リファンピシン（RFP，リファジン®），レボフロキサシン水和物（LVFX，クラビット®）を使用するようにしています（**表1**）．

　投与期間についてはインプラントを抜去した場合には8週間（2週静注＋6週経口），インプラントを留置してある場合には3ヵ月間（2週静注＋2.5ヵ月経口）を基準にしています[3]．

　抗菌薬含有セメントの局所投与は，高濃度の抗菌薬曝露とセメントによる死腔管理の観点からきわめて有効な手法です[4]．セメントの形態にもビーズと塊がありますが，筆者はMasquelet法に準じてセメント塊を好んでいます[5]．

### 骨髄炎の治療は掻爬と軟部組織再建，骨再建の3つから成り立ちます

　さて，不幸にして急性期感染がコントロールできずに骨髄炎となってしまった場合の治療について考えてみましょう．骨髄炎は治療に難渋する難しい病態です．治療の原則は病巣部位の掻爬と健常な軟部組織による病巣部被覆です．しかし病巣を徹底的に掻爬することは，組織欠損を拡大化させ再建を困難にします．そして逆に再建の困難さが病巣掻爬の程度を不十分にします．言い換えれば，再建の手法に困難さがなければ骨髄炎の治療は難しくないといえるでしょう．

　病巣の完全掻爬が原則であり，どのような組織欠損となってもためらわず掻爬を行うことを前提とします．そして，その欠損の大きさによって治療方法が変わっていきます．

　まず軟部組織欠損は皮弁術によって再建するのですが，重度四肢外傷に対する fix and flap 後の骨髄炎ではすでに軟部組織は再建されています．ですから，掻爬によって生じた骨欠損治療を考えることになります．骨欠損治療には血管柄付き骨移植術や仮骨延長術，Masquelet 法の3通りが存在します．骨欠損が部分骨欠損である場合には Masquelet 法を選択し，分節状の骨欠損が6 cm 程度以下であれば仮骨延長術を選択します．そして分節状の骨欠損が6 cm 以上であれば血管柄付き骨移植術を選択するのが今のところの方針です．

### 変形の治療

　早期のアライメント不良は，骨接合そのものが不適切であることを意味します．重度四肢外傷においては軟部組織の損傷が強いため骨接合術が不十分になりがちです．しかし，四肢外傷における治療対象は骨関節であり，腱であり，神経です．軟部組織はその治療を保証する被覆に過ぎないと考えるべきです．骨アライメントは完全になるように，可能な限り再手術を検討します．

　仮に骨折部が変形治癒した場合には，Ilizarov 創外固定器によって骨切りと緩徐矯正を施行します[6]．同方法はきわめて有効な方法ですが，近年は Taylor spatial frame によって矯正手術がさらに容易になってきています[7]．

　関節部の変形はほぼ不可逆的です．関節内骨折の再建は受傷早期にしか施行できず，軟部組織不良のために治療が遅れると，その後の再建は非常に困難です．完成された関節内変形を治療しようとすると，詳細な三次元 CT のもとに骨切りをデザインし施行しなければなりませんが，非現実的です．このような事態に陥らないようにするには，軟部組織の状態に合わせて骨接合術を行うのではなく，骨接合術に合わせて軟部組織再建を行うようにパラダイムをシフトしていくことだと考えています．

## 文　献

1) Hofmann GO, Bär T, Bühren V: The osteosynthesis implant and early postoperative infection: healing with or without removal of the material? Chirurg **68**: 1175-1180, 1997
2) Widmer AF: New developments in diagnosis and treatment of infection in orthopedic implants. Clin Infect Dis **33** (Suppl 2): S94-S106, 2001
3) Swiontkowski MF, et al: A comparison of short- and long-term intravenous antibiotic therapy in the postoperative management of adult osteomyelitis. J Bone Joint Surg Br **81**: 1046-1050, 1999
4) Hake ME, et al: Local antibiotic therapy strategies in orthopaedic trauma: practical tips and tricks and review of the literature. Injury **46**: 1447-1456, 2015
5) Giannoudis PV, et al: Masquelet technique for the treatment of bone defects: tips-tricks and future directions. Injury **42**: 591-598, 2011
6) Sabharwal S, et al: What's new in limb lengthening and deformity correction. J Bone Joint Surg Am **93**: 213-221, 2011
7) Alexis F, Herzenberg JE, Nelson SC: Deformity correction in Haiti with the Taylor Spatial Frame. Orthop Clin North Am **46**: 9-19, 2015

---

**COFFEE BREAK　四肢外傷再建専門施設を作る難しさ**

　重度四肢外傷が滞りなく治療され，また将来の医師を育成するには「四肢外傷再建専門施設」が必要ですが，それを作ることは至難の技です．実のところ「専門施設」には様々な要件がありますが，垣根が高いのは次の3つです．

　まず第1に次世代を教育できる外傷再建外科医の存在です．唯我独尊の再建外科医ではダメでしょうね．第2に専用手術室が3～4室あることです．他の手術の影響を受けずにいつでも入室できなければなりません．そして第3に年間30例以上の重度四肢外傷症例が集まることです．

　筆者は10年前から専門施設構築を目指してやっていますが，難しいんですね，これが．

# BASIC POINT 21 切断を考えるとき

## 非専門家編

### 重度開放骨折は潜在的に切断に至る損傷です

　Gustilo 分類 type Ⅰ，Ⅱ，ⅢA といった非重症 grade では切断に至ることは基本的にありません．しかし type ⅢB やⅢC といった重症になりますと，治療の成否によっては切断の危機にあるといえます．

　通常，type ⅢB の一次切断率は数％以下です．よほどの挫滅や汚染がない限り，その日に切断しようという外科医はいないでしょう．しかし，治療経過中の二次切断は一次切断の倍以上になります．過去，Gustilo 分類を提唱した Gustilo がその切断率を type ⅢB は 16％，そしてⅢC は 42％と報告しました[1]が，これは近代的再建術（fix and flap：骨再建と軟部組織再建をほぼ同時に行う）が行われなかった時代のものです．すなわち，重度開放骨折は「高度で計画的な治療をしない限り切断に至ってしまう」ということを認識しましょう．

### 一次切断の基準として Lange の基準があります

　さて，数少ない一次切断の適応を考えてみたいと思います．これは再建自体が生命に関わる，あるいは再建が非常に難しい場合が相当します．最も有名なのは Lange の基準（**表1**）です[2]．Lange による絶対的一次切断の基準は「6時間以上の温阻血」と「修復不能な脛骨神経断裂」とされています．しかし，これは解釈が難しいのが実際です．温阻血時間4時間で手術室に入ったとしても，血行再建に手間取り，8時間を越えてしまったとしたらどうしますか？ また「脛骨神経が修復不能？」であることはどうやって判断すれば良いでしょう？ それに骨関節が温存され脛骨神経だけが挫滅されている損傷があったとした場合に切断を選択するでしょうか？

**表1** Lange の基準

| 切断の絶対的適応 |
|---|
| 1．6時間を越える温阻血 |
| 2．再建できない脛骨神経完全断裂 |
| 切断の相対的適応 |
| 1．重度多発外傷 |
| 2．同側足部挫滅 |
| 3．機能回復に長期を要する |

[Lange RH: Clin Orthop Relat Res **243**: 92-99, 1989 より引用]

表2 Mangled Extremity Severity Score (MESS)

| カテゴリー | ポイント |
|---|---|
| A 骨軟部組織損傷 | |
| 低エネルギー損傷（刺傷，単純骨折，低速銃創） | 1 |
| 中エネルギー損傷（開放骨折，粉砕骨折，脱臼骨折） | 2 |
| 高エネルギー損傷（高速銃創，挫滅） | 3 |
| 超高エネルギー損傷（高度汚染，軟部組織剝脱） | 4 |
| B 阻血 | |
| 脈拍減弱あるいは消失・血行良好 | 1* |
| 脈拍消失，異常知覚，血行不良 | 2* |
| 冷感，麻痺，無知覚 | 3* |
| C ショック | |
| 収縮期血圧＞90 mmHg | 0 |
| 一過性の低血圧 | 1 |
| 持続する低血圧 | 2 |
| D 年齢 | |
| ＜30歳 | 0 |
| 30〜50歳 | 1 |
| ＞50歳 | 2 |

*阻血時間＞6時間で点数を2倍．
7点以上は切断の適応（Helfet DL, et al: Clin Orthop Relat Res 256: 80-86, 1990).

[Johansen K, et al: J Trauma 30: 568-573, 1990より引用]

　さらに，相対的適応になると非常に幅広くなります．「重度の多発外傷」，「同側足部損傷の合併」そして「機能回復に長期を要する場合」とされていますが，絶対的適応よりもさらに判断が難しい事項です．

　また，高齢者の場合ですと，事情がより複雑になります．骨折型が単純で，Gustilo分類type ⅢAの開放骨折と思われる場合でも，高齢者では軟部組織の剝脱が生じやすく，その場合は治療が難しくなるのです．

### 切断の客観的指標は慎重に用いるべきです

　切断の判断は非常に難しいことを述べてきました．そこで，客観的な基準が求められるわけです．その中で最も有名なものはMangled Extremity Severity Score (MESS)（**表2**）[3]ですが，偽陽性率（本来は温存できるのに切断の適応と出てしまう）が高く，参考にしかならないというのが現実的なところです．

　いずれにしても，この高度な決定には外科医の経験が必要であり，それを伝えるのがこの本の役割でもあります．切断か否かの正しい判断ができるようになった際には，あなたは専門家であるといえましょう．

専門家編

## 切断の客観的指標は意思決定の参考所見でしかありません

　患肢切断の意思決定は難しいと述べました．MESS（Mangled Extremity Severity Score）に代表される客観的指標は，LSI（Limb Salvage Index），HFS（Hannover Fracture Scale），GHOISS（Ganga hospital open injury severity score）などたくさんの指標があります．しかし，どのような指標によっても切断を決めることはできませんでした．

　マイクロサージャリーやIlizarov法などの温存技術の進歩は，数年前なら切断していた患肢の温存を可能にしました．すなわち，この技術の両者を持たざる者は温存か切断かの意思決定は厳密には不可能であるのです．

　益の少ない患肢温存は身体的・精神的な負担を強いることになります．切断はそれを解決しますが，切断という代償を払わなければなりません．合理的な手続きで機能的な下肢が温存されるのであれば，すべての患者は温存を希望することでしょう．また，最近のエビデンスによりますと，切断は再接着よりも医療経済的にも高価であり，より低レベルの生活を強いられています．そして，救肢し得たすべての患者は早期・晩期ともに切断を望んでいない事実があります[1]．

　理想的な患肢温存が「標準的」である時代の到来は，現場の外科医に大きなジレンマを与えることでしょう．現在，初回搬送施設で温存を完遂する時代は終わりを告げ，専門的施設に搬送し，論理的判断に基づき，治療法が決められ遂行される時代になったのです．

## 患肢温存か切断かの決定は，十分なデブリドマンができるか否かに依存しています

　挫滅が軽度な損傷のデブリドマンは難しくありませんが，高度な損傷のデブリドマンは非常に難しいところです．その理由は，損傷が高度である場合にデブリドマンを行うことで組織欠損範囲が広大となり，再建が非常に難しくなることへの「恐れ」が生じるためです．

　しかし筆者は，挫滅組織が残存することにより二次感染が惹起され，さらに組織壊死範囲が拡大し，再建どころではなくなる事例を経験してきました．結局のところ，どんなに組織損傷がひどくとも，合理的なデブリドマンができない医師と施設には，その後の再建を完遂することは絶対にできません．

## 筋体損傷の程度は切断の大きな指標となります

　デブリドマンを施行しなければならない組織には，皮膚，皮下組織，筋体，腱，骨などがありますが，この中で最も適切なデブリドマンが重要なのは筋体です．皮膚や骨などは，例えデブリドマンが不十分であったとしても二次感染などを起こす危険性は高くありません．一方，筋体のデブリドマンが不足していた場合，壊死筋体は容易に二次感

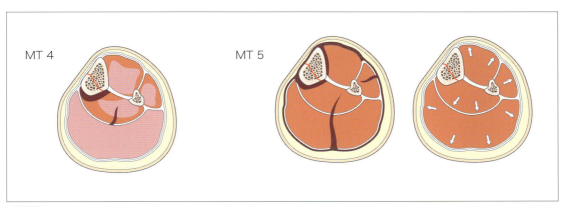

**図1** AOの筋体損傷分類におけるMT 4/5

後方コンパートメントを含めた複数コンパートメント損傷であるMT 4やMT 5は，初期段階でコンパートメント切除がなされなければ患肢温存は難しい．

染を起こします．

筋体がどれだけ損傷され，どれだけ残存するかがその後の再建の困難さを規定します．例えば前方・外方コンパートメントの筋体損傷だけですと，軟部組織再建は容易です．しかし後方コンパートメントを含めた複数コンパートメントが損傷された場合は非常に困難です．AOの軟部組織分類で，複数のコンパートメントが損傷されるMT 4やMT 5の場合に患肢が温存される条件は，初回のデブリドマン時に「ほぼコンパートメントごとの切除」が完遂され，生じた巨大な死腔形成に対して適切な組織移植術が行われた場合に限ります（図1）．

### 下腿全長の1/3以上の骨欠損は切断の大きな指標となります

脛骨の1/3以上の欠損は切断を考慮する要件となります．骨欠損治療には自家骨移植，人工骨移植，血管柄付き骨移植，骨移動術など様々な治療法があります．骨欠損治療はその大きさと形態に左右されますが，楔状骨欠損は大きくても骨移植での再建が容易です．また，周囲軟部組織状態や全身状態にも左右されます．骨欠損の場合，再建するか否かの指標には，回復にどの程度の時間を要するかがポイントになるのです．

例えば2 cm以上の骨欠損では，周囲の状況が良く健康であっても5ヵ月はかかります．骨移動による治療では，5 cmの骨欠損には7〜8ヵ月を要し，10〜15 cmの骨欠損では1年以上の治療期間を要します．血管柄付き骨移植術は治療期間が短いといわれていますが，外固定を外すまでには数ヵ月から1年を要します．

一般的に下腿全長の1/3の骨欠損があると再建に1年を要すると考えて良いでしょう．それに比較して，下腿切断だと5〜6ヵ月のリハビリテーションで社会復帰が可能になります．患者の社会復帰までの道筋を考慮して切断するか否かを決定するのが良いでしょう．

### 初期治療時の足底感覚脱出は切断の適応ではありません

初期治療時の足底感覚脱出は切断の適応とはなりません．脛骨神経のほとんどは有連続性であり50％は感覚の回復が認められます．しかし，もし脛骨神経が断裂していた場合，修復によってどの程度回復するのか予測は難しいところです．

#### 文 献

1) Gustilo RB, Mendoza RM, Williams DN: Problems in the management of type Ⅲ (severe) open fractures: a new classification of type Ⅲ open fractures. J Trauma **24**: 742-746, 1984
2) Lange RH: Limb reconstruction versus amputation decision making in massive lower extremity trauma. Clin Orthop Relat Res **243**: 92-99, 1989
3) Johansen K, et al: Objective criteria accurately predict amputation following lower extremity trauma. J Trauma **30**: 568-573, 1990
4) Soni A, et al: Gustilo ⅢC fractures in the lower limb: our 15-year experience. J Bone Joint Surg Br **94**: 698-703, 2012

---

**COFFEE BREAK　実力の80％で勝負する**

「挑戦」という言葉は勇ましくポジテイブに聞こえるかもしれません．でも，筆者は重度四肢外傷治療において，この「挑戦」という言葉が大嫌いです．手術治療に「挑戦」という言葉があるとするならば，百戦練磨の医師のみに許されるのではないかと思います．
自分に成功経験のない，あるいは成功の見通しの薄い手術を手掛けることなど許されることではありません．やって良い医療行為とは自分の実力の80％までであると肝に銘じましょう．

## BASIC POINT 22 切除断端形成のあり方

### 非専門家編

#### 断端形成は単純で容易な手術でしょうか？
#### 断端形成には3つの原則があります

　重度四肢外傷で止むを得ず断端形成を施行するとき，遵守すべき3つの原則があります．それは，第1に切除断端を頑丈な軟部組織で被覆すること，第2に安定した筋固定術を施行すること，そして第3に適切な神経の処置をすることです[1]．

##### 1 頑丈な軟部組織による被覆 "envelope"

　断端長は可及的に温存されるべきですが，脆弱な軟部組織による被覆は難治性潰瘍や遺残疼痛を発症するリスクがあります．とくに下肢の断端において圧迫力や剪断力がかかる部位には十分な配慮が必要です．したがって，骨断端の直上や荷重による義肢からの負荷がかかる部位には耐用性のある健常皮膚により被覆されていることが望まれます．

##### 2 安定した筋固定術 "myodesis"

　筋肉の生理的緊張を保持し，安定化することで断端筋肉の不全収縮や変位・snappingを予防します．また筋力のバランスを維持することで断端肢のコントロール不良や近位の関節拘縮も回避できます．とくに下肢においては歩行中に筋肉を機能的な状態にすることを可能にします．

##### 3 適切な神経の取り扱い "traction neurectomy"

　神経をできるだけ遠位に牽引し鋭的にメスで切断し，断端荷重部や血管から離れた部位に神経の断端が位置するように努めます．症候性断端神経腫は伸張・圧迫などの外力や血管拍動などの生理的刺激で発症し，義足の使用が制限されるので再手術を要します．ソケットや腓骨頭での圧迫による総腓骨神経麻痺や見逃されやすい腓腹神経麻痺はとくに注意が必要です．基本的には名前を有するすべての神経と肉眼で確認できる皮下神経に対してtraction neurectomyを施行します（図1）．

#### 断端形成施行には他にも注意点があります

　骨断端は斜めに切断し表面をできるだけ滑らかな性状にし，骨膜は可及的に温存します．これは症候性骨断端を予防するために大切なことです．さらに名前を有するすべての動脈と静脈を分離し，非吸収糸で結紮切離します．大腿動脈のように太い血管は二重結紮しておくことが望ましいところです．また，断端形成後に疼痛や潰瘍などの問題が生じていないかの定期診察を怠らないようにするのが大切です．

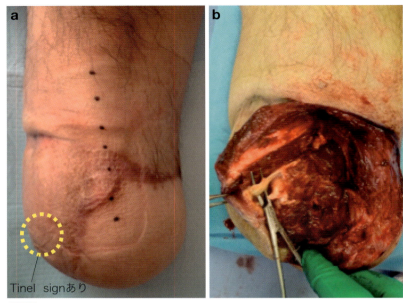

**図1** traction neurectomy 施行例
a：下腿切断端を前外側大腿皮弁により被覆したが，皮下神経の刺激症状に悩まされ義足の装着に難渋した．
b：再手術にて traction neurectomy を施行した．

　以上のように，断端形成術を施行するときには envelope だけではなく，確実な myodesis と traction neurectomy を達成できるかが重要であり，決して簡単な手技ではありません．

# 専門家編

## 断端形成と断端長をどう考えるか？
## 切除断端のあり方は断端長で決定されます

　切断術を施行するとき，切除断端の「質」に最も影響を与える因子の1つが断端長です．短断端を許容すれば生来の皮膚と筋肉を envelope として使用でき，"断端形成の3原則" は余裕をもって達成されるかもしれません．しかし，できるだけ断端長を確保しようとすると，"断端形成の3原則" において何らかの制約が加わる可能性があります．こうしたジレンマは「断端長確保」に大きな意義があるために生じます．

## 断端長確保の意義は関節機能を温存することにあります

　body image の観点では，断端長はできるだけ長い方が好ましいのはもちろんです．一方，機能的側面において「断端長を確保する」理由は，「関節機能を温存する」ことです．上肢ならば上腕切断より肘関節を温存する前腕切断を，下肢ならば大腿切断より膝関節を温存する下腿切断を選択するのが望ましいところです[1,2]．断端近位の関節

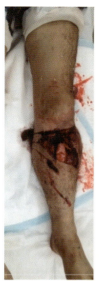 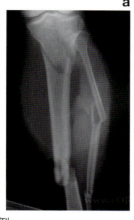 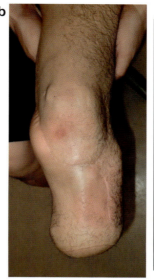 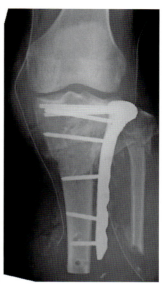

**図2** 下腿切断例
a：下腿の開放骨折で近位と骨幹部の2重骨折があり，また下腿遠位は阻血であり切断術を施行した．
b：断端近位（膝関節より遠位）に骨折がある場合は，骨接合を施行して関節を温存する．

を温存することは臨床成績向上に繋がりますので，断端近位（関節高位より遠位）に骨折がある場合は骨接合を施行してでも関節を温存する価値があるとされています[1]（図2）．

### 重度四肢外傷における断端形成の実際の治療戦略とは？

　受傷当日は血行良好な組織はすべて温存し，断端を一次閉創せずギロチン切断とします[1]．決して一次閉創のために血行良好な骨や筋肉をデブリドマンしてはなりません．もちろん，骨折があるからといって遠位骨片を切除したり，近位骨片を短くカットしてはいけません．受傷当日の切除断端面は wet dressing か陰圧閉鎖療法とし，切除断端に対する最良の断端形成を計画します．そして，近位の関節機能を温存することがベストであると判断した場合は，必要に応じて骨接合や皮弁術を施行することになります（図3）．
　関節機能を温存するために遊離皮弁術を施行すると，これによって機能予後における劇的な効果をもたらす可能性があります．しかしながら，皮弁による断端形成には負の側面があることを知っておかなくてはなりません[1,2]．
　まず皮弁の創治癒に時間がかかり，再手術の可能性があります．場合によっては血行障害により皮弁術自体が失敗する危険性もあるでしょう．また皮弁によって断端の形状が変化し，義肢の採型に苦労し費用がかかることもあります．そして以上のごとく治療過程が複雑になりリハビリテーションが遅延することにもなります．
　このような不利益を被りやすいのは，大きな荷重と早期運動が要求される下肢切断例です．下肢は義足を使用するときの直接的圧迫力と剪断力が大きいので，上肢切断端よ

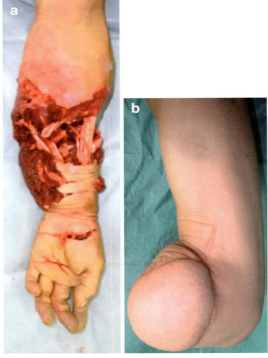

**図3** 皮弁術による肘関節温存例
a：前腕の再建不能な挫滅損傷．
b：肘関節を温存するために遊離皮弁術で被覆した．肘関節の自動可動性が確保され日常生活動作（ADL）に有用である．

りトラブルが多いことが予想されます．関節機能を温存すべく遊離皮弁まで施行し長さを確保したにも関わらず，経過不良にてリハビリテーションが遅延しては本末転倒となります．したがって下腿切断においては短断端でも膝関節を十分活用できることを念頭に置いて，皮弁の選択には慎重を期さなくてはならないともいえます．また上肢・下肢問わず形・大きさ・厚み・性状（強度）の観点でどの皮弁が適切かを十分に検討しなくてはなりません．

### 文　献

1) Scott LT, et al: Traumatic and trauma-related amputations: partⅠ: general principles and lower-extremity amputations. J Bone Joint Surg Am **92**: 2852-2868, 2010
2) Scott LT, et al: Traumatic and trauma-related amputations: partⅡ: upper-extremity and future directions. J Bone Joint Surg Am **92**: 2934-2945, 2010

BASIC POINT

23

非専門家編

小児の重度開放骨折

## 小児開放骨折の特徴

　小児は年齢が低ければ低いほど，厚く血流が豊かな骨膜に四肢骨が覆われています．そのため骨折部は安定しやすく，骨折は治癒しやすいといわれています．それに加えて関節拘縮が生じづらいために，強固な固定法は不要でありギプス固定などの外固定が選択されることが多いのが特徴です．しかし一方では骨成長を司る骨端線が存在するために，骨接合術においては，骨端線に大きな注意を払わなくてはなりません（図1）．

　軟部組織欠損に対してはどうでしょうか．旺盛な肉芽増生能力によって，多くの症例は植皮術で対応できるのでしょうか？「小児には皮弁術はほとんど必要がない」とは，あるAO Facultyの発言です．おそらく，同様の印象を抱いている臨床医も多いことでしょう．確かに肉芽形成能力は高いかもしれません．しかし，活性のない組織の上にまで肉芽が形成されるわけではありません．Gustilo分類type ⅢBの開放骨折において過度な期待は禁物であると考えます．

　また，小児の四肢開放骨折が成人と異なる点として，豊富な血行のためと考えられる感染率の低さがあります．Stewartらの検討によるとGustilo分類type Ⅰで2％，Ⅱで3％，Ⅲで8％と成人に比べて低値であると述べられています[1]．

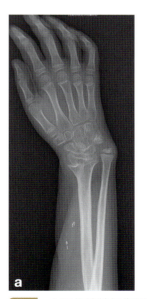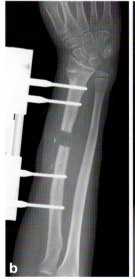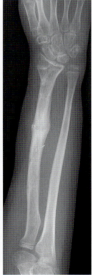

**図1** 小児骨端線損傷例
　a：前腕の開放骨折で橈骨遠位骨端線損傷のため早期閉鎖が認められた．
　b：骨延長術により骨長差を矯正した．

## 救急処置室での診断と処置について

怪我をして怯えている小児の問診は，正確には聴取できません．また低年齢や外傷の程度が高度になるに従い，神経学的所見を取ることが難しくなります．わずかな自動可動性に注目し，神経損傷や腱損傷の有無と局在を判断し記録しておくことが必要です．また，診察に際して親の協力を得ることは必須事項です．

損傷末梢部の血行状態評価は成人と同様に，皮膚色調と主要動脈の拍動，毛細血管再充満時間などで行います．小児は側副血行路に富んでいますので，脈拍が消失しているにも関わらず皮膚の色調が良好な「pulseless pink」という状態になるので注意しましょう．動脈損傷が疑わしい場合にはエコーによる血行状態評価が有用です．成人では血管損傷評価に造影CTを汎用しますが，小児の場合は鎮静を必要としますのでエコーの方が操作性は高いと考えます．

外傷の局所処置法については成人の場合と何ら変わるところがありません．

## 長期的な問題

小児の重度四肢外傷において，成人と同様かそれ以上に精神医学的問題が生じています．Levy[2]らは，小児下腿開放骨折18例の長期観察において，平均4.1ヵ月の休学が必要であり，6例は留年していたと報告しています．さらに7例に跛行が残り，骨癒合後も5例に慢性疼痛が残存し，4例は受傷時の悪夢に悩まされていたと述べています．重度四肢外傷であればあるほど，早期の精神医学的介入が後の精神的回復に必要です．

# 専門家編

## 初期緊急手術について

小児には旺盛な治癒能力があるため，開放骨折におけるデブリドマンの手法が成人と若干異なります．Stewartら[1]によりますと，初回手術においては，活性の疑わしい組織はデブリドマンせずに残し，2回目のデブリドマン時の判断に委ねることを推奨しています．

骨のデブリドマンに関しては，成人では軟部組織から完全に剝脱した遊離骨片は摘出するのが常識ですが，小児例では温存可能であるとされ治癒が見込めます．さらに小児では血流が旺盛な骨膜の存在により，例え骨欠損があっても治癒する可能性もあります．

## 骨再建について：それほど強固な固定は必要ありませんが，損傷が重篤になるに従い，より強固な固定が望まれます

成人例と異なり，小児例では骨折部の強固な固定は必ずしも必要ではありません．経皮的Kirschner鋼線による「クロスピンニング固定」は，小児例において前腕遠位，大腿遠位，脛骨遠位といった骨幹端部骨折によく使用され，十分な強度をもたらします．また，先端にねじのないKirschner鋼線であれば，骨端線を貫いても，成長障害を生じないことが動物実験でも臨床上でも証明されています[3]．

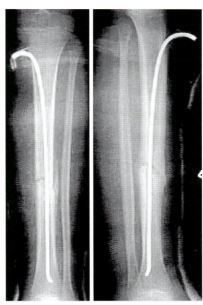

**図2** 髄内釘とキャストによる固定
多くの症例で十分な強度を得られる．

　Kirschner鋼線による「髄内固定」は，開放骨折であっても粉砕が顕著でなければ，前腕・大腿・下腿の骨幹へ利用され，十分な固定力をもたらすことが可能です．創外固定と比較して，整容的にも良い結果がもたらされますし，家族や患者への生活指導も楽です（図2）．

　Cullenら[3]は，83例の小児下腿骨幹部開放骨折の固定方法について報告しています．32例はキャスト単独固定，40例には経皮的クロスピンニング固定にキャスト固定を併用，9例は創外固定，2例にその他の固定を施行しました．その結果，遷延癒合が23％，mal-union（角状変形10°以上）が10％であり，経皮的ピンニングやキャスト固定は遷延癒合や変形治癒の危険因子とされています．そのため髄内弾性鋼線（flexible rod）を使った髄内釘の使用例が増えてきていると考察しています．

　以上のように，小児骨折の多くの例で，Kirschner鋼線によるクロスピンニングや髄内鋼線固定で治療可能です．しかし，軟部組織損傷がひどくなれば，骨癒合までの期間を要します．長期の外固定は関節拘縮を惹起することでしょう．そこで，軟部組織の重篤な損傷を伴う場合には，通常よりも骨折部を強固に固定することが必要になってくるでしょう．

　また小児例では，相当に骨欠損が存在した場合を除けば骨移植を要することはまれです．例え骨欠損が存在しても骨膜が温存されてさえいれば，相当量の骨形成を期待することができると考えられています．

### 軟部組織再建の考え方はほぼ成人と同様です

　持続陰圧閉鎖療法（NPWT）は，成人と同様に小児の開放骨折においても安全に用いることができます[4]．開放骨折の初回デブリドマン後の大きな開放創や重篤な軟部組織損傷，例えばアスファルト損傷による足関節部損傷というような露出した腱や骨に対してNPWTは非常に有効です．

　小児においてはNPWT施行によって驚くほどの肉芽増生が認められ，植皮術での治療が可能な印象を持つ事例も多いかもしれません．しかしGustilo分類type ⅢBの開放骨折において過度な期待は禁物です．骨折部や関節部，腱鞘の破綻した腱領域における広範囲軟部組織損傷は，早期皮弁による再建が考慮されるべきです．皮弁での軟部組織再建が遅延すると，小児例においても感染や軟部組織に関する合併症が増加することが報告されています[1,3]．「重度四肢開放骨折における軟部組織修復の原則は成人とほぼ同様」であることを強調したいと思います．

#### 文　献

1) Stewart DG Jr, et al: Open fractures in children. Principles of evaluation and management. J Bone Joint Surg Am **87**: 2784–2798, 2005
2) Levy AS, et al: The orthopedic and social outcome of open tibia fractures in children. Orthopedics **20**: 593–598, 1997
3) Cullen MC, et al: Open fracture of the tibia in children. J Bone Joint Surg Am **78**: 1039–1047, 1996
4) Webb LX: New techniques in wound management: vacuum-assisted wound closure. J Am Acad Orthop Surg **10**: 303–311, 2002

---

**COFFEE BREAK　わが師，薄井正道先生**

　人生にもしもはありませんが，もしも札幌医科大学の整形外科で薄井正道先生にマイクロサージャリーを教わっていなければ，重度四肢外傷の世界に入り込むことはなかったでしょうし，この書籍を編むこともなかったでしょう．

　先生には知識・手技をはじめとして様々なことを教えていただきましたが，筆者が学んだ最も重要なことは，「成功するための姿勢」です．

　ある日，大腿骨近位部骨肉腫の切除・再建手術がありました．腫瘍切除と人工関節による再建にかなりの時間を要し，術者の薄井先生も他のスタッフも大変疲れていました．人工関節が設置され皮膚が閉鎖されれば終了です．しかし，閉創すべき皮膚はやや緊張気味です．もし創部の破綻が起きれば人工関節は露出し感染を惹起してしまいます．皮弁術を追加施行すべきか否かを，薄井先生は数分ほど思案していました．スタッフは固唾をのんで見守っていましたが，先生はいきなり「メス！」という言葉を発し，広背筋の採取に取り掛かりました．最も疲れているのは術者である薄井先生です．その決断力に筆者は驚きました．

　それ以来筆者は，マイクロサージャリーの手術で決断を迫られる様々な場面において，失敗に陥らないように，一切の妥協を避けるように肝に銘じてきました．筆者の最も大切な財産の1つです．

## BASIC POINT 24 治療システムのあり方

### 非専門家編

#### 重度四肢外傷には治療システムが必要です

　重度四肢外傷治療は外傷整形外科の知識と技術だけでは対応できず，救急医療，血管治療，そして形成外科的軟部組織再建の知識と技術が必要です．複数科にまたがるこのような治療は，通常は集学的治療が必要だと考えられています．そして，このように複雑な治療は，どの施設でもできるものではないため，特定の施設に搬送されることになります．

　その特定の施設とは，日本においては「救命救急センター」のことです．事実，多くの重度四肢外傷患者は「救命救急センター」に搬送されています．しかしながら，「救命救急センター」は救急医療の最後の砦といわれていますが，「重度四肢外傷の治療」が十分に行われることを意味しません．

　日本の救命救急センターの構造を考えてみますと，センターを構成する医師は「救急医」「外科医」「脳外科医」「整形外科医」「ICU医」などです．生命の危機を回避する超急性期の医療を得意としています．さらに「各科専門医」と称する医師が救命後の専門的治療を担っており，それで十分に可能であると考えられているかもしれません．しかし「重度四肢外傷の治療」はそれほど容易なものではありません．

　おそらくほとんどの救命救急センターにおいて，「整形外科担当の医師」が総合病院内の「形成外科」にコンサルトを行い，並診の形で治療を進めていくと考えます．しかしながら「重度四肢外傷治療」には時間的猶予はなく，また外傷に特化した戦略と技術が必要です．重度四肢外傷の治療が十分に可能な日本の救命救急センターはきわめてまれであるのが現実です．

#### 治療システムとはどういったものでしょう？

　「重度四肢外傷」に対応するには，通常の「整形外科医」や「形成外科医」では不十分であり，本当の意味での「専門家」が必要です．本当の意味での「外傷整形外科の専門家」と「外傷形成外科の専門家」が同じ職場で，同じ患者を，同じ目線で診療するとき，初めて集学的治療といえるでしょう．しかし，残念ながら日本の縦割りに近い医療体制ではその実現は難しく，現実的な対策は「重度四肢外傷治療を専門に扱うセンター」を構築し，重度四肢外傷に必要なすべての知識と技術を兼ね備えた医師，すなわち「四肢外傷再建外科医」を育成することにほかなりません．

## 転送する勇気が必要です

患者の治療は自分のキャリアアップの糧ではありません．職業的興味や些細な「医師のプライド」で行われるべき治療でもありません．患者の人生は一度きりであり，その傷病も一度きりです．そこには，「挑戦」などという言葉はふさわしくありません．

診療は医学である前に医業です．プロフェッショナルにふさわしい判断をする医療者であってほしいと思います．

## 専門家編

それでは，「専門治療施設」とはいかにあるべきでしょう？ そこで勤務する「重度四肢外傷再建外科医」とはどのような医師でしょうか？ また，どのように構築し，そして次世代医師を育成していくべきでしょうか？

## 治療専門施設の要件

重度四肢外傷において妥当な治療成績を維持するためには「治療専門施設」が必要であり，すべての重度四肢外傷は当該特殊施設に運ばれなくてはなりません[1,2]．そして，これらの特殊施設は地域の外傷システムの一環として整備されるべきです．専門施設においては，重度四肢外傷のすべての局面において適切な治療ができなければなりませんが，その要件とはどのようなものでしょうか？ 筆者が考える専門施設の必要条件を説明しましょう．

### 1 専門医体制が必要です

複雑な骨損傷の再建ができる「外傷整形外科医」と，血管損傷や軟部組織損傷の再建が可能な「形成外科医あるいは微小血管外科医」が常勤することが必要です．外傷整形外科医と形成外科医が「チーム」となってデブリドマンが行える体制が必要で，これにより骨軟部組織再建計画が同時に立てられるわけです．しかし，重度四肢外傷は各々の技術の単なる集合ではなく，有機的な融合によってなされるべきであり，そうでなければ治療できない損傷が多く存在します．

すなわち，最も理想的な医師体制とは，「微小血管外科の技術を習得した外傷整形外科医が一貫して治療計画を立てられる体制」です．しかし日本においてはこの分野は発展しておりません．将来多くの「外傷整形外科再建外科医（ortho-plastic surgeon）」が専門施設に集合し，治療する日がきてほしいと思います．

### 2 専用手術室が3～4室は必要です

通常の四肢外傷手術に加えて，緊急手術や再建手術がいつでも可能な「専用手術室」が必須です．このためには専用手術室が1～2室では不十分であり，3～4室が自由に使用できる体制が必要です．

日本では「各科の手術」は中央手術室体制の中に組み込まれ，そのインフラストラクチャーとスタッフをシェアしなくてはならない病院がほとんどです．この体制を変えて，「専用手術室体制」を確立させなければ，四肢外傷の治療は後手に回ります．「必要なときにいつでも使用できる」こういったアクセスの良さは治療のしやすさを支え，治療の

しやすさはスタッフのストレスと疲労を軽減させ，治療レベルを向上させる基盤となるのです．

### ③ 多発外傷治療ユニットと外科用 ICU が必要です

重度四肢外傷は基本的に高エネルギー外傷であり，他部位損傷を合併する可能性が高く，救命救急センター機能は必須です．また，全身状態を良い状態で管理するための外傷外科用 ICU も必要となります．すなわち，日本においては「救命救急センター」と併設する形で「四肢外傷治療専門ユニット」が必要です．

### ④ リハビリテーション体制が必要です

重度四肢外傷患者に対しては，救命や救肢を超えた機能的再建，そして社会復帰が治療の目的です．そこで初期治療や再建手術と同じように重要なのがリハビリテーションです．重度四肢外傷のリハビリテーションは特別であり，関連リハビリテーション病院への転院などではなく，自前のリハビリテーション施設や病院でのリハビリテーション継続が必須です．

### ⑤ 他サポート体制

重度四肢外傷は常に感染症併発の可能性があるため，常にコンサルトできる感染症医が必要です．また患者の精神的サポートを行う体制も必要です．その他，治療成績の監査システム（peer review 会議）やフォローが可能な外来体制は必須です．

## 日本で「治療専門施設」をいかに構築すれば良いでしょう？

それでは，日本においてどのように治療専門施設を構築すれば良いかについて考えてみましょう．

一定レベル以上の治療成績を確保し，さらに治療技術を伝承していくためには，優れた指導医，トレーニングシステム，そして相当の症例数が必要です．重度四肢外傷治療の訓練について考えてみますと，年間に 10 例ほどの症例を指導医と治療することが必要です．1 人の重度四肢外傷治療には 2 週間は必要です．月に 1 例ほどじっくりと重度四肢外傷の患者を担当すると，相当の実力がつくことでしょう．ですから 1 施設で数名の専門医を育成するとなると数十例の症例が必要ということになるのです．

人口が 20 万〜 30 万の中小都市を考えてみますと，脛骨骨幹部骨折が 20 〜 30 例，脛骨近位部や遠位部骨折が 20 〜 30 例で，そのうち 15 〜 20％が開放性損傷であるとされています[3,4]．これらの傷病の骨接合術を行うには，この症例数で適当であろうと思います．しかしながら，重度開放骨折とされる Gustilo 分類 type ⅢB/C の下腿開放骨折は 2 〜 3 例しか発症していません．つまり 10 万人に 1 人の割合での発症率です．この症例数で治療レベルを維持し教育することは適当ではありません．少なくとも 1 施設に 20 〜 30 例の重度開放骨折が必要であり，これは人口 200 万〜 300 万に相当します[3,4]．

すなわち，人口 200 万〜 300 万あたりに 1 ヵ所の四肢外傷再建専門施設を構築することが望ましいということになります．日本には人口 50 万あたりに 1 ヵ所の救命救急センターが存在しています（2016 年 4 月の時点で 266 ヵ所）．そして高エネルギー損傷である重度開放骨折の多くは，これら救命救急センターに搬送されています．現状では救

命救急センター1ヵ所あたりの重度開放骨折症例数は数例に過ぎず，単純に救命救急センターに四肢外傷再建専門施設を併設するという考えは不適当です．また，すでに述べたように，救命救急センターの現行の医療体制では，四肢外傷治療に熟練した整形外科医と形成外科医（あるいは形成外科的技術を習得した整形外科医）が常勤していることはほとんどありません．すなわち大きな再編が必要なわけです．

　筆者が考える解決策としては，救命救急センターを併設している病院の1/5に相当する50ヵ所ほどに「四肢外傷治療専門部門」を設置し，優れた指導医とフェローを雇用した上で，症例を集約する必要があると考えます．

　おそらくは，公的機関による専門施設構築は近い将来には行われないでしょう．しかし，憂うことはないと思います．民間医療機関の有志によって施設を作り，自然淘汰的に症例と人材の集約を進めていくことは十分に可能だと考えています．

## 再建外科医の育成教育について

　重度四肢外傷治療のような遂行困難な医療技術は，それをすでに習得した先輩医師からの on the job training によって後輩医師へと伝えていくのが理想的です．書物や視聴覚教材，セミナーなどは補完・代替手段に過ぎず，これらから得られる知識での手術加療は許容されません．この on the job training を可能にするのは，今まで述べてきた治療専門施設の構築にほかならないのです．

## 文　献

1) Naique SB, Pearse M, Nanchahal J: Management of severe open tibial fractures: The need for combined orthopaedic and plastic surgical treatment in specialist centres. J Bone Joint Surg Br **88**: 351–357, 2006
2) Gopal S, et al: Fix and flap: The radical orthopaedic and plastic treatment of severe open fractures of the tibia. J Bone Joint Surg Br **82**: 959–966, 2000
3) Court-Brown CM, et al: The epidemiology of open long bone fractures. Injury **29**: 529–534, 1998
4) Court-Brown CM, Brydone A: Social deprivation and adult tibial diaphyseal fractures. Injury **38**: 750–754, 2007

## BASIC POINT 25 治療成績評価

### 機能評価の意味とは？

重度四肢外傷治療がある程度完結したら，その治療成績について評価しなければなりません．身体の各部位ごとの評価方法もありますが，重度四肢外傷ではより包括的な評価法が必要です．客観的評価法としては ISOLS スコア，患者立脚型評価としては SF-36® および DASH が適していると思います．それぞれについては次の項で説明しましょう．

もちろん部位別評価法も種々あります．それぞれの損傷部位に応じて選択しますが，Orthopaedic Scores なるウェブサイトにまとめて記載されていますので参考にしていただければ幸いです．URL は http://www.orthopaedicscores.com です．

しかしながら，重度四肢外傷患者の病態と程度は様々であり，治療成績自体を比較することの意味は他の部位別骨折より高くありません．重度四肢外傷症例の多くは，いわゆる「peer review 会議」によって個々の症例ごとに評価すべきだと考えています．

### 重度四肢外傷で行う機能評価

#### 1 医療者による客観的評価

① ISOLS（International Symposium on the Limb Salvage）スコア

Enneking らによって作成された国際患肢温存学会機能評価法（ISOLS スコア）は腫瘍切除後の再建四肢に対する評価として用いられていますが[1]，外傷後の再建四肢に対しても用いることができます．このスコアは 6 つの評価項目からなり，上下肢共通の項目として疼痛，機能，感情的許容の 3 つがあります．上肢では手の位置，巧緻性，挙上能力の 3 つ，下肢では補助具の使用，歩行能力，歩容の 3 つを評価します（表1）．各項目 5 点で合計 30 点となり，点数が高いほど良好な成績となります．この評価法の問題点は，外傷分野ではまだあまり使われていないことと，4 点と 2 点が評価者の主観に委ねられている点です．

#### 2 患者立脚型評価

① SF-36®（MOS 36-Item Short-Form Health Survey）

健康関連 QOL（生活の質）を評価する尺度として米国で作成され，健康状態を包括的に評価することができます．日本語版である SF-36v2® も作成されていますが，使用にはライセンス料，管理料がかかることに注意しましょう[2]．SF-36v2® は，①身体機能，②日常役

**表1** ISOLS スコア

a：上肢

| 点数 | 疼痛 | 機能 | 感情的許容 | 手の位置 | 巧緻性 | 挙上能力 |
|---|---|---|---|---|---|---|
| 5 | No pain | No restriction | Enthused | Unlimited | Unlimited | Normal load |
| 4 | Intermediate | Intermediate | Intermediate | Intermediate | Intermediate | Intermediate |
| 3 | Modest/Non-disabling | Recreational restriction | Satisfied | Not above shoulder or no Prosupination | Loss of fine movements | Limited |
| 2 | Intermediate | Intermediate | Intermediate | Intermediate | Intermediate | Intermediate |
| 1 | Moderate/Disabling | Partial restriction | Accepts | Not above waist | Cannot pinch | Helping only |
| 0 | Severe disabling | Total restriction | Dislikes | None | Cannot grasp | Cannot help |

b：下肢

| 点数 | 疼痛 | 機能 | 感情的許容 | 補助具使用 | 歩行能力 | 歩容 |
|---|---|---|---|---|---|---|
| 5 | No pain | No restriction | Enthused | None | Unlimited | Normal |
| 4 | Intermediate | Intermediate | Intermediate | Intermediate | Intermediate | Intermediate |
| 3 | Modest/Non-disabling | Recreational restriction | Satisfied | Brace | Limioted | Minor cosmetic |
| 2 | Intermediate | Intermediate | Intermediate | Intermediate | Intermediate | Intermediate |
| 1 | Moderate/Disabling | Partial restriction | Accepts | One cane or crutch | Inside only | Major cosmetic |
| 0 | Severe disabling | Total restriction | Dislikes | Two canes or crutches | Not independent | Major handicap |

［Enneking WF, et al: Clin Orthop Relat Res **286**: 241-246, 1991 より引用］

割機能（身体），③体の痛み，④全体的健康感，⑤活力，⑥社会生活機能，⑦日常役割機能（精神），⑧心の健康の8つの下位尺度から成り立っており，それぞれの項目を単独で使用することもできます．

② DASH（the Disability of the Arm, Shoulder, and Hand）

上肢の機能障害評価尺度．30項目のうち27項目以上に回答しなければ評価することができず，やや煩雑であることが問題でした．Quick DASH は回答項目を11項目に絞って作成され（**表2**），妥当性も検証されています[3]．

### 表2 Quick DASH

**先週1週間に次にあげる動作ができたかどうか，該当する状態の番号を○で囲んで下さい．**

1. きつめのまたは新しいビンのフタを開ける
   1：全く困難なし　2：やや困難　3：中等度困難　4：かなり困難　5：できなかった
2. 重労働の家事をする（壁ふきや床掃除など）
   1：全く困難なし　2：やや困難　3：中等度困難　4：かなり困難　5：できなかった
3. 買い物バックや書類かばんを持ち運ぶ
   1：全く困難なし　2：やや困難　3：中等度困難　4：かなり困難　5：できなかった
4. 背中を洗う
   1：全く困難なし　2：やや困難　3：中等度困難　4：かなり困難　5：できなかった
5. 食事でナイフを使う
   1：全く困難なし　2：やや困難　3：中等度困難　4：かなり困難　5：できなかった
6. 軽いレクリエーションをする（例：トランプ，編み物，碁，将棋など）
   1：全く困難なし　2：やや困難　3：中等度困難　4：かなり困難　5：できなかった
7. 腕・肩・手の障害が，家族，友人，隣人，あるいは仲間との正常な社会生活をどの程度妨げましたか
   1：まったくなかった　2：ややあった　3：中等度あった　4：かなりあった　5：極度にあった
8. 腕・肩・手の障害によって先週の仕事・日常生活に制限がありましたか
   1：制限なし　2：やや制限　3：中等度制限　4：かなり制限　5：極度に制限

**先週1週間の症状について，該当する番号を○で囲んで下さい．**

9. 腕・肩・手に痛みがある
   1：まったくなかった　2：ややあった　3：中等度あった　4：かなりあった　5：何もできないほど
10. 腕・肩・手がチクチク痛む（ピンや針を刺したような痛み）
    1：まったくなかった　2：ややあった　3：中等度あった　4：かなりあった　5：何もできないほど
11. 腕・肩・手の痛みによって眠れないときがありましたか
    1：まったくなかった　2：ややあった　3：中等度あった　4：かなりあった　5：眠れないほど

Quick DASH 機能障害/症状スコア＝（[加算点数/n]－1）×25．n は回答があった項目数
Quick DASH スコアは2項目以上欠損がある場合計算できません

[Imaeda T, et al: J Orthop Sci **11**: 248-253, 2006 より引用]

### 文　献

1) Enneking WF, et al: A system for the functional evaluation of reconstruction procedures after surgical treatment of tumor of the musculoskeletal system. Clin Orthop Relat Res **286**: 241-246, 1991
2) 福原俊一ほか：SF-36v2 日本語版マニュアル，NPO 健康医療評価機構，2004
3) Imaeda T, et al: Validation of the Japanese Society for Surgery of the Hand Version of the Quick Disability of the Arm, Shoulder, and Hand (QuickDASH-JSSH) questionnaire. J Orthop Sci **11**: 248-253, 2006

# CASE LEARNING

　重度四肢外傷治療は，デブリドマン，血管吻合，骨接合，軟部組織再建術など，様々な医療技術の集学により成り立つと考えられています．しかし，整形外科医がデブリドマンと骨接合，血管外科医が血行再建，そして形成外科医が皮弁形成術を行うというような「医療技術の単純な集約化」では複雑な重度四肢外傷に立ち向かうことはできません．個々の医療技術は有機的に再構築する必要があるのです．

　そうはいっても，その「複雑性」は容易には理解できるものではありません．そこで，「治療の一貫した考え方」を学ぶ必要があり，そのためには「一人の再建外科医の思考過程」を追体験するのが最も効果的です．

　この『Case Learning』では，24症例を選択し，「何をどのように考えて治療してきたのか」を記述しました．まずは1症例ずつ通読し，そのつど対応する『Basic Point』に戻り，理解を深めていただければ幸いです．

# CASE LEARNING 01

## 阻血の下腿挫滅開放骨折の再建

### 症例提示（受傷時から再建まで）

**症例** 70歳台，男性

**受傷状況**

トロッコに左下腿を挟まれ受傷した．左下腿遠位部の重度開放骨折である．近医にて直ちに洗浄および骨折部の整復がなされたが血行が回復せず，直ちに当院へ転院搬送となった．

**転院時所見**

受傷3時間後に当院搬送となった．左下腿は遠位1/4内側部に5 cm長の裂創があり，それより遠位部は阻血状態であった．また脛骨骨折部周囲および腓骨骨折部周囲には広範囲皮膚剥脱が認められた．足底部に感覚はなく，疼痛のために足趾の自動可動性は不明であった．単純X線画像所見では，脛骨遠位1/4のレベルで粉砕骨折されており約3 cmの骨欠損があった（AO分類42-C3）（**図1**）．さらに腓骨に同レベルで粉砕骨折が認められていた．足関節部以下に骨損傷は及んでいなかった．

**初期治療**

直ちに手術室にてデブリドマンを施行した．後脛骨動静脈および脛骨神経を展開したところ，後脛骨動静脈は完全に断裂していたが，脛骨神経は連続性を有していた．長趾屈筋は断裂していたが後脛骨筋，長母趾屈筋は連続していた．伸筋群の断裂は認められなかった．骨折に対して創外固定術を施行し，直ちに後脛骨動静脈を再建したところ足部の血行は回復した（**図2**）．

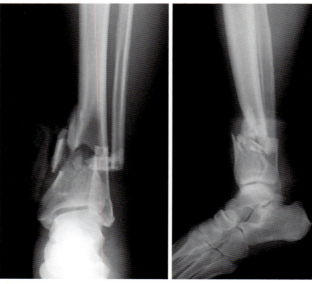

**図1** 受傷時X線画像（AO分類42-C3）

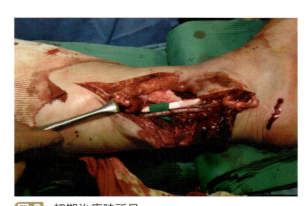

**図2** 初期治療時所見
後脛骨動脈を静脈移植にて再建した．

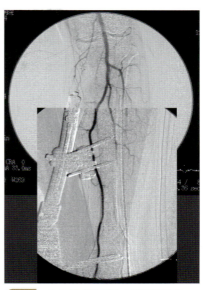

**図3** 血行再建翌日の動脈造影
後脛骨動脈は疎通性あり．前脛骨動脈は近位1/3レベルでfade outしている．

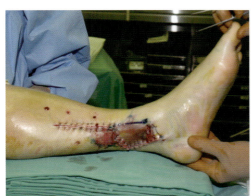
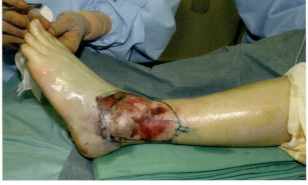

**図4** 受傷72時間後，再建前の外観
下腿遠位内外側に広範囲の皮膚挫滅壊死が認められている．

　血行回復後に挫滅された筋体および遊離骨を切除した．剥脱皮膚は切除せずbiological dressingとして使用し，被覆のために一次縫合した．

**経　過**
　受傷翌日（血行再開翌日）に動脈造影を施行したところ，後脛骨動脈は疎通性があり，前脛骨動脈は近位1/3レベルでfade outしていた（**図3**）．
　受傷後72時間目に再度デブリドマンを施行し，脛骨と腓骨骨折部をプレートにて固定した．さらに骨欠損に対して遊離血管柄付き肩甲骨移植術を，広範軟部組織欠損（15

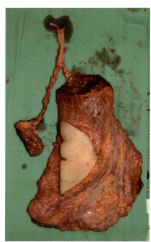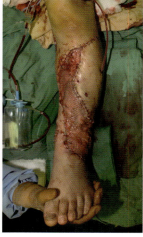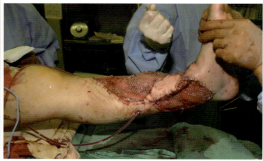

**図5** 遊離血管柄付き広背筋皮弁術（15×20 cm 大）および肩甲骨移植術施行

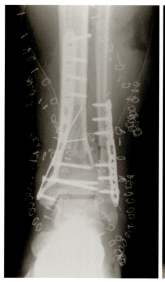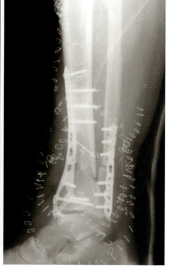

**図6** 術後 X 線画像
　　脛腓骨骨折部をプレートにて固定，さらに骨欠損部は肩甲骨にて補填された．

×20 cm 大）に対して遊離血管柄付き広背筋皮弁術を施行した（図4〜図6）．レシピエント血管は前脛骨動静脈とした．移植組織は問題なく生着した．創治癒も速やかで深部感染の併発も認められなかった．

　術後1ヵ月より patellar tendon bearing（PTB）装具下に歩行訓練を開始し，術後3ヵ月で完全独歩が可能となった（図7，図8）．ISOLS スコアは30点（満点）である．

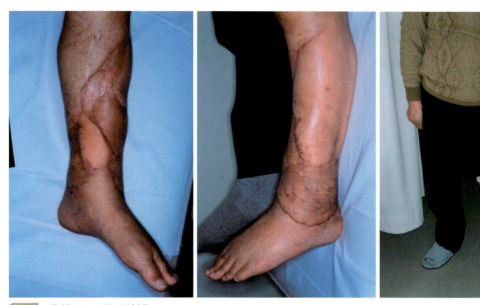

図7 術後3ヵ月の外観
独歩が可能となっている.

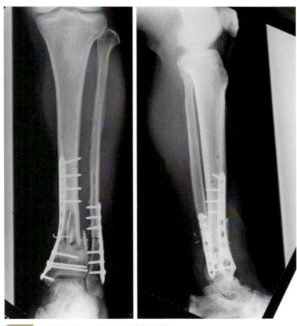

図8 術後3ヵ月のX線画像

## 症例解説

> **Point 1** 下腿遠位の挟撃損傷で，足部は阻血で感覚もありません．再建の適応はあるのでしょうか？
> **Point 2** 初期治療の進め方の要点は何でしょう？
> **Point 3** 皮膚は剥脱されているようですが一次閉鎖できるようです．皮弁術の適応はあるのでしょうか？
> **Point 4** 骨欠損が3cmほどあるようですが，どのような再建が適切でしょうか？

### 非専門家のあなたへ

#### 1 重度開放骨折の「患肢温存か切断か」については，どのように考えると良いでしょう

　この患者は下腿を挟まれて受傷されましたが，足部に血行と感覚がなく，また比較的高齢であったことより，前医で切断を勧められました．しかし，諦められない患者が転院を求め，われわれの施設に搬送されてきました．さて，挫滅され血の巡りも感覚もない下腿の治療をどのように考えるべきでしょうか？

　Lange が下腿開放骨折において絶対的一次切断の基準を述べています．それは修復不能な後脛骨神経断裂がある場合と，6時間以上の温阻血の場合です．また相対的適応は幅広く，重大な多発外傷や同側足部損傷が合併する場合です．今回の症例は足部に感覚がなく血行もないことから切断も止むなしと判断されたようですが，血行がなければ感覚がないのは当たり前のことです．実際，脛骨神経が修復不能かどうかは手術室で麻酔下に直接観察してみなければ分かりません．結局，脛骨神経は圧挫されているものの連続性があり，血行回復により足底の感覚が徐々に改善されてきています．切断の判断は時期尚早だったわけです．

　このように下腿開放骨折切断の判断は難しいため，損傷の状態を数値化し客観的基準を設けようという試みは多くなされてきました．その1つが Mangled Extremity Severity Score（MESS）です．7点以上を切断基準としているわけですがこの患者は8点であり，基準からは切断になってしまいます．しかし実際の治療では十分に温存が可能であり，しかも術後3ヵ月で独歩が可能なまでに回復しています．基準の運用自体が難しく，経験のある再建外科医でなければ判断できないことが分かります．判断が難しい場合はいち早く専門施設へ転送することをお勧めします．

### 専門家のあなたへ

#### 1 初期治療の進め方の要点

　早期の血行再建と確定的なデブリドマンが重度四肢外傷治療の基礎となるのはいうまでもありません．開放創を中心にして長軸方向に補助切開を加え，損傷部のすべてを展開するようにします．大まかな洗浄とデブリドマンの後に創外固定を装着し，骨折部を安定化します．そして後脛骨動静脈を展開し血行再建を施行しますが，本症例の場合下腿の遠位部で筋体の少ない場所であること，挟撃損傷であり損傷領域が比較的限定されていることなどから，temporary vascular shunt tube などは施行せずに直接修復を施行しています．

動脈の修復は必ず健常部同士で吻合するようにし，静脈移植施行を躊躇しないようにします．このレベルで大丈夫だろうという見込みで吻合すると血栓形成の危険性が高く，かえって時間を無駄にします．

血行再開後は再度デブリドマンを施行します．皮膚や骨は限定的デブリドマン（疑わしきは残存させる）でも良いのですが，筋体は十分にデブリドマンを行うようにします．壊死する運命にある筋肉を残存させれば，筋挫滅症候群や感染などを惹起する危険性が高いためですが，今回は下腿遠位ですし，それほど神経質にならなくても良いでしょう．ただし下腿近位部での損傷の場合は別です．

剥脱した皮膚は初回にはデブリドマンせずに創閉鎖に用いました．吻合血管部位を陰圧閉鎖療法（NPWT）で被覆することは適切ではありませんので，早期の再デブリドマンを施行するのであれば剥脱皮膚温存は十分に許容されます．

### ❷ 皮弁術の適応

下腿遠位の剥脱創が壊死に陥ることは想像されましたが，切除せずに biological dressing として被覆に使用しました．問題は初期治療の後です．深部には損傷された骨，活性の乏しい腱，神経血管が存在しています．剥脱創が壊死したまま時間が経過すると，血行に乏しい深部組織は容易に感染してしまいます．こういった場合には必ず皮弁術が必要となります．施行時期は早ければ早いに越したことはありません．Godina は 72 時間以内の皮弁術施行による低い感染率と皮弁失敗率を報告していますが，まさにその通りです．72 時間以内ですと組織の癒着はそれほど進行しておらず，皮弁術は比較的容易に行えます．また，断裂している前脛骨動静脈をレシピエントとすることも可能になります．この症例では実際に前脛骨動静脈をレシピエントにしました．しかし，再建まで時間がかかる場合（数日後以降）には，レシピエント血管とする予定の前脛骨動脈は静脈移植で再建しておく方が安全です．

皮弁として何を用いるかですが，被覆範囲が広く，また下腿遠位の場合には有茎皮弁の適応はありません．血行不良な深部組織の被覆は十分に行うべきであり，部分壊死は許容されません．迷わず遊離皮弁術を選択していただきたいと思います．

### ❸ 骨欠損再建のあり方

骨欠損治療には単純な海綿骨移植，Masquelet 法，仮骨延長法，血管柄付き骨移植術などがあります．部分骨欠損や数 cm 以内の骨欠損であれば，単純な海綿骨移植や Masquelet 法の成功率は高く，本症例でも同方法の選択で問題ないと思います．しかし，本症例では広背筋挙上時に angular branch による血管柄付き肩甲骨を同時採取しました．この方法は採取時の侵襲が大きくなりますが，感染抵抗性が高く，また二次骨移植術を回避できる利点があります．

# CASE LEARNING 02

## 前腕重度開放骨折の再建

## 症例提示（受傷時から再建まで）

**症例** 30歳台，男性

### 受傷状況
トンネルの工事中にパワーショベルとコンクリートの壁に左前腕を挟まれ受傷した．

### 初診時所見
左前腕挫滅開放骨折（Gustilo 分類 type ⅢB）である．前腕部の損傷と汚染が強く，前腕遠位 1/2 の皮膚は全周性に剥脱していた．手部の血行は良好に保たれており，手掌の正中神経領域の感覚は保たれているが，尺骨神経領域は感覚が脱出していた．また手関節の自動掌背屈および手指の自動屈曲は可能であったが，自動伸展は不可であった（図1）．単純X線画像では前腕骨は橈・尺骨とも骨幹部で高度に粉砕していた（AO 分類 22-C3）（図2）．

### 初期治療
直ちに緊急手術を施行した．まず損傷剥脱された皮膚を切除し深部を洗浄，粉砕遊離した骨片を除去し，神経血管および腱の損傷状態を検索した．手部の血行は良好に保たれており，橈骨動脈，正中神経は連続性が保たれていたが，尺骨動脈と尺骨神経の断裂を認めた．また腱は第2～5指の伸筋腱，長・短母指伸筋腱，長母指外転筋腱の腱レベルでの断裂を認めた．屈筋腱は連続性を保っていた．

### 確定的治療
汚染組織をデブリドマンした後に一期的再建術を計画施行した．まず，前腕の両骨はともに 2 cm ほど短縮しプレートにて固定した

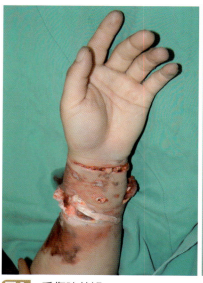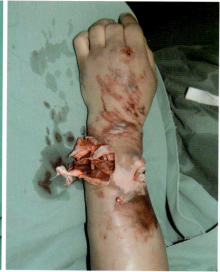

**図1** 受傷時外観

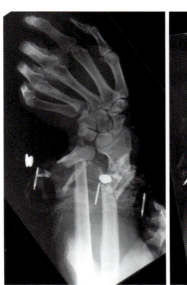
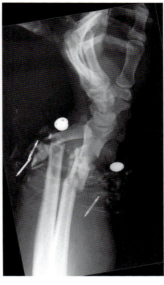

図2 受傷時X線画像

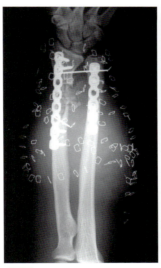
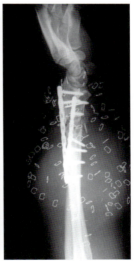

図3 術後X線画像

(図3).残存した骨間隙には腸骨移植術を施行した.断裂した伸筋腱群は端々吻合に加えて両側の長掌筋腱にて補強固定した.尺骨神経は5 cmの欠損が生じ,腓腹神経移植にて再建した.骨・腱・神経再建終了後,伸筋腱側は深部組織が露出しているものの,屈筋腱側は腱鞘組織が比較的保たれていた(図4).前腕遠位1/2の屈・伸側両側の全周性皮膚欠損に対して,左側より遊離広背筋皮弁(25×30 cm)を採取し移植した.この際,レシピエント血管は断裂した尺骨動脈とその伴走静脈とし,動脈はflow-through吻合,静脈は端々吻合とした(図5).

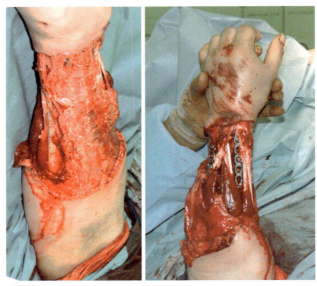

**図4** 腱再建：骨接合終了後

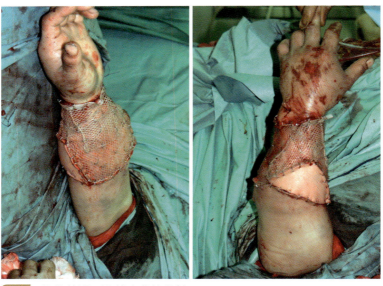

**図5** 術後外観：遊離広背筋移植

### 経　過

　術後，皮弁は血行障害などのトラブルなく生着し，深部感染症は生じなかった．術翌日よりリハビリテーションを開始し，また追加骨移植を行うことなく骨癒合した．術後1年で尺骨神経領域の感覚はS1であり，手内筋の麻痺を認めるものの，手指の可動性は良好で二次的再建手術を要していない．手部機能はChen grade ⅠでISOLSスコアは28点である（**図6**）．

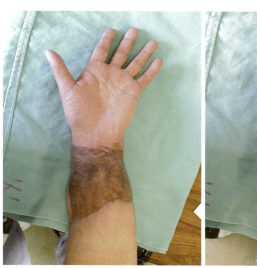
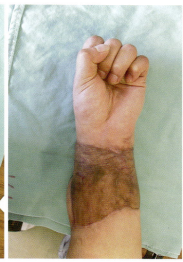

**図6** 術後1年，Chen grade I

## 症例解説

> **Point 1** 初期治療計画はどのように立てるべきでしょう？
> **Point 2** 確定的治療の時期はどのように考えるべきでしょうか？
> **Point 3** 確定的治療の計画として，骨・腱再建，軟部組織再建はどうするべきでしょう？

### 非専門家のあなたへ

#### 1 非専門家として，初期治療でどこまで施行すれば良いでしょう？

　一見して挫滅の強い前腕開放骨折です．このような患者が土曜日の午後に救急処置室に搬送されてきました．緊急手術をしなければならないことは分かりますが，どこまで行うべきでしょう？

　この患者は幸いにも手部の血行は保たれているようです．ですから，デブリドマンにより汚染がコントロールされ，骨折部のアライメントを創外固定により保つことができれば最終的治療（確定的治療）は2回目の手術に委ねることができます．緊急で行う必要はありません．

#### 2 1回目のデブリドマンが不十分なのは仕方がありません

　さてデブリドマンです．何をどの程度切除すべきでしょうか？　初期治療ではこのデブリドマンの良否とその結果としての損傷分析は非常に大切ですが，非専門家の先生に確定的デブリドマンまで求めるのは酷です（というか，現実的に不可能です）．ここでは次に繋げるデブリドマンに止めておきましょう．また幸いなことに損傷レベルは前腕の遠位部です．このレベルは筋体が少なく，例え取り残しがあってもそれほど問題にはなりません．しかしながら，損傷がひどいものは取り除いておきましょう．

　追加皮膚切開ですが，皮膚は全周性に悪いようですので，前腕の屈側と伸側のそれぞれに縦切開を加えます．これで，損傷部の全領域を展開することができます．皮膚切除はおそらくは全周性に切除しなければならないでしょうが，biological dressing のため

に残したとしてもそれほど罪にはなりません．ただ，十分に洗浄しておきましょう．
　次に軟部組織が付着していない遊離骨を切除するのですが，関節の構成体でなければ切除します．そして，神経・血管・腱損傷の程度を観察し，不良組織を切除し，何が損傷され，何が残存しているのかを詳細に記録します．しかし，これは難しいので，再建外科医（専門家）による2回目のデブリドマンに委ねるのが良いでしょう．最後に創外固定器を橈骨近位部と第2中手骨部に設置して固定し，wet dressing あるいは陰圧閉鎖療法（NPWT）を施行し初期治療は終了となります．

### ❸ 2回目のデブリドマンで治療方針を確定しますが，それは24～48時間以内に施行するのが良いでしょう

　この初期治療ですと，必ず2回目のデブリドマンが必要になります．しかも再建外科医によるデブリドマンが24～48時間以内に必要です．再建外科医がいない？ あるいは48時間以内には都合がつかないですって？ その場合は専門施設に送りましょう．専門施設が近くにないですって？ その場合は県を飛び越えても良いので，他の地域の専門施設に送りましょう．この患者は早期の専門的再建が必要であり，またその再建により相当良好な機能が期待できるのですから．

## 専門家のあなたへ

　この症例は何と受傷その日に確定的再建まで施行していますが，そこまでやる必要はまったくありませんし，十分な損傷分析の上で周到な計画を立て実行すべきです．しかし，手部の機能回復を考えるとあまり時間的余裕はありません．遅くとも数日以内には確定的治療を終了したいと思います．えっ？ それは無理ですって？ その場合はやっぱり専門施設に送らなければなりません．

### 1　骨・腱・神経再建は一期的に行います

　幸いにも（手）関節部は保たれている骨損傷です．前腕ですからプレート固定で問題ないでしょうが，ここで大切なことは前腕を2～3cmほど短縮して固定することです．これは骨癒合のためでも，軟部組織が閉鎖しやすいようにするためでもありません（もっとも，これほど軟部組織欠損範囲が広ければ2～3cm短縮しようとも焼け石に水というものです）．
　短縮の意味は神経と腱の再建にあります．本症例は屈筋腱の連続性がありましたので3cmの短縮が限界であり，これ以上短縮すると自動屈曲に悪影響が出てきます．幸いにも伸筋腱は2cmの骨短縮で大部分は縫合可能となりました．断裂した尺骨神経については挫滅した部分を切除すると，例え2cm短縮しても5cmほどの欠損ができましたので，移植せざるをえませんでした．

### 2　軟部再建は「十分」に行います

　軟部組織欠損は広大です．しかしながら伸筋腱側は剥き出しですが，屈筋腱側は腱鞘組織が保たれています．屈側の一部なら植皮術で十分に治癒することでしょう．それならば皮弁術施行は伸筋側だけにしましょうか？
　ここで考えなければならない重要なことは，後々腱剥離や腱移行の可能性があるという見込みです．植皮で治癒させた部位に二次手術は原則的にはできません．また腱の滑

走を考えても，皮膚欠損部はすべて皮弁にて被覆すべきだと考えています．

さて，レシピエント血管は断裂した尺骨動脈とその伴走静脈を使用しました．尺骨動脈は手部のメイン血管です．手部の血行は保たれていたとしても，尺骨動脈を再建する形でのflow-through吻合にする方がbetterです．

いずれにしても，十二分な軟部組織被覆が機能再建の鍵であることを強調したいと思います．

### COFFEE BREAK　外傷の皮弁と変性疾患の皮弁は違います

　変性疾患に行う皮弁はコールドです．今日やっても来週でも状況は変わりません．でも，四肢外傷に行う皮弁はホットです．今日と1週間後ではまったく異なるのです．何がですって？　浮腫，線維化，そして瘢痕です！

　四肢外傷における軟部組織欠損では刻一刻と周囲組織は変化しています．また，骨も折れています．神経も腱も切れています．すべて修復しなければなりません．効果的修復には関係する医師全員が外傷の病態に精通していないといけません．だから，筆者は整形外科と形成外科の技術を併せ持つ「ortho-plastic surgeon」の必要性を説いているのです．

# CASE LEARNING 03

## 広範囲骨軟部組織欠損を有する下腿開放骨折の再建

### 症例提示（受傷時から再建まで）

**症例** 20歳台，男性

**受傷状況**

バイクによる交通事故にて受傷した左下腿重度開放骨折（Gustilo分類 type ⅢB/C）である．

**初診時所見**

左下肢は膝関節近位部前面から下腿中央前面にかけて広範囲に開放創が存在し，大腿四頭筋は膝蓋骨付着部で断裂していた（図1）．下腿脛骨中央が露出し，粉砕された骨が遊離化していた（AO分類 42-C3）（図2）．また患側足趾の血行は不良で足趾の capillary refilling は遅延していた．また足背動脈，後脛骨動脈ともドプラで聴取せず，足関節・足趾の自動可動性と感覚に関しては不明であった．

**初期治療**

緊急手術にて洗浄とやや大雑把なデブリドマンを施行し，直ちに片側式創外固定器によって脛骨骨折部を固定した．この際に粉砕遊離化した脛骨骨片はすべて除去した．続いて術野より後脛骨動脈を展開すると，攣縮はしていたが疎通性が確認された．足部の血行はやや不良であったが，術中に血管造影を施行したところ，膝窩動脈からの3本の分枝が足関節レベルまで造影されたので経過観察とした．さらに，確定的デブリドマンのために筋体損傷を確認したが，その程度は軽度であり追加切除する筋損傷は認められなかった．皮膚露出部は人工真皮を1.5倍メッシュにして被覆した（図3）．手術開始後1時間を経過すると足部の血行は徐々に改善し，capillary refilling も認められるようになった．

**経過**

初回手術の結果，脛骨近位骨幹端部から骨幹部まで12 cmの骨欠損となり，また膝関節部から脛骨遠位1/3までの広範な軟部組織欠損を呈することとなった．術翌日に足部の血行は著明に改善し，受傷後2日目に血管造影を施行すると膝窩動脈以下3分枝の疎通性は良好であった（図4）．

最終的再建術は受傷後5日目に，健側よりの遊離腓骨皮弁移植術にて施行した．採取腓骨長は16 cmで，皮弁の大きさは6×14 cmである．前脛骨動静脈をレシピエント血管とし吻合した（図5）．

術後，皮弁は血行障害などのトラブルなく生着した．術後1ヵ月後より両松葉杖で患肢接地歩行を開始し，術後2ヵ月を経過したところで自宅退院とした．術後3ヵ月目に骨癒合を確認し，創外固定器を抜去し patellar tendon bearing（PTB）装具を装着したところ，術後4ヵ月経過時に移植腓骨中央部に疲労骨折を起こした．大腿ギプス固定を施行し1ヵ月にて骨癒合，再度 PTB 装具にて歩行訓練

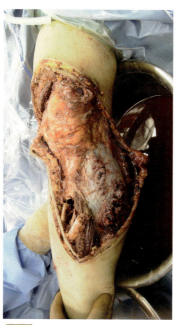

**図1** 受傷時外観

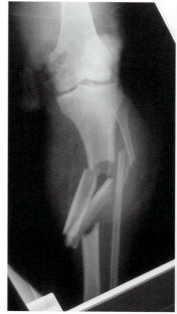
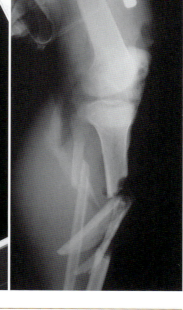

**図2** 受傷時X線画像

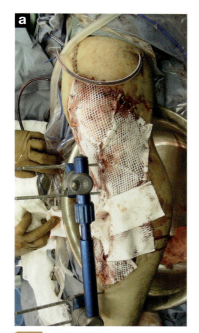
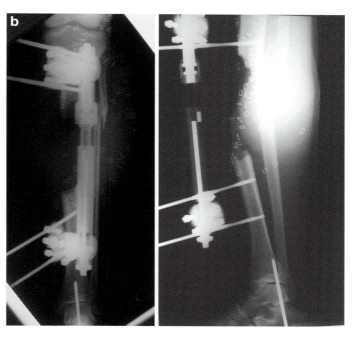

**図3** 緊急手術後
a：外観．b：X線画像

を開始した．移植腓骨の横径増大に伴い，術後8ヵ月でPTB装具を除去した（**図6**）．術後1年で歩行に支障なくISOLSスコアは28点である．

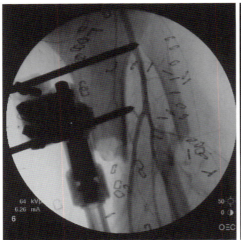
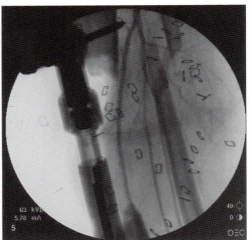

図4 血管造影

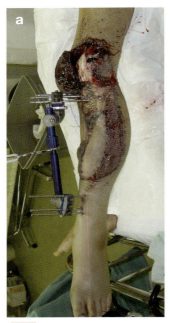
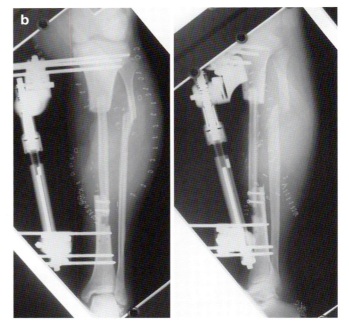

図5 術後
a：外観．血管柄付き腓骨皮弁移植術．b：術後X線画像

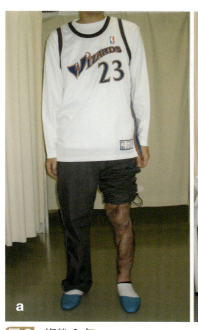
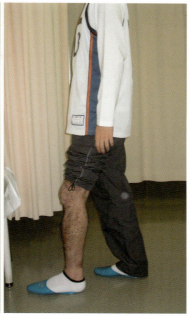
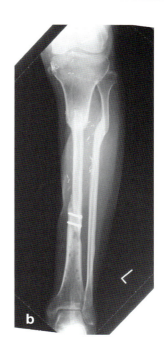

**図6** 術後1年
a：外観．独歩可能．b：X線画像

## 症例解説

> **Point 1** 受傷時足部の血行が不良なようですが，初期治療時の対処方法はいかにすれば良いでしょうか？
> **Point 2** 骨欠損が12 cmとかなりの広範囲ですが骨再建方法の選択はどう考えるべきでしょうか？ 通常の骨移植術や仮骨延長法はどうでしょう？
> **Point 3** レピエント血管の選択基準は？

### 非専門家のあなたへ

#### 1 血行障害は四肢における最大の緊急です

　典型的なGustilo分類type ⅢBの重度開放骨折です．しかも足部の血行が不良で主要動脈損傷が疑われます．さて，初期治療医としてどのような行動を起こすべきでしょうか？ そもそも重度四肢外傷において緊急とは何でしょう？ それは阻血と汚染の回避です．より緊急の対処が必要なのは阻血であり，遅くとも6時間以内に血行を回復させなければなりません．

　血管損傷の臨床徴候であるハードサインを知っていますか？ ハードサインとは「拍動性の出血」，「増大する血腫」，「血管雑音」，「末梢脈拍の消失」，「阻血の5徴候」のことです．そして阻血の5徴候とは，「蒼白」，「疼痛」，「運動麻痺」，「感覚異常」，「拍動消失」ですね．この患者には蒼白，運動麻痺，感覚異常，拍動消失が認められています．すなわち血行障害が明らかですので，直ちに手術室へ行き血行再建を施行したいところです．しかし，損傷の部位診断は四肢再建の専門家以外には難しく，もしも「血管外科」

や「形成外科」の医師に血行再建を依頼するのでしたら，画像診断はぜひほしいところです．

　画像診断ツールには造影CTや血管造影，エコーなどがあります．重要なことは，自分たちの施設でそれぞれの検査を完了するのにどれくらい時間がかかるのか？　そして，その検査の信頼度はどれほどなのかを認識することです．血管造影は，誰の目にも明らかな所見が得られます．それに血行動態が直接分かります．しかし，この診断に1時間以上も要していては治療には到達できないでしょう．エコーは簡便ですが，検者の力量によるところが大きいので用いづらいところです．ということで，現実的には造影CTを選択するのが妥当ということになります．

　この患者ではそういった画像診断を省き，直接創部の展開に向かいました．受傷時の外観とX線画像を見てみますと，膝関節や足関節には損傷がそれほど及んでおらず，血管損傷があったとしても粉砕した骨折部レベルであろうと推察したためです．もしも皆さんの施設に「外傷再建外科医」がいたならば，仰臥位での下肢血管全展開も可能でしょうから，こういった戦略も成り立つわけです．

　いずれにしても，時間的余裕のない血管損傷に対しては「自分たちの施設におけるプロトコール」を作成し，事前模擬訓練をしておく必要があります．それが阻血四肢を救う重要なポイントです．

　さて，この患者では簡易的デブリドマンと骨折部仮固定の後，直ちに後脛骨動脈の展開に取りかかりました．そうしますと，何と血管はスパスムを呈していましたが疎通性があり，内膜損傷も認められないため待機となったわけです．前脛骨動脈も同様の所見でした．待機の判断は難しく悩ましいものです．続きは専門家編でお話ししましょう．

## 専門家のあなたへ

### 1 血管損傷の考え方，スパスムは待機！

　この患者の血行障害はスパスムでしたので待機したわけですが，手術開始後1時間もすると徐々に改善してきました．また，術翌日には足部の血行は著明に改善しました．しかし，術中改善するまでの時間は気が気ではありませんでした．修復すべきかどうかを考えながら，それでも修復の対象となる血管がないので待機するしかないと自分に言い聞かせながら時間を待ちました．幸いにも血行は改善しましたが，以前の遊離皮弁の症例で1〜2時間もスパスムを呈しながらも改善した経験がなければどうしていたか分かりません．

　ところで，四肢血管損傷の病態はどれも同じではありません．血管のみが途絶するということと，周囲の損傷も伴っていることの間には大きな隔たりがあります．例えば膝関節脱臼に伴う膝窩動脈損傷は比較的容易に血行再建が可能で機能予後も比較的良好ですが，脛骨近位部のGustilo分類typeⅢBの開放骨折に伴う膝窩動脈損傷は，側副血行や軟部組織の挫滅汚染問題などがあり，その予後は良好とは限りません．このように損傷の病態は症例によって様々です．この患者は筋体の損傷は軽度で，血管損傷もスパスムであったため，スムースに再建に至りました．

## ❷ 骨再建と軟部組織再建は同時に考え計画を立てます

さて，専門家の皆さんは，この広範囲骨軟部組織欠損の患者の再建計画を立て，それを実行しなければなりません．どういった計画が適当でしょうか？ 重要なことは骨再建と軟部組織再建を分けて考えることはできないということです．

軟部組織欠損範囲は広大です．しかし骨欠損部以外は筋体が残存しており，植皮術も適応となります．骨折部を被覆するだけとなりますと，遊離皮弁が必要だとしても数cm×10数cm大でしょうか？ あまり大きい皮弁は必要ではなさそうです．もしかすると下腿の中央1/3の欠損なので，有茎のヒラメ筋弁で被覆できるのではないかと考える医師もいるかもしれません．しかし，骨欠損治療はどうなるでしょう？ 髄内釘やプレート固定に併用したMasquelet法あるいは骨移植で骨欠損を治療するのであれば，骨再建部を被覆する軟部組織は完全でなければなりません．筆者は常日頃120％の軟部組織再建が必要と言っていますが，髄内釘やプレート固定で骨再建をするのであれば，大きな遊離皮弁（広背筋あるいは前外側大腿皮弁など）が必要で，ヒラメ筋弁では不十分であり良い結果は得られないと考えています．

今回の症例のような12 cmの分節状骨欠損は非常に大きく，血管柄付き腓骨での再建は良い適応です．血管柄付き腓骨には腓骨皮弁の合併採取が可能であり，骨固定を本症例のように創外固定で行うのであれば，それほど大きな皮弁は不要です．なぜなら，被覆するものは血行のある骨だからです．

仮骨延長法とそれに伴う皮膚延長はどうでしょう？ 12 cmの分節状骨欠損は大きいですが，仮骨延長法で治療する施設も多いでしょう．しかしHealing indexを40日/cmとして，創外固定による治療期間は優に1年以上かかります．血管柄付き腓骨採取に伴うドナー側の問題がないという最大の利点がありますが，病悩期間をどう考えるかは悩ましい事項です．今後も議論されていくことでしょう．また，例え分節状骨欠損を仮骨延長法で治療するとしても，軟部組織欠損は皮弁にて被覆することは強く推奨されます．「創外固定治療医」も骨延長による軟部組織再建を良いものとは考えていません．延長で形成される軟部組織の質が不良であることを実地医家は認識しているのです．

# CASE LEARNING 04

# 前腕部切断の再建

## 症例提示（受傷時から再建まで）

### 症例
40歳台，女性

### 受傷状況
製麺工場で作業中，機械に右前腕を巻き込まれ受傷した．機械が右前腕に巻きついて離すことができず，機械を切断して直ちに当院へ搬送となった．

### 初診時所見
搬送時の所見では，前腕が機械に巻き込まれたままの状態であった．皮膚はわずかに連続性を保っていたが，創処置のためにあえていったん切離し完全切断とした（図1）．X線画像上，前腕骨のみならず上腕骨にも骨折を認めた（図2）．

### 初期治療
疼痛が著しく救急処置室にて全身麻酔を導入し，直ちに手術室へ搬送し再接合術を開始した．前腕の筋群，神経，血管は高度に挫滅されていた．正中・尺骨神経の端々吻合が可能になるように前腕骨を各々5cm短縮し，上腕骨・前腕骨をそれぞれプレートにて固定した．続いて橈骨動脈，橈側皮静脈を吻合し血行を再開させ（阻血時間4時間），その後に正中・尺骨神経を端々吻合した．屈筋腱群，伸筋腱群はそれぞれ一塊として修復し，皮膚を可及的に縫合し手術を終了した（図3，図4）．

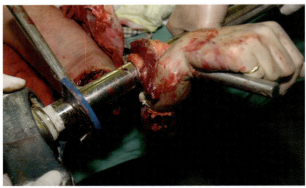

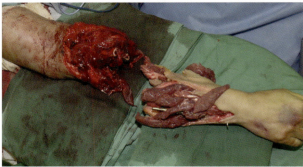

図1　受傷時外観

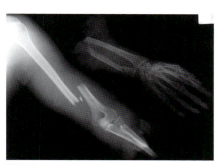

図2　受傷時X線画像

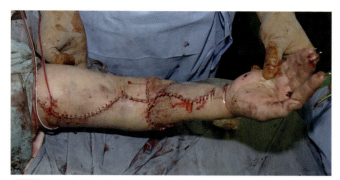

図3　緊急再接合術後

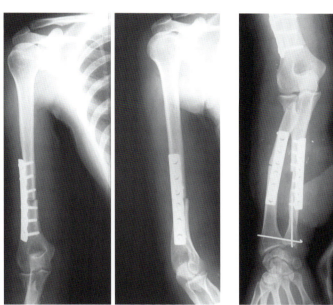
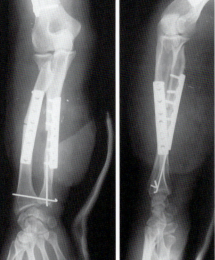

図4　緊急手術後X線画像

## 経過

　術後の血行トラブルはないものの，手術翌日の所見で再接着部の皮膚色調変化が認められ，縫合部皮膚が壊死に陥ることは明白であった．壊死皮膚の下層には骨接合部，筋腱縫合部，神経血管吻合部が存在するために，直ちに遊離腹直筋皮弁にて軟部組織を再建することとした（図5）．レシピエント血管は尺骨動脈と皮静脈を使用した．再手術後に皮弁は問題なく生着し，感染症の併発なく創治癒が得られた（図6）．

　以後，積極的な手外科リハビリテーションを施行した．術後1年経過時，右肘可動域は自他動で−30°/120°，右手指屈曲伸展能は不良だが手掌の感覚が回復（S2）し，日常家事動作ができるまでに回復した．Chen gradeⅢであった（図7）．

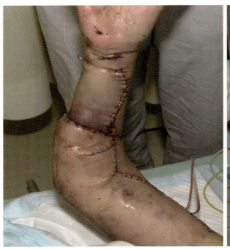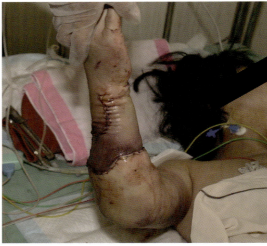

図5　術翌日外観

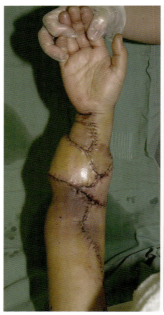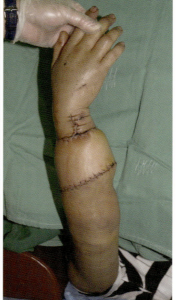

図6　軟部組織再建後1週間

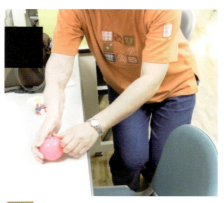
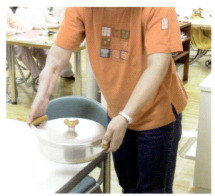

図7　術後1年外観

| Point 1 | 前腕部切断において再接合術の適応はどのように考えれば良いでしょう？ |
| Point 2 | 機能四肢となるための戦略については？ |
| Point 3 | 前腕部切断再接合術における軟部組織再建のあり方については？ |

## 非専門家のあなたへ

### 1　上肢切断の中でも前腕切断は再接合術の最も良い適応です

　見かけが非常に重篤な患者がやってきました．前腕が筋体レベルで切断されておりますし挫滅も強いようです．またX線画像を撮影すると上腕骨も骨折しています．2重切断かと早計し，もはや救う術なしとの印象も持たれるかもしれません．でもちょっと待ってください，若い女性の前腕切断ですし，挫滅はありますが局所挫滅です．body imageのためにも必ず救肢すべきかと考えます．それどころか十分に機能肢とすることができるのです．でも機能肢とするための戦略については専門家編に譲るとしましょう．

　しかし，こういった挫滅切断を見た場合に重要なポイントは何かを知っていますでしょうか？　それは「どのように治療したら，どのようになるか」の予測ができることです．もし行く末が想像できないのであれば，できるだけ早く専門施設に搬送するのが得策です．

### 2　最低限血行再建を施行して，翌日には専門施設へ引き継ぎましょう

　さて，専門施設は容易には見つかりませんし，時間的余裕もないようです．そして，非専門家の先生方には，行く末が想像できないものの何とか血行を再建するだけの技術はあるかもしれません．そうした場合に緊急で何を行い，待機すべきでしょうか？

　とにかく再血行化が必要です．幸いにも切断レベルは前腕中央ですので末梢側の筋体は多くありません．vascular shuntを使用した早期血行化は必須ではなく，デブリドマン，骨の安定化の後に直ちに橈骨動脈と橈側皮静脈の再建に移りましょう．ここまで行うことができれば，翌日には転送することができます（翌日までには転送先を見つけることができるでしょう）．

### ❸ 骨短縮は機能再建に非常に有用です

　もう少し技術に余裕があれば，前腕の橈骨・尺骨とも5〜6cmほど短縮しプレートにて固定しましょう．短縮の程度は，第1に正中・尺骨神経が端々吻合できるレベル，第2に筋腱の縫合ができるレベルなどを目安に決定します．血管が端々吻合できることは重要ではありません．各組織の中で最も対処が簡単なのは血管です．血管は導管ですから，移植によって容易に再建が可能です．血行再開後は筋腱や神経を軽く合わせ，皮膚を粗に縫合し終了としましょう．

　さあ，血行が再開しました．再接合した指はピンク色です．ここまでやったからには自分たちで治療したい気持ちが湧いてくることでしょう．しかし機能再建は生易しいものではありません．神経の確定的再建，筋腱縫合，腱移行，皮弁術など，完遂はきわめて困難です．

　繰り返します．もし行く末が想像できないのであれば，できるだけ早く専門施設に搬送して下さい．

## 専門家のあなたへ

### ❶ 原則的に，major切断においてはすべての深部構造を一期的に再建します

　前腕切断ですがmajor切断ですので再血行化を急ぎましょう．非専門家の項でも記載しましたが，切断末梢側の筋体は少ないのでvascular shuntの必要性はあまりありません．神経・筋腱損傷レベルを観察しながら橈尺骨を数cm短縮し，プレート固定を行います．次に血管吻合により血行を再開させ，そして筋腱縫合です．損傷部が筋体レベルであっても屈筋群・伸筋群は必ず縫合すべきです．例え，腱と筋体の不十分な縫合になったとしても縫合は有効です．筋腱縫合の機会は受傷早期しかありません（後で縫合しようとしても，近位筋体の短縮と瘢痕化のために困難になります）．最後に正中・尺骨神経を吻合し，皮膚を粗く縫合していったん終了となります．ここまでを初日に無事に終えたとして，ここからが戦いです．

### ❷ 再接合後の二次合併症である深部感染を回避するには，早期皮弁術を施行することです

　再血行化に成功したとしても，急性期治療は終わりません．急性期・慢性期合併症発症に強く影響するのが，上肢major切断再接合部にしばしば認められる軟部組織壊死の問題です．通常，その程度は重く広範囲に及びます．この組織壊死に対する通常の保存的創管理法は効果がなく，感染や吻合血管の血栓や出血を生じる原因になります．感染が重篤かつ広範になれば緊急切断術の適応となりますので，患肢温存のためには壊死組織のデブリドマンと軟部組織再建が必要となります．major切断再接合術のどの程度に軟部組織壊死が生じているかについては，はっきりと記載されている論文は少ないのですが，自験症例では50％もの高率に軟部組織壊死が生じていました．すなわち，major切断には接合部軟部組織壊死がつきもので，ルーチンに皮弁術を考慮した方が良いと考えます．Datiashviliら[1]の報告によれば，軟部組織壊死を呈した症例において，皮弁術を施行しなかった6例のうち4例が再切断に至り，皮弁術を施行した7例は全例温存されたと述べられているくらいです．

皮弁術の適応は，組織欠損範囲が広範囲であればもちろんですが，例え壊死範囲が小さかったとしても，血管・神経・腱・骨が露出している場合，また血管吻合部に近接している場合には施行すべきです．皮弁術は遊離皮弁となりますが，その血管吻合部位は接合部位よりかなり近位で行う（損傷領域を避けるため）ために，ドナーの血管は長く採取しなければなりません．この目的にかなうのは遊離広背筋や前外側大腿皮弁などです．

　また皮弁の施行時期についてですが，この症例では再接合術後翌日に遊離皮弁術を施行しています．これほどまでに早く行うのは通常ではありませんが，2～3日以内には完遂する必要があると思います．

　さて，筋腱と神経を吻合し，その上軟部組織再建を十二分に行えば，後は積極的リハビリテーションです．この症例が獲得した手指の自動屈曲伸展能力は低いのですが，arcとして20～30°の可動域，そして自動屈曲力の獲得は日常生活動作（ADL）上非常に有用でした．筋体と腱を縫合する意味が後になって強く表れてきたのです．

### 文　献

1) Datiashvili RO, Chichkin VG: Flap transfer for complications of major limb replantation. Ann Plast Surg 31: 327-330, 1993

---

**COFFEE BREAK　もし一度でも失敗したら次はないと思いましょう**

　難しい治療を誰もがやる必要はありません．自分の前に患者が現れたからといって，そしてそこが大学病院だとか，救命救急センターだとかの理由で，手術を行うことは許されることではありません．訓練を積んで資格を得た医師のみが携わることが許されるのです．
　移植手術が色々な意味でうまくいかなかったとき，その不良な結果の原因が分からないことは最大の不幸です．原因が分からないこと自体が医師の力量不足です．自分の技量が原因で失敗した場合には次はないと思いましょう．

# CASE LEARNING 05

## 下腿近位部重度開放骨折の再建

## 症例提示（受傷時から再建まで）

**症　例**　20歳台，男性

### 受傷状況
交通事故受傷の右下腿開放骨折，全身状態は安定している．

### 初診時所見
受傷後直ちに当院へ救急搬送された．搬送時の局所所見としては，下腿近位から中央レベルの内側から後方にかけて20数cm長の開放創があり筋体の挫滅も高度な印象であった（図1-a）．足背動脈，後脛骨動脈は触知不良で，足趾のcapillary refillingも遅延していた．また足底の感覚はS1まで低下していた．X線画像では骨幹部中央1/3での骨折でAO分類42-B3であった（図1-b）．一見してGustilo分類 type ⅢB（/ⅢC）の下腿開放骨折と判断した．

### 初期治療
全身状態は安定しており，直ちに手術室にて洗浄処置と簡易的デブリドマンの後に創外固定器にて仮固定した．続いて後脛骨動脈を剝離したところ，動脈はspasticであるものの内膜損傷なく疎通性があり，待機することとした．続いて再度デブリドマンを施行したところ，前方・外側・浅後方・深後方の4つのコンパートメントすべてに挫滅損傷を認め，結果的に腓腹筋以外の筋体は強く挫滅され

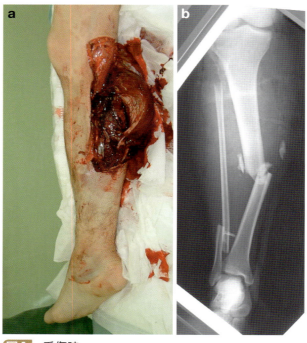

**図1**　受傷時
a：外観，b：X線画像

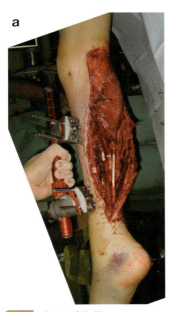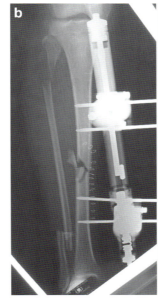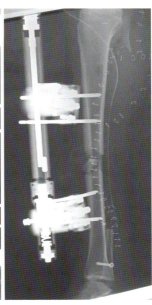

**図2** 初回手術後
a：外観，b：X線画像

ている印象であった．挫滅されている筋体のすべてを切除することはできず，可及的切除に留めた．後脛骨神経は連続性があり，回復が期待された．前脛骨動静脈は強く挫滅されており修復は困難であり，遊離皮弁のレシピエント血管に用いることは不可能な状態であった．疎通性を認めた後脛骨動脈は手術後半には良好に回復した（**図2**）．

### 経過

受傷翌日に血管造影を施行したところ，後脛骨動脈のみが開存していた（**図3**）．受傷2日後に2回目のデブリドマンにて挫滅筋肉の追加切除を施行した．その結果，腓腹筋，後脛骨筋以外の筋体成分を大部分除去した（**図4**）．また皮膚欠損は下腿内後方に15×25 cm大，神経は脛骨神経残存，動脈は後脛骨動脈のみ残存の結果となった．

受傷4日後，再建術を施行した．脛骨をプレートにて固定し（**図5**），軟部組織は反対側より遊離広背筋および前鋸筋を採取し，後脛骨動静脈に flow-through で吻合し移植した（**図6**）．術後，皮弁の血行トラブルおよび感染症併発なく経過，術後3ヵ月で髄内釘固定に変更した．受傷6ヵ月後に骨癒合を獲得（**図7**），杖なし独歩が可能となった（**図8**）．また，当初著しく低下していた足底の感覚もS4まで回復した．術後1年のISOLSスコアは24点であった．

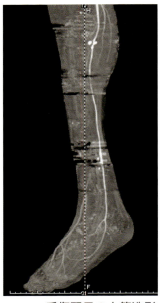

**図3** CT
受傷翌日の血管造影

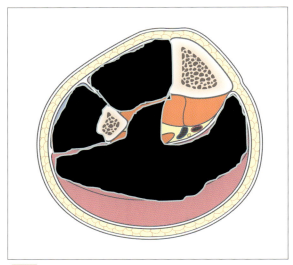

**図4** 切除した筋体（黒色部）

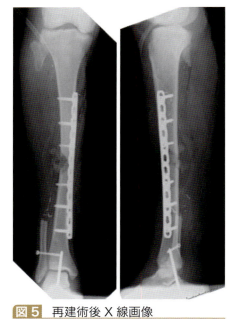

**図5** 再建術後X線画像
narrow locking compression plate（LCP）にて固定．

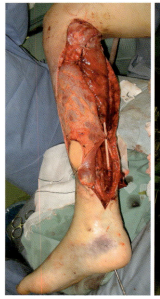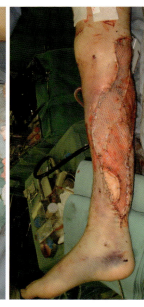

**図6** 再建術後外観
遊離広背筋および前鋸筋皮弁にて被覆．

05 下腿近位部重度開放骨折の再建　149

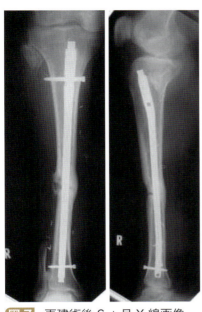

図7　再建術後6ヵ月X線画像
骨癒合の獲得.

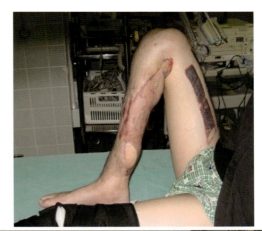

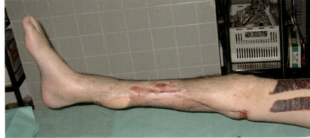

図8　再建術後6ヵ月外観

## 症例解説

**Point 1**　下腿遠位と下腿近位の開放骨折を区別していますか？
**Point 2**　下腿近位開放骨折のデブリドマン手法とは？
**Point 3**　下腿近位開放骨折に対する戦略は？

### 非専門家のあなたへ

#### 1　重度下腿開放骨折の中でも近位側の損傷はさらに重症度が上がります

　日常の外傷整形外科診療において，下腿開放骨折は治療する機会の多いものですが，Gustilo分類typeⅢBの下腿重度開放骨折は年間人口10万人に1人のまれな外傷です．人口20万人の都市で2人しか発症していないのですから，治療経験を積むことは容易ではないことは想像できるかと思います．そのまれな下腿重度開放骨折の中でも，下腿近位レベルの重度開放骨折は重症度の高い開放骨折です．

　何が問題の本質かというと，「筋体」の損傷が強いということです．下腿近位の重度開放骨折は下腿遠位の不全切断（Gustilo分類typeⅢC）よりも重症度が高いと考えても良いくらいです．

　AO軟部組織分類を知っているでしょうか（Basic Point 08参照）．下腿近位重度開放骨折ですと，通常でMT3あるいはMT4にもなるくらいです．ですから筆者は，この開放骨折を特別のものとして認識しています．

### ❷ MT 3/4 のデブリドマンは非常に困難です

　開放骨折の初期治療はデブリドマンと骨折部創外固定ですが，MT 3 あるいは MT 4 の筋体損傷を有する開放骨折のデブリドマンは非専門家にはほとんど不可能です．専門家でも初回デブリドマンで完遂することは無謀です．初期治療において開放創部を縦軸に延長し，創部から筋体の活性を確認してみましょう．筋体の活性が良好であれば幸運な症例です．しかし，損傷領域をすべて観察する，すなわち zone of injury をすべて観察することは容易なことではありません．すべてを観察した自信がない場合，また筋体の活性に疑念がある場合，簡易的デブリドマンに留め，翌日には専門施設へ搬送する手続きをとりましょう．これは「デブリドマン的緊急」です．

## 専門家のあなたへ

### ❶ MT 4 でも 2 回で確定的デブリドマンを完了させましょう

　前項で下腿近位部の重度開放骨折は筋体の損傷が強く，AO 軟部組織損傷で MT 3/4 以上になる可能性が高いと述べました．この症例はまさに MT 4 に分類される重篤な損傷であり，デブリドマンが極端に難しくなります．実際に初回のデブリドマンにおいて 50％程度しか損傷筋肉を切除することができませんでした．

　デブリドマンの対象組織の中でも皮膚，皮下組織，骨のデブリドマンは比較的容易ですが，筋体のデブリドマンが困難であることは専門家の皆さんであれば十分に認識していることだろうと思います．MT 4 のデブリドマンには損傷部を一塊に切除することが必要で，これが不十分であれば感染症を併発する可能性が非常に高くなります．通常より厳密に行うべきなのですが，これが非常に難しいのです．

　具体的にどのようなデブリドマン戦略をとるかというと，初回のデブリドマンで 50％，2 回目のデブリドマンで 80～90％を行うことを目標にするというものです．90％までデブリドマンが行えれば，3 回目には仕上げと骨軟部組織再建ができます．この戦略がスムースに行けば，この困難な損傷にも活路が見えてきます．

### ❷ 重症度が上がると fix and flap の時期を前倒しにする必要があります

　さて，デブリドマン戦略において重要なことは時間設定です．通常の重度開放骨折であれば 2 回目のデブリドマンの時期は初回の 48 時間後が通常で，さらに 1 週間以内に fix and flap という設定が一般的認識かと思います．それが本症例のような筋体損傷の強い症例ですと，より早期に時間設定をする必要があります．つまり 2 回目は初回の 24 時間後，そして 3 回目をその 24～48 時間後に設定するわけです．こうなりますと，受傷後数日で fix and flap が完遂されるわけですが，これが患肢温存の鍵となります．もしかすると重症なものほどデブリドマンを繰り返さなければならず，より回数と時間がかかるだろうと認識されているかもしれません．しかし，重度開放骨折における実際の戦略は逆です．Gustilo 分類 type ⅢB の中でも軽症なものは fix and flap までの時間に比較的余裕があるが，重症なものはより早期に決着をつける必要があるということです．これは非常に重要なポイントであると考えています．

### ❸ 重症度が上がると，軟部組織再建の完成度も高くする必要があります

　また軟部組織再建自体の方法ですが，通常よりも完成度を高くする必要があります．これは有茎皮弁よりも遊離皮弁が必要だという意味ですが，その理由は深層の組織活性がデブリドマン後も不十分である可能性が高いからです．デブリドマンが終了すれば後には活性化された組織が残存するというのは建前です．いくらかの不活性組織が残存する可能性は重症例において高いのです．

　ですから，下腿の近位軟部組織欠損において有茎の腓腹筋弁やヒラメ筋弁を用いることは，仮に可能だったとしてもきわめて慎重になるべきです．これを用いることができるのは，腓腹筋弁やヒラメ筋弁が健常な場合です．近位部 Gustilo 分類 type ⅢB では危険性が高いと考えるのが妥当でしょう．Guatilo 分類 type Ⅱ・ⅢA の治療後に合併した軟部組織欠損の場合と，今話題にしている受傷時 Gustilo 分類 type ⅢB を混同しないように注意したいものです．

　真の近位 Gustilo 分類 type ⅢB には必ず遊離皮弁が必要だと考えるべきです．レシピエント血管は膝窩動静脈より近位部に選定し，しかも軟部組織欠損を 100％以上被覆できる大きさの皮弁が必要です．不十分な大きさの皮弁は，辺縁の創治癒遅延から感染症を併発することは十分に想像できることでしょう．

---

**COFFEE BREAK　皮弁挙上のポイント：
その場所に慣れる，土地勘を取得する**

　皮弁挙上を安全に行うためには，血管茎の位置が分かっている必要があります．どこで重要な血管が出てくるのかが分かるということです．それさえ分かって，いったん血管が出てしまえば，後は損傷しないように剥離するだけです．

　「人は見ようとするものしか見えない」というでしょう．腓骨骨接合のときに「腓骨動脈の穿通枝」は気にしていませんよね．切っていますよね．でも，腓骨皮弁挙上の際にははっきりと同定できなければなりません．

　そのための最も良い訓練は屍体を使用して模擬手術を行うことです．でもすべての皮弁のcadaver study を行うことはできませんし，する必要もありません．「文献の渉猟で，どのような皮弁でも挙上できる」とは稲田有史先生の言葉ですが，それは地図を見ただけで，目的とする場所へたどり着ける土地勘のようなものです．訓練と集中力で会得しましょう．

# CASE LEARNING 06

## 上腕部切断の再建

### 症例提示(受傷時から再建まで)

**症例** 20歳台,男性

**受傷状況**

　自動車の助手席に乗車中,窓から左上肢を外に出していた際に対向車と正面衝突した.左上腕完全切断を受傷し,遠隔地のためヘリコプターにて当院へ搬送となった.到着は受傷後5時間を経過していた.

**初診時所見**

　搬送時,意識はクリアで呼吸循環状態は安定していた.左上腕中央部での完全横切断で局所挫滅損傷であった(図1,図2).

**初期治療**

　直ちに手術室に入室し全身麻酔を導入,受傷後5時間30分には手術を開始した.大まかな創洗浄とデブリドマンを施行後に,それぞれの切断端に上腕動脈と橈側皮静脈を同定した.局所挫滅であったこともあり,比較的容易に同定可能であった.

　まず末梢部の動脈と静脈にtemporary intravascular shunt(TIVS)tube(アンスロン®バイパスチューブ)を留置した.動脈側のチューブより低分子デキストランを滴下注入,静脈側からの還流を確認しながら計300 mLほど注入した.その後,動脈側のシャントチューブを中枢側の上腕動脈に繋ぎ,受傷後6時間10分で再血行化を開始した.その後,末梢静脈側から還流血の流出を認めた.還流血のカリウム(K)濃度が6.0 mEq/L以下であることを確認した上で,静脈側のシャントチューブを中枢側の橈側皮静脈に繋ぎ,還流を完全に再開した(受傷後6時間30分)(図3).

　その後,上腕骨断端を3 cm短縮し,プレートによる骨接合術を施行した.続いて上腕動脈の伴走静脈を吻合し,上腕動脈のチューブを外し静脈移植で吻合,最後に橈側皮静脈のチューブを外し,静脈移植で血管吻合を施行した.続いて正中・尺骨神経を神経移植なしで吻合し,屈筋群と伸筋群を縫合し,そして皮膚を粗に縫合し手術を終了した.総手術時間10時間,総出血量2,000 mLであった(図4).

**経過**

　術後の抗凝固療法は施行しなかった.再接合部の血行障害はなく,また再還流障害も認めなかった.術後の血液学的検査ではK濃度とクレアチニンキナーゼ(CK)の最高値はそれぞれ4/8 mEq/L,3,800 IU/Lであった.幸いにも接合部辺縁の創壊死はなく経過した.上腕屈筋群の収縮は認めず,再接合後3ヵ月経過時に有茎広背筋に

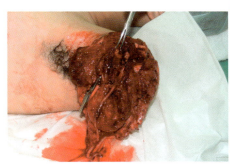
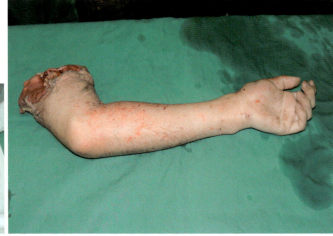

**図1　受傷時外観**

左上腕中央部での完全横切断で局所挫滅損傷である．

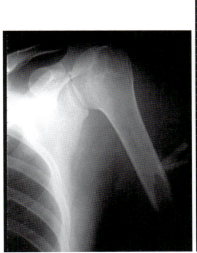
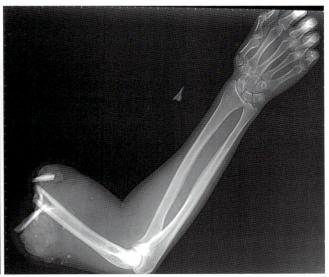

**図2　受傷時X線画像**

上腕骨の粉砕程度は低い．

よる肘関節機能再建術を施行した．

　以後，リハビリテーションを施行し，再接合術後12ヵ月経過時，肘自動可動域は0/100で，手指の自動屈曲によりフック動作が可能となり，日常生活では補助手として使用している．Chen grade Ⅲ，ISOLSスコアは13点となった（**図5**）．

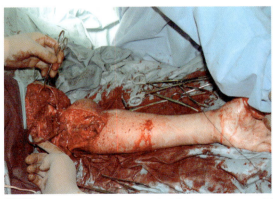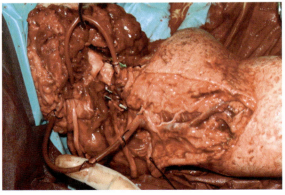

図3 TIVSにて再血行化（受傷後6時間30分）

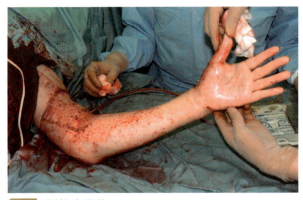

図4 再接合術後

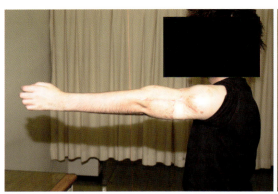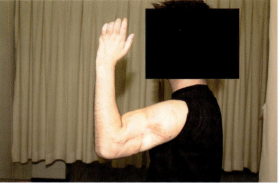

図5 受傷後12ヵ月

症例解説

> **Point 1** 上腕部切断において再接合術の適応はどのように考えれば良いでしょう?
> **Point 2** 早期血行再開のための戦略は?
> **Point 3** 機能四肢となるための戦略については?

## 非専門家のあなたへ

　四肢の切断は,救急処置室に搬送されてくる整形外科外傷の中でも最も強いインパクトを患者自身と医療スタッフに与えます.人生をまったく変えてしまうかもしれない怪我を負った人が皆さんの前に現れたのです.このような外傷に出会う機会は整形外科医人生の中でもめったにあることではありません.慌てず毅然として対処できるように,この章をお読みいただければ幸いです.

### 1　上肢切断は再接合術の適応です

　四肢の切断の中でも上肢切断は下肢切断と異なります.成人の下肢切断再接合は義肢の機能に遠く及ばないために断端形成術が適応になることはご存じと思います.しかし,上肢切断は義肢の機能が悪いため,再接合術が強く勧められています.しかも,再接合された上肢は機能しなければなりません.この難題を,運ばれた病院に勤務する皆さんは背負わなければならないのです.

### 2　早期再血行化のためには「戦略」が必要です

　上肢 major 切断の中でも上腕切断は前腕切断と異なり還流障害の危険性が高く,阻血許容時間が短いことが知られています.それは筋組織を多く含むためであり,少なくとも6時間以内,可能であれば4時間以内の再血行化が求められます.これは非常に大きな問題です.大急ぎで血行再建が可能な医師を召集するか,専門施設に搬送しなければなりません.本症例における時間経過に注目してください.病院到着が受傷5時間後でその30分後には手術室に入り,そしてその40分後には血行が再開されているのです.いかに急いでいるかを想像して下さい.

　さて,阻血の問題が解決された後には感染回避の問題,そして機能再建の問題へと続きます.血行再建が終了しても治療はまったく終了していないことを認識し,治療法が想定できなければ直ちに専門施設に転送することを考えなければなりません.

## 専門家のあなたへ

### 1　早期再血行化の「戦略」として vascular shunt を利用しましょう

　早期血行再開のためには戦略が必要です.どんなに優れた術者が急いで血管を吻合したとしても,手術開始から2時間は必要です.通常の専門家であればさらに時間を要します.また,受傷からすぐに搬送されてくるとは限りません.転送症例,あるいは地域外からの搬送であればすでに2〜3時間を経過しているかもしれません.本症例ではすでに5時間を経過していたのです.これでは,理想的阻血許容時間である4時間の壁どころか,最低阻血許容時間6時間の壁を破ることも容易ではありません.しかし,安心してください.幸いにもこの状況を打開する戦略として vascular shunt があります.

　ここで今一度確認しておきたいと思います.筋体が含まれる中枢レベルの上腕切断では vascular shunt が必須ですが,前腕遠位レベルではそうではありません.切断末梢部

が小さいために吻合対象となる血管にも余裕がありません．vascular shunt を施行することで末梢血管をさらに損傷し，血管吻合を困難にするかもしれません．筆者は前腕切断の場合は，vascular shunt を施行せずに，できるだけ早期に血管吻合に取りかかるべきだと考えています．

### ❷ 2つの vascular shunt の適応を明確化しましょう

さて，『Basic Point 07』でも触れられていますが，vascular shunt には2種類あります．それは損傷血管の間にチューブをインターポジションする temporary intravascular shunt（TIVS）と，送血路を健常部に求めて損傷部より末梢の血管に送血を行う cross limb vascular shunt（CVS）です．

上腕切断にはどちらを使用すべきでしょうか？ 切断例ですと断端部が大きく露出しており，断端部に動脈・静脈を同定しやすく，また静脈還流路再建が必須です．これは TIVS の良い適応であり，その最大の理由は静脈還流のコントロールが同時に可能だからです．おそらく専門家であれば，ほぼ30分以内に血行再開が可能となることでしょう．

一方，膝関節脱臼に伴う動脈損傷などの開放性損傷（軟部組織損傷）の強くない脱臼・骨折などでは，損傷部の血管同定に時間を要しますし，幸いにも静脈還流が保たれています．そこで，健側の大腿動脈から損傷肢の末梢動脈へチューブを繋ぐ CVS の良い適応であるといえるのです．

さて，この TIVS を適切に用いれば，静脈還流も適切にコントロールができ，大量出血に伴う acidosis，凝固能異常，低体温を回避することができます．多発外傷合併例でなければ，四肢 major 切断治療で ICU 管理が必要であった症例は個人的にはありません．

### ❸ 上肢切断再接合では機能再建術の追加を考慮しましょう

難しいことに，上腕切断再接合術においては機能四肢となるように機能再建術を追加する必要があります．最低限必要なことは肘関節の自動可動性と手掌部の感覚，そして手指のフック機能です．接合部での筋肉縫合は回復の可能性がありますので必ず施行すべきですが，神経筋接合部が損傷されていますと回復は望めないでしょう．その際には有茎広背筋移植術はきわめて有用な再建手段です．とくに接合部の軟部組織欠損も併発している場合などには，軟部組織被覆と肘屈曲機能の両方を再建することができます．手掌部の感覚と手指のフック機能の回復には正中・尺骨神経の回復が鍵となります．骨短縮によって神経の端々吻合を心がけるべきです．

腕神経叢損傷例に施行する機能的筋移植をどのように再接合術症例に応用すべきかについては興味ある話題です．機能的筋移植は理論的には十分可能ですが，損傷によって瘢痕化している四肢に対する応用は現実的には非常に厳しいと思います．技術的に優れた医師がきわめて早期に施行すると可能かもしれませんが，今後の課題といえるでしょう．

# CASE LEARNING 07

## 下腿完全切断の治療を考える

### 症例提示（受傷時から再建まで）

**症例** 20歳台，男性

**受傷状況**

バイクに乗車中カーブを曲がりきれず転倒，ガードレールに激突し左下腿を近位部レベルで切断された．近医搬送時意識クリアで呼吸循環状態は安定，全身CT検索にて他部位損傷を認めなかった．初期治療後に当院へ転院搬送となった．

**搬送時所見**

当院搬送後，直ちに手術室へ入り処置を開始した（受傷より約4時間経過）．切断下腿の近位部は局所の挫滅を強く認めたが，遠位部断端の挫滅は少なかった（**図1**）．断端での神経・脈管などの確認が比較的容易と考えられ，足底感覚などの機能温存が可能と判断し，下腿の再接合術を行うことにした．X線画像では下腿近位1/5レベルの損傷で骨の粉砕は軽度であった（**図2**）．

**初期治療**

① 簡易的デブリドマン施行後にtemporary intravascular shunt (TIVS) tubeを用いて血行を再開した（阻血時間5時間）（**図3**）．

② 続いて脛骨断端の骨切除をそれぞれ2 cmずつ施行（計4 cm），さらに皮下，皮下組織，筋体のデブリドマンを追加した．脛骨近位・遠位を創外固定し，腓骨にKirschner鋼線を刺入し固定した（**図4**）．

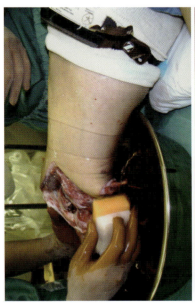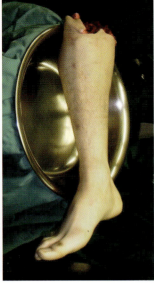

**図1** 受傷時外観
断端は局所挫滅で，遠位部は温存されていた．

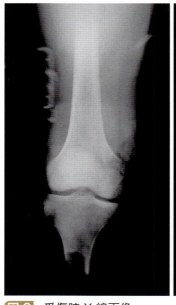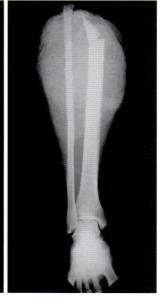

**図2** 受傷時X線画像
骨粉砕は軽度である．

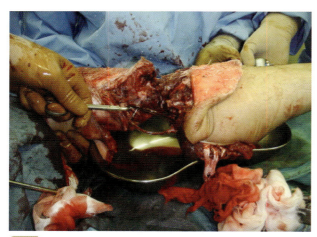

**図3** TIVSにて血行を再開（阻血時間は5時間）

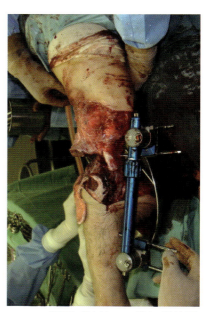

**図4** 再デブリドマン後に創外固定設置，神経血管束の吻合を施行

③膝窩動脈と伴走静脈（2本）を静脈移植にて吻合，脛骨神経は局所挫滅が認められるものの端々吻合可能であった．伸筋群・屈筋群を可及的に縫合し，さらに皮膚を可及的に縫合した（**図5**）．

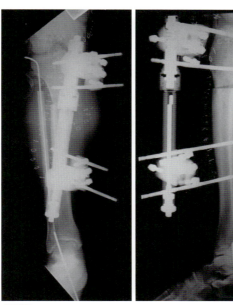

**図5** 再接合術後X線画像

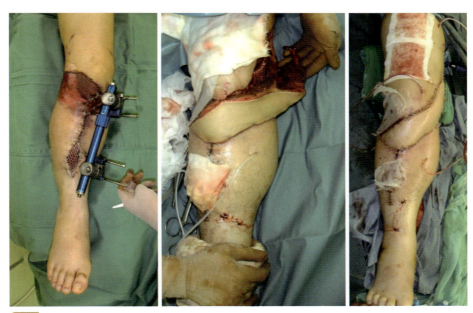

**図6** 再接合術後5日：遊離広背筋皮弁で軟部組織を再建

## 経過

　術後の再還流障害および血行障害は認められなかった．再接合部の皮膚に壊死を認めたため（6×12 cm），術後5日目に遊離広背筋皮弁にて軟部組織を再建した（**図6**）．また脛骨の固定を髄内釘固定に変更した（**図7**）．遊離皮弁は血行障害なく生着した．以後，術創部の経過は良好であった．

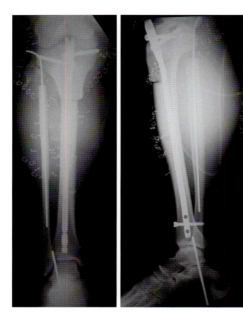

図7 再骨接合術後 X 線画像
再接合術後 5 日.

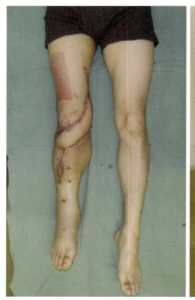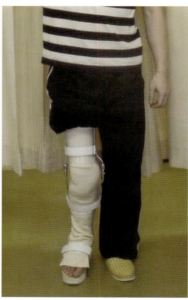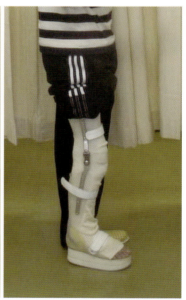

図8 再接合術後 3 ヵ月
装具装着下に疼痛なく T 字杖歩行が可能.

　術後 3 ヵ月経過時には装具装着下に，疼痛なく T 字杖歩行が可能となった．以後，リハビリテーションを施行しながら骨延長術施行の計画を立てていた（図8）．6 ヵ月経過時，再接合下肢の感覚がなく disability が強い（ISOLS スコア 12 点，fair）ことより，再切断術の申し出があった．幾度となく患者およびその家族と話し合いを行い，術後 7 ヵ月で膝下再切断術を施行し，その 1 ヵ月後には義肢装着下に独立歩行が可能となった．

## 症例解説

> **Point 1** 下腿切断において再接合術の適応はどのように考えれば良いでしょう？
> **Point 2** 合併症, 再切断を回避するための戦略については？
> **Point 3** 機能四肢となるための戦略については？

### 非専門家のあなたへ

#### 1 成人の下腿完全切断は再接合術の適応がほとんどありません

四肢の major 切断は先進国である日本ではまれですが, その中でも再接合術を考慮できる（それくらい損傷状態が良い）下腿切断はきわめてまれです. このようなまれな損傷をいかに治療すべきかの哲学と戦略を有している医師は, 今の日本にはほとんどいないでしょう. であるからこそ, 本症例の経験を共有することで追体験してほしいと思います.

下肢切断は上肢切断と異なります. また, 再接合術を考慮できる上肢切断は下肢切断よりも多く発生しています. 上肢切断は義肢機能が悪く, また再接合における合併症も少ないために再接合術が推奨される, ということを聞いたことがあると思います.

しかし, 下肢切断再接合はそうではありません. 多発外傷に伴うことの多い下肢切断はそもそも再接合術の適応が少ないばかりか, 感染, 偽関節, 脚短縮などの合併症が多く, それゆえに再切断率も高いといわれています. 一方で, 下肢の義肢機能が高いことは, 義肢のアスリートがいることからもよく認知されています.

すなわち, 下肢切断再接合術の垣根は非常に高いということです. 下肢切断の臨床経験の多い東南アジアからの報告でも, 再接合術は適切な技術とシステムを有する施設が, 選ばれた患者に対して行わないと決して成功しないと述べられています.

治療とはチャレンジするものでは決してありません. 日本の救命救急センターに所属している「四肢切断治療の経験がない医師」には, 搬送されてきた下肢切断の治療手段を判断することは容易ではありません. おそらくは, 下肢切断再接合術が「妥当なレベル」で成功する施設は日本ではまれであると思います. 現状では, 小児のギロチン切断（鋭的切断）でもない限り, 断端形成すべきであるというのが適切な判断でしょう.

この状況から脱却するには, 大きな四肢外傷再建専門施設を設立し, 患者を集約するしかないのです.

### 専門家のあなたへ

#### 1 成人下肢切断再接合術が妥当に成功するためには？

さて, ここでの話は, 皆さんが十分な技術と判断力を持ち, そして患者の治療をサポートするインフラストラクチャーやシステムが整ったと仮定して, どのような治療をどのような考えのもとに行えば妥当な結果が得られるかを考えてみたいと思います.

「非専門家」の項で下肢切断再接合術には多くの問題点があることを述べました. 下肢切断は機械による上肢切断と異なり, 交通事故に伴うことが多いので, 多発外傷になりやすく全身状態が不良です. 断端の挫滅は強く, 再接合後にも容易に壊死を起こし, 適切な処置を取らなければたちどころに深部感染を生じます. 偽関節や脚短縮は必発であり, 早期に対策を講じなければ再接合術として成り立ちません.

下肢切断再接合術を行うということは「これらの問題をすべて解決する」ことと同意義なのです．重度四肢外傷治療の中でも，これほど難しいものはありません．それでは，どのようにしたら解決することができるのかを考えてみましょう．

### ❷ 成人下肢切断再接合術の適応とは？

まずは，下肢切断再接合術の適応を認識することから始まります．勝てない治療に挑戦することは「勇気ある行為」ではなく「愚かな行為」です．決してそのような選択をしてはいけません．皆さんが接合術を考慮しても良い患者とは，①肉体的・精神的に健康であること，②近位関節である膝関節の可動性が温存されていること，③足関節以下がほぼ完全に温存されていること，そして④脛骨神経が端々吻合により回復可能であること，以上の4つを満たす患者です．下腿骨幹部中央の骨軟部組織が挫滅されていることは，あまり問題ではありません．

### ❸ 成功の方程式

さて，それでは上記の患者において，下肢切断再接合術が成功するための戦略について解説しましょう．

①まずは許容阻血時間内での再血行化を獲得するために vascular shunt を使用します．この場合，cross limb vascular shunt（CVS）ではなく temporary intravascular shunt（TIVS）を用います．それは断端が完全に露出していることと静脈還流のコントロールに適していることからです．しかし，容易には断端に血管が見つからない場合や，阻血時間が長い場合には CVS が適していると主張する意見があるかもしれません．しかし，そのような場合にはそもそも下肢切断再接合術は適当ではないのです．

②上肢の場合と同様に骨短縮を行います．それは足底感覚を再獲得するために脛骨神経の端々吻合が必要条件だからです．下腿長の1/3までの短縮（ほぼ10 cm）は積極的に許容します．これにより屈筋群・伸筋群の可及的端々吻合も可能になるかもしれません．

③接合部の軟部組織壊死から生じる深部感染を解決するには，早期遊離皮弁術施行は必須です．再接合術では断端の皮膚壊死はほぼ必発です．決してデブリドマンと持続陰圧閉鎖療法（NPWT）で待機してはいけません．必ず不幸な結果が訪れます．皮弁術施行は可能な限り72〜96時間以内に，遅くとも1週間以内に施行するべきです．

④脚長の回復のために Ilizarov 法による骨延長を行います．上肢と異なり下肢長差は許容されません．下肢長差の大きい再接合術は義肢の機能に遠く及ばないのです．

⑤身体的・精神的サポートの導入が必須です．この困難な治療は決して順調には行きません．強力なリハビリテーションの導入と，精神的サポートの介入が必須です．

本症例においては，上記のほとんどがクリアされたまれな例であったと考えています．それにも関わらず，再切断という結果になってしまいました．おそらくはこの困難な治療を一緒に歩むためのサポートが足りなかったのではないかと考えています．患者は行く末についてとてつもなく不安だったのです．

このように難しい治療が日本の救命救急センターで可能であるとは考えられません．ですから，日本には「四肢外傷再建専門施設」がどうしても必要なのです．

# CASE LEARNING 08

## 全身状態が不良な重度足部外傷患者の治療戦略：いつ，どのように再建すべきか

## 症例提示（受傷時から再建まで）

**症例** 20歳台，男性

### 受傷状況と搬送時所見

自宅の5階から飛び降り受傷し当院へ搬送となった．搬送時出血性ショックを示し，大量補液下に全身検索をした結果，L4/5腰椎脱臼骨折，横突起骨折，腰動脈損傷および両側の踵骨粉砕開放骨折を認めた．輸液・輸血のみでは血行動態が安定せず，出血コントロールのため腰動脈塞栓術を要した．腰動脈塞栓術後，大量輸血からは離脱したものの，血行動態が安定するまでには至らず，収縮期血圧60～80 mmHgで経過した．

### 四肢外傷内容

両踵骨部は外観上，内側足底部と踵部に骨露出を伴う皮膚欠損を認め，軟部組織の挫滅・剥脱が高度であった（**図1**）．足部X線画像では，両側踵骨の高度粉砕骨折を認めた（**図2**）．

### 四肢外傷初期治療

腰椎・足部とも循環動態不安定のため手術室入室は困難であり，救急処置室で洗浄とデブリドマン，外固定のみを施行するに留めた．集中治療室での全身管理にて徐々に全身状態は改善したが，連日ベッドサイドでの洗浄処置を施行した．

### 経過

全身状態が安定した受傷12日後に，腰椎後方固定術を施行した．その際に両踵骨部に対して洗浄とデブリドマンを追加した．壊死骨・皮膚・皮下組織のデブリドマンを可及的に行ったところ，右側は15×20 cm大，左側は5×10 cm大の入り組んだ軟部組織欠損を生じた（**図3**）．これは初診時に予想されたよりも広範囲の組織欠損であり，また創部からは臭気のある滲出液が認められ，創感染を合併していた．

肉芽組織の増生の後に皮膚移植を行う保存的治療法では創治癒は困難であり，また長期間の治療が必要になると推察した．感染を制圧し短期間に創治癒を完成させるため，筋弁術を用いた創再建が必要と判断した．受傷16日後に，片側の遊離広背筋・前鋸筋弁を採取し，右踵部には広背筋を，左踵部には前鋸筋を移植した（**図4**）．術後の血行トラブルなく筋弁・移植皮膚とも生着し，感染症も鎮静化された．

以後，全身・局所状態とも経過良好で，術後3ヵ月には歩行器歩行可能となりリハビリテーション病院に転院した．術後1年経過時，足部に移植した軟部組織にやや肥大を認めるものの筋体部分は徐々に退縮し，また足底皮膚の破綻も認めていない（**図5**）．

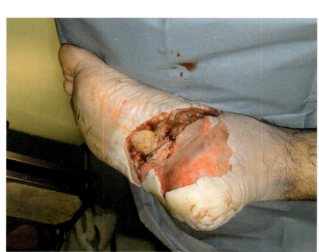
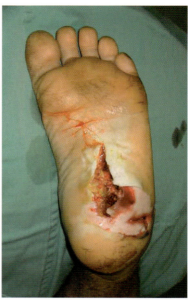

**図1** 初診時外観

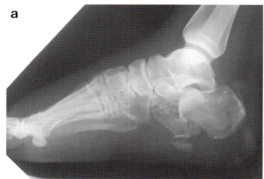
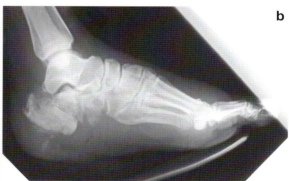

**図2** 初診時X線画像
a：右側，b：左側．両側とも踵骨は高度に粉砕．

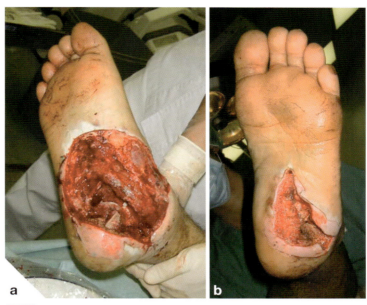

**図3** 受傷12日後，第1回目手術後外観
a：右側，b：左側．当初の予想より広範囲の軟部組織壊死を生じ，感染も伴っていた．

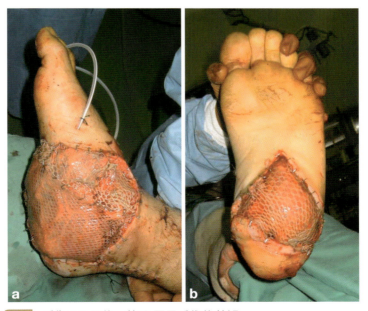

**図4** 受傷16日後，第2回目手術後外観
a：右側は遊離広背筋弁，b：左側は前鋸筋弁により創閉鎖した．

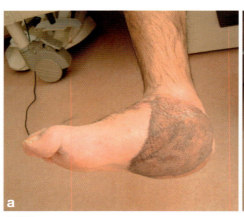
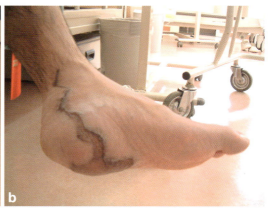

**図5** 受傷12ヵ月後外観

a：右側，b：左側．肥大していた筋体部分は退縮した．また足底皮膚の破綻も認めていない．

> **Point 1** 全身状態が不良な患者における重度四肢外傷の治療は，いかに考えるべきでしょう？
> **Point 2** 四肢機能を取り戻すための再建戦略はどのようなものでしょう？

## 症例解説

### 非専門家のあなたへ

#### 1 多発外傷に合併する重度四肢外傷を治療する

　本症例のような高所転落損傷では，重度の下肢外傷と体幹外傷を合併することはよく見受けられます．この場合，遷延する出血性ショックや呼吸器損傷による酸素化不全などを合併し，重度四肢外傷の治療に容易には取りかかることができません．また，局所の損傷状態が全身状態不良により悪影響を受け，結果として損傷がより広範囲に進展することがあります．

　このような状況では単独損傷とは異なった考え方をする必要があり，その実際の戦略はアルゴリズムで示すことができるような画一的なものではありません．毎日創部を観察し続け，できうる範囲の局所ダメージコントロールを行い，きたるべき再建に備える姿勢が求められます．今回提示した症例は，全身状態が不良で軟部組織損傷状態も不良な両側踵骨粉砕開放骨折例です．どのように治療を進めていけば良いでしょう．

　現在の集中治療管理能力を用いれば高い確率で救命がなされます．すなわち，どのようにひどい状況でも，常に機能的ゴールを想定することが必要です．救命が当初の目的ではありますが，患者が社会生活をしていくための治療が後手に回ってはいけません．

　本症例の場合，機能再建において最も根幹にあるのはL4/5の腰椎脱臼骨折です．このレベルは馬尾神経レベルですので，最悪でも下肢機能は温存されます．そこで重要なことは，両側踵骨の挫滅開放骨折においてどのように感染をコントロールし歩行に繋げるかということになります．

　全身状態が安定化し再建の機会が訪れるまで，辛抱強く洗浄を続けながら機会を伺うのです．毎日見続けること，そして考え続けること，その上で専門家と話し続けることが大切なのです．

### 専門家のあなたへ

#### 1 重度足部外傷が多発外傷に伴うと，治療がさらに困難になります

　下肢の中でも下腿遠位部および足部は軟部組織の余裕に乏しく，骨折時に容易に開放創となり軟部組織欠損を生じます．また，上肢損傷に比較して創縁壊死や感染，難治性潰瘍を合併して治療に難渋することもまれではありません．結果として長期間の加療を要することとなり，単独損傷であったとしても治療困難な損傷の1つです．しかもその上に，全身状態が不良となれば，単独損傷とは別の問題が生じ，さらに治療が困難になります．

　問題の1つは不良な全身状態により局所の創が悪影響を受け，損傷が広範囲に進展することであり，もう1つは局所の再建術によって全身状態が再度悪化する可能性があることです．四肢に対するしっかりとした治療を行いたいけれども，全身状態にはそれほどの余裕がないかもしれません．また全身状態が完全に落ち着いたときには，すでに四肢の損傷は不可逆的になっていることも考えられます．

#### 2 救命と機能再建のバランス

　救命を四肢救済に優先させるのは当然のことです．手や足の損傷に拘泥し，全身状態を悪化させることがあってはならないでしょう．しかし，救命に過敏になるあまりに局所治療が消極的になってしまうこともよく見受けられることです．より高いレベルの予後を目指すには，全身管理と同時に治療初期からの積極的な局所管理が必要で，常に再建の機会をうかがう姿勢が必要です．さらに低侵襲で速やかなバランスの取れた局所再建を行う力量が求められます．これは容易なことではありません．

　本症例では，ベッドサイドでの連日の創洗浄とデブリドマンを繰り返していましたが，局所状態は徐々に悪化していく結果となりました．受傷12日後にデブリドマンを施行した際の術中所見でも，両側とも当初の予想より広範囲の軟部組織・骨片が壊死に陥っており，局所の感染も伴っていました．血行動態の安定化に難渋し全身状態を早期に改善できなかったことに加え，軟部組織再建が遅延し局所の環境を改善できなかったことが組織の活性をさらに低下させ，二次損傷を進展させたのです．両下腿切断も止むなしの意見も出始めました．

#### 3 悪い状況を変える起死回生の手段は，やはり組織移植です

　しかし，もしあるとすれば，どのような治療手段があるのでしょう．慢性骨髄炎治療には筋皮弁による創充填が局所状態の改善に有効であることは広く知られています．筋皮弁により局所血流が改善し，組織の酸素分圧が高まり，さらに白血球機能が増強され感染の抑止に有効であると考えられています．筆者も，局所環境を改善し，創の状態を積極的にコントロールすることで，組織の低還流・低酸素による二次的な損傷の拡大を予防できるのではないかと考え，本症例に筋皮弁を選択しました．幸いなことに，広背筋および前鋸筋弁移植が感染を鎮静化させ，速やかな創治癒を得ることができました．

　回復は目を見張るようでした．坂を転げ落ちるように悪化することもあれば，その逆のパターンもあることを経験しました．全身状態が落ち着き，リハビリテーションを開始することができ，歩行可能となり，精神的にも落ち着き，そして社会へと戻っていったのです．

# CASE LEARNING 09

## 下腿近位部重度開放骨折に対する骨軟部組織再建

### 症例提示（受傷時から再建まで）

**症例** 60歳台，男性

**受傷状況**

バイク事故にて受傷，当院搬送時意識清明で体幹臓器損傷はなく，バイタルサインは安定していた．

**損傷内容**

左下腿は近位前内側に 25 cm 長の開放創があり，下腿後面にも数 cm 長の開放創が 2 ヵ所存在していた．また内側から後面にかけて皮膚剥脱が存在していた．足背動脈および後脛骨動脈は触知しなかったが足部の血行は何とか保たれており，足底の感覚も正常ではないものの存在していた．下腿の X 線画像では脛骨外側高原骨折（AO 分類 41-B3）および脛腓骨近位骨幹端部粉砕骨折（AO 分類 42-C3）が認められた（**図1**）．

**初期治療**

緊急手術を施行．デブリドマンを施行した結果，筋体の損傷が著しく前方コンパートメント筋の全挫滅と前脛骨動脈の断裂を認め，さらに後方コンパートメントにおけるヒラメ筋とおよび腓腹筋内側頭の挫滅を認めたが，後脛骨動静脈・神経は温存されていた．外側および深部コンパートメントはおおむね温存されていた．大腿遠位から脛骨遠位まで創外固定を施行し終了した（**図2**）．

**経過**

受傷 3 日目，再建術（fix and flap）を施行した．骨接合は脛骨外側高原骨折を整復しスクリュー 2 本にて固定し，さらに外側より

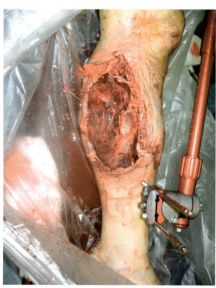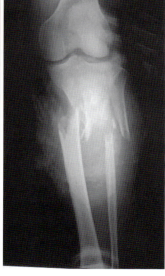

**図1** 受傷時外観および X 線画像

09 下腿近位部重度開放骨折に対する骨軟部組織再建　169

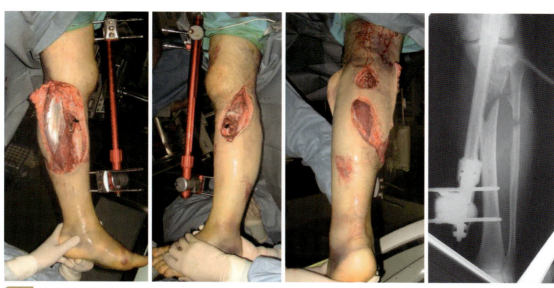

図2　初回手術終了後

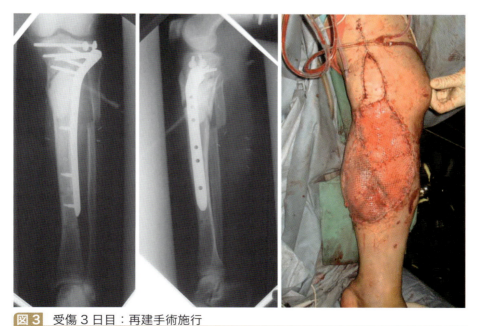

図3　受傷3日目：再建手術施行
骨接合（抗菌薬入り骨セメント留置＋遊離広背筋皮弁移植）．

LISS（less invasive stabilization system）にて固定した．脛骨近位には巨大な骨欠損が生じ，抗菌薬入り骨セメントを充填した（Masquelet 法）．下腿近位内側を中心に広範な軟部組織が欠損しており（15×20 cm 大），遊離広背筋を移植し再建した．レシピエント血管は大腿動静脈の内側広筋への筋枝に吻合した（図3）．

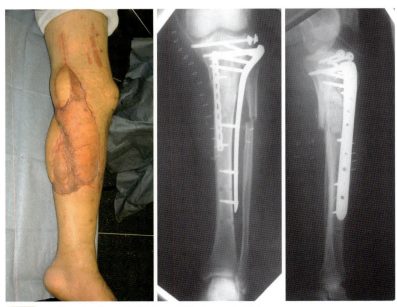

**図4** 受傷8週後：骨移植＋内側プレート追加

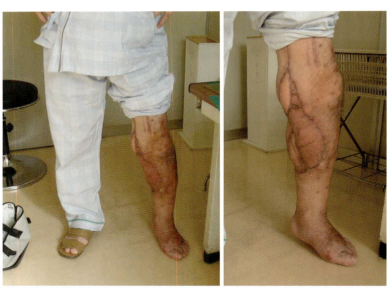

**図5** 受傷3ヵ月後：独歩可能

　術後の血行トラブルおよび感染などは生じず，創は一次治癒した．術後早期より足関節以下の可動訓練を開始し，1週間後より歩行訓練を開始した．

　受傷2ヵ月後，脛骨近位の巨大骨欠損に対して自家海綿骨および人工骨を移植し，内側にプレートを追加し固定した（**図4**）．受傷3ヵ月で両松葉杖にて歩行可能となり，自宅退院となった（**図5**）．さらに受傷6ヵ月経過時に骨癒合は完成し，完全独歩可能となった．受傷後12ヵ月，ISOLSスコア25点である（**図6**）．

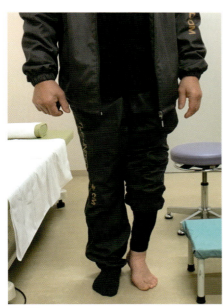
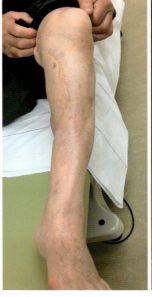
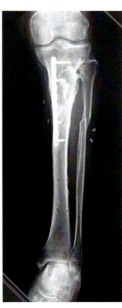

**図6** 受傷12ヵ月後：ISOLS スコア25点

## 症例解説

**Point 1** 初期治療における注意点は何でしょう？（非専門家が初期治療に取り組んだ際のポイント）
**Point 2** 専門家がデブリドマンをする場合のポイントは何でしょうか？
**Point 3** 骨軟部組織欠損再建の戦略はどのように考えると良いでしょう？

### 非専門家のあなたへ

#### 1 下腿遠位部損傷と近位部損傷の差異を認識しましょう

　今までも言及したかと思いますが，下腿開放骨折において同じような外力で同じような骨損傷と皮膚損傷が生じたとしても，遠位部と近位部では重症度は異なります．近位部では筋体が多く含まれるため，重症度が高くなるのでした．それは，より困難な筋体のデブリドマンを，より厳密に施行しなければならないということです．それに比べて，筋体の少ない遠位部では，汚染が強くない限りそれほど厳密な処置は必要ありません．

　遠位部骨折ですと初期治療を担うのが非専門家であったとしてもそれほど問題がないわけですが，近位部骨折ですとそうはいきません．おそらくデブリドマンは不十分に終わります．不十分なデブリドマンは組織活性のない筋体を残すことになり，それは細菌の培地となり，結果的に重篤な感染を引き起こしてしまいます．つまり，下腿の開放骨折の中でも近位部は，身構えないといけないということです．

#### 2 初療時には非専門家でもできるデブリドマンを，ダメージコントロールとして行います

　しかし，開放骨折の患者が夜中に搬送されてきたとき，常に専門家が待機しているわけではありませんし，その必要もないと思っています．初期治療を担当するのが非専門家であっても問題ないように，筆者は常日頃こう言っています．

「時間外で行うのは，局所のダメージコントロールです．それは血行を回復させ，汚染をコントロールし，骨を安定化させることです」

血行再建は難しいのですが，創洗浄と創外固定のできない整形外科医はいないでしょう．しかし，デブリドマンはやはり不十分に終わります．そこで，続いてこう言っています．

「デブリドマンが不十分なことは仕方がありません．ですから必ず次の日の日勤帯にはもう一度デブリドマンをする予定を組むのです」

ですから，重度開放骨折では，それも下腿近位部の重度開放骨折では，2nd look は 12 時間後なのです．

本症例は専門家が初期治療でデブリドマンを施行しましたので，セカンドデブリドマンを割愛し，すぐに再建（fix and flap）に移行しています．しかし，初期治療に専門家がいなくとも，翌日にデブリドマンを施行すれば，受傷 3〜4 日目には再建（fix and flap）できます．12 時間後にもう一度デブリドマンを施行すれば，治療の質は保たれるのです．

## 専門家のあなたへ

### 1 受傷翌日には確定的デブリドマンを施行しましょう

さて，専門家のあなたは，少なくとも受傷翌日には確定的なデブリドマン（再建の前段階）を行わなければなりません．下腿近位部レベルの重度開放骨折のデブリドマンは難しいと述べました．皮膚のデブリドマンは難しくありません．皮下や骨のデブリドマンも難しくありません．難しいのは筋肉のデブリドマンです．とくに筋体が挫滅していると，専門家でさえ切除すべきか残すべきかに悩まされます．4 つの C（Color, Consistency, Contractility, Capacity of bleed）を基準に切除するのはその通りなのですが，1 つ重要なポイントを挙げるとすれば，「損傷されて分節化している筋組織を切除し，後に塊のみを残すように心がける」ということです．そして，その塊の表面から鮮紅色の出血が認められれば良しとします．

### 2 確定的デブリドマンが終了すれば，自ずと再建計画は立ちます

デブリドマンが綺麗に施行できれば，何が欠損して何が残存しているのかが明らかになります．それを表に記録するわけですが（『Basic Point 09』参照），その表を作成することができればどの方法で再建するのかが自ずと明確化してきます．

本症例の場合は，「前方コンパートメントの筋は全挫滅，前脛骨動脈の断裂，後方コンパートメントにおけるヒラメ筋および腓腹筋内側頭の挫滅，後脛骨動静脈・神経の温存，外側および深部コンパートメントの温存……，脛骨近位部骨折 AO 分類 42-C3 で 6cm の楔状骨欠損」というわけです．専門家は今までの再建法の引き出しと文献の知識から，骨をいかに再建して，軟部組織をどう再建するのか，その候補がいくつか自然に頭に浮かんできます．その中で何を選択し，どのように実践するかを熟慮し決定します．

### 3 骨軟部組織再建の方法は一つひとつ手順を踏んで論理的に考えていきましょう

さて本症例における軟部再建はどうでしょう？ これほどの大きさと死腔を充填する

ことを考えると皮弁は大きな筋皮弁が必要ということになり，それは広背筋皮弁が適当だということになります．レシピエント血管は損傷の及んでいない大腿部に求めるのが順当で，距離的にも静脈移植をしないでも吻合は可能なようです．本症例では大腿動静脈の内側広筋枝に吻合しましたが，通常，動脈は大腿動脈に端側吻合，静脈はその伴走静脈に端々吻合が最も標準的でしょう．

　次に骨の再建です．骨欠損は 6 cm と大きいですが形状は部分骨欠損です．これを Ilizarov 法で治療するとしますと，分節状の欠損にしなければならなくなり，無駄が多すぎますね．また，脛骨の近位部ですのでプレート固定が膝可動域訓練に有利です．また，骨幹端部ですから移植骨による骨癒合は，骨幹部より比較的容易であると判断されます．血管柄付き骨移植はドナー側の弊害が強く，本症例は新鮮例でありまだ感染を伴っているわけではないので血管柄付き骨移植の必要性は少ないと考えるべきです．すなわちプレート固定に Masquelet 法を選択するのが適しているというわけです．

　このように，一つひとつ手順を踏んで治療法を考えていけば，自然と適切な治療法を選択しているものです．そうなるように様々な術式の利点・欠点を体に染み込ませ，1 例 1 例真剣に考えていきましょう．

> **COFFEE BREAK**　血管剥離のお作法：モスキート鉗子の圧力を調節する
>
> 　皮弁を挙上するという行為は，血管を剥離することと同じです．一滴の血を流すことなく，細い枝は慎重に処理をして，血管の壁を損傷することなく，ていねいに「掘り出していく」操作です．
>
> 　これがうまくいかない，つまりは細かな血管を損傷する，出血する，そして血管壁を損傷してしまうのには理由があります．それは剥離する際に「損傷の閾値を超える圧力」を血管に加えているのです．損傷を起こさない「許容範囲の圧力」をモスキート鉗子の先で感じ取ることができれば，損傷は起こりません．血管を損傷しない力加減をそのつど感じ取ることが，安全に血管を剥離するコツです．

# CASE LEARNING 10

## 手部剥脱損傷の治療

### 症例提示（受傷時から再建まで）

**症例** 30歳台，男性

**受傷状況**
　右手部を作業機械に巻き込まれ受傷した．

**初診時所見**
　右手関節以遠から末節部レベルまでの全剥脱創であり，剥脱皮膚に血行はまったく存在しなかった．しかし下層の骨・腱組織は温存され，手指の自動可動性は保たれていた．剥脱皮膚の挫滅程度が強いため再血行化は不可能であると判断した（**図1**）．

**初期治療**
　受傷日における皮弁術施行が困難であったため，損傷手の洗浄処置後に，下腹部皮下に埋没させて損傷部を温存することとした（**図2**）．

**経過**
　受傷5日目に埋没させた手部を取り出し，皮弁術を施行した．母指に対しては健側より遊離橈側前腕皮弁を採取し被覆した．また第2〜5指は中節部レベルで切断し，手背・手掌とともに同側の鼠径皮弁と下腹壁皮弁の2双皮弁にて再建した（**図3**）．
　皮弁血行や創部治癒に異常なく，皮弁施行後3週で切離術を施行した．その後，手指分離術，除脂肪術など複数回の追加手術を要したが，ピンチ・把持機能が再獲得され，補助手としての有用な機能を獲得できた．受傷12ヵ月経過時のDASHは50.8点となった（**図4**）．

10 手部剥脱損傷の治療

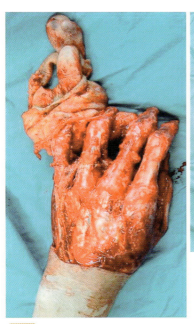
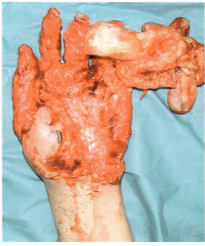
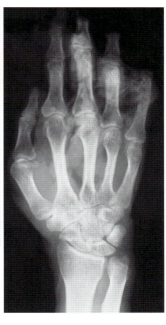

**図1** 受傷時外観およびX線画像

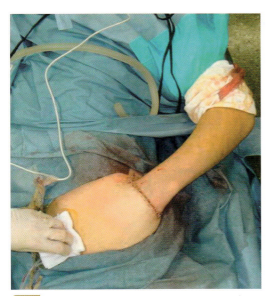

**図2** 初回手術終了後（tissue banking）

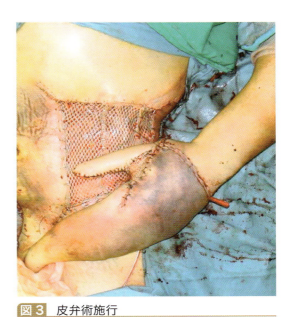

**図3** 皮弁術施行
母指は遊離橈側前腕皮弁，第2〜5指は鼠径皮弁と下腹壁皮弁の2双皮弁で被覆．

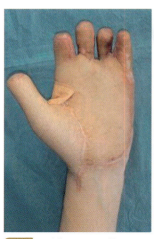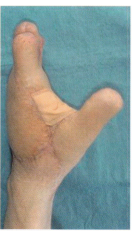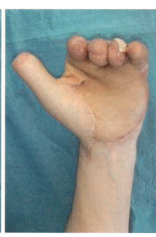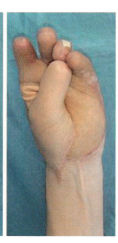

**図4** 受傷6ヵ月後

> **Point 1** 手部全剥脱創の初期治療はどのように考えると良いでしょう？
> **Point 2** 最終的再建術の計画の立て方は？

## 症例解説

### 非専門家のあなたへ

#### 1 手部全剥脱創に対する基本は再血行化術ですが，それが困難な場合は皮弁術を選択します

　本症例のような手部剥脱損傷は労災事故などで手部が機械に巻き込まれて生じます．剥脱した皮膚組織の下層には骨・腱・神経などの重要組織が露出し，通常その構造は温存されており，自動可動性も保たれています．

　治療の基本は剥脱した皮膚を元に戻し血行再建を行うことですが，再血行化成功の可能性が高くない場合には，皮弁術で損傷部を被覆する方法を選択します．再血行化はもちろん緊急手術ですが，皮弁術にしても早期に行われないと，下層構造（骨，腱，神経）は壊死し，感染に陥ることになります．この軟部組織再建施行時期については，24時間以内の手術が望ましいことは明白ですが，早期に施行することも容易なことではありません．

#### 2 tissue bankingなる方法は時間的猶予を与えてくれます

　そこで，腹部皮下にポケットを作成し，一時的に手部組織を温存するtissue banking法が考えられます．手指末節部の切断で再接合術が施行できない場合に表皮を切除し皮下に埋め込むBrent法というのがありますが，この方法を手部全体に応用したものです．手部全体を埋め込んで手部の血行が回復することは考えづらいですが，剥脱創の一部血行再建と組み合わせて施行し，生着範囲を改善させる報告もありますので，数日以内の一時的な保存方法としては有効な手段であると考えます．

　よって，もしも早急に皮弁術を施行できる専門家の都合がつかない場合，この皮下ポケット保存法で時間を稼ぎ，しかるべき施設に搬送することも良いと思います．ただ，

後々の再建で浅下腹壁動脈皮弁などを使用する場合がありますので，皮下ポケット作成時にはその血管を損傷しないように注意する必要があるでしょう．

## 専門家のあなたへ

### 1　手部全剥脱創に対する皮弁術の勧め

　手部剥脱損傷は治療が非常に困難な損傷です．その治療には再血行化，皮弁術などの様々な方法がありますが，その結果は正常の手部機能再建にはほど遠いのが現実です．筆者はこの治療困難な剥脱損傷に対して，再血行化が可能なものはそれを第一選択としますが，それが不可能な場合には，皮弁術にて被覆するようにしています．具体的な方法については後述したいと思います．

　剥脱皮膚組織の再血行化が成功すれば，正常に近い回復が得られますので最も良い方法でしょう．しかしながら，この再血行化は通常の切断指再接着よりも成功率は低く（30％程度），再血行化が不成功に終わった場合の二次再建の成績は不良です．ですから再血行化成功に高い見込みがなければ最初から皮弁術を考慮すべきだと考えます．このことは，筆者自身も経験しています．最初から皮弁術を施行していれば，把握動作などある程度の機能は獲得できたかもしれないにも関わらず，血行再建にトライし，結局1週間を経過して不良な結果となり，感染を誘発し切断を余儀なくされたことがあるのです．

### 2　皮弁術のあり方：母指と他指は別個に再建します

　さて，再血行化が困難な場合には皮弁術により再建しますが，その具体的な考え方を示したいと思います．母指は機能上，他指とは独立して再建されるべきであり，遊離あるいは有茎（逆行性）の橈側前腕皮弁，あるいは他の薄い感覚皮弁で被覆し，その後，患者が希望すれば wrap around flap などで母指の爪甲と感覚のある指腹部を再建するのが良いでしょう．

　母指以外の第2〜5指および手背，手掌部を含む広範な剥脱創は，皮弁選択に苦慮します．

　paired random pattern abdominal flap は有用ですが被覆範囲が不十分です．鼠径皮弁は広い範囲を被覆できますが，手背と手掌の両者を被覆するほど大きくはありません．そこで，手部の広範囲の再建には，遠隔鼠径皮弁と下腹壁皮弁による2双皮弁あるいは遊離の薄い穿通枝皮弁［例えば深下腹壁動脈穿通枝皮弁（DIEP flap）］を選択するのが良いと考えています．

　遠隔皮弁ですと3週間後頃に切離し，創部が十分に治癒してから手指の分離手術，除脂肪術を行います．また母指および対抗指への神経血管柄付き皮膚移植や wrap around flap を二次的適応として考慮すると良いでしょう．

　手部剥脱創は外傷再建外科と手外科の境界領域の損傷かと思います．外傷再建外科の専門家は手外科の技量を十分に持ち合わせていなければならないでしょう．

## CASE LEARNING 11

## 下腿開放骨折の軟部組織再建：危ない有茎皮弁！

### 症例提示（受傷時から再建まで）

**症例** 30歳台，男性

**受傷状況**
交通事故にて受傷，他部位損傷は軽度で全身状態は安定している．

**初期治療**
左下腿開放骨折（AO分類41-C2，Gustilo分類 type ⅢB）を受傷し，近隣の救命救急センターへ搬送され，デブリドマンと架橋創外固定が施行された（**図1**）．数日後に下腿外側部の軟部組織欠損に対して，ヒラメ筋弁，内側腓腹筋弁による軟部組織再建を施行するも（**図2**），部分壊死が生じた．以後，創部感染症を併発，受傷2週目に当院へ転院搬送となった．

**当院搬送時初見**
当院搬送時，左下腿外側全域に8×20 cm大の皮膚軟部組織欠損があり周囲組織は壊死を呈し，脛骨およびインプラントは露出していた（**図3**）．理学所見上，足底の感覚は保たれており，足関節の自動底背屈は可能であった．X線画像所見では，左下腿近位部関節部はスクリューにより整復固定され，大腿から下腿中央部へ架橋創外固定がなされていた．

転院翌日，再度デブリドマンを施行した結果，10×30 cm大の広大な軟部組織欠損となり，開放創部に対して持続陰圧閉鎖療法（NPWT）を行った（**図4**）．遊離組織移植に備えて下肢動脈のCT angiographyを施行したところ，後脛骨動脈のみが描出されており，前脛骨・腓骨動脈は下腿近位部で途絶していた（**図5**）．

**経過**
腓骨を含めた再デブリドマン施行の3日後に遊離広背筋移植術を施行した．レシピエント動脈は後脛骨動脈にflow-through吻合し，下腿の血行を維持した．静脈は伴走静脈に端々吻合した．移植組織は血行トラブルなく生着した（**図6**）．創感染も認められなかった．

遊離組織移植後4週目に，脛骨骨折に対して内側プレートによる内固定術を追加施行した．以後，歩行訓練を施行し，転院後8週で両松葉杖にて退院となった（**図7**）．

その後，リハビリテーション病院にて継続加療を受け，約5ヵ月で骨癒合し，独歩可能となった（**図8**）．受傷1年後のISOLSスコアは30点（満点）であった．

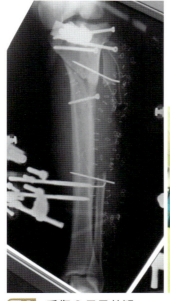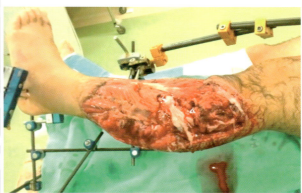

**図1** 受傷2日目外観

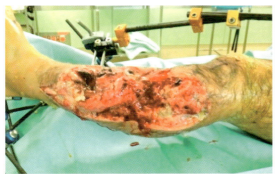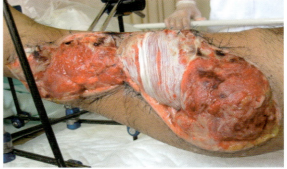

**図2** 受傷7日目,有茎皮弁術施行(腓腹筋内側頭,ヒラメ筋)

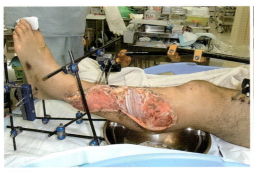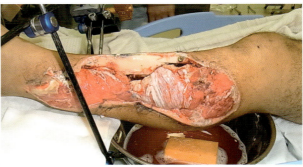

**図3** 受傷17日目,当院搬送時所見

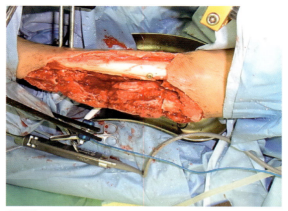

**図4** 受傷 18 日目,再デブリドマン後

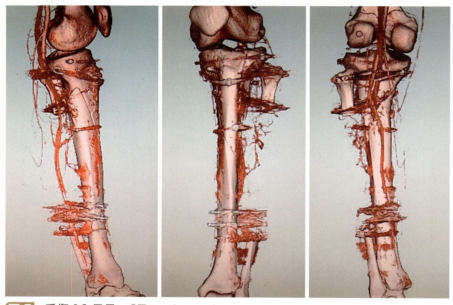

**図5** 受傷 19 日目,CT angiography

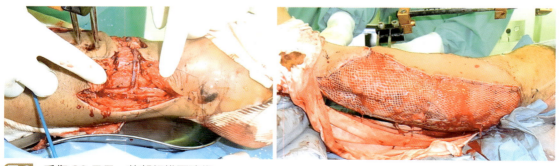

**図6** 受傷 20 日目,軟部組織再建術
遊離広背筋移植,後脛骨動静脈へ flow-through 吻合.

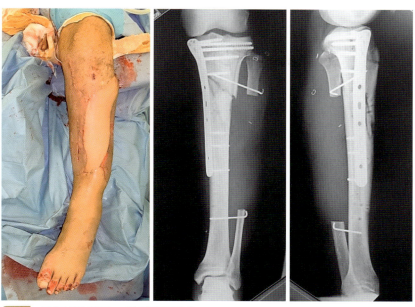

図7 受傷50日目，骨組織再建術

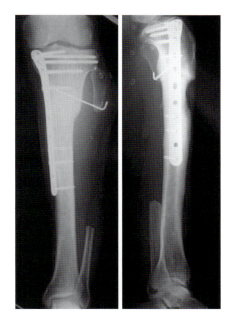

図8 受傷5ヵ月目，完全骨癒合，独歩ランニング可能

## 症例解説

> **Point 1** 治療計画はどう考えるべきでしょう？
> **Point 2** 転院についての考え方は？
> **Point 3** サルベージの仕方は？
> ①軟部組織再建の方法，②レシピエント血管の選定，③骨再建の時期と方法

### 非専門家のあなたへ

#### 1 これは治るでしょう！という下腿 Gustilo 分類 type ⅢB があります

　本症例の左下腿開放骨折は Gustilo 分類 type ⅢB の重症なものですが，治療するにあたり非常に好都合なポイントがいくつか存在します．まず前提として，若く健康な男性で活動性が高く，左下腿以外には損傷が認められていないこと．そして，下腿外側に大きな軟部組織欠損があり骨折部が露出していますが，膝関節と足関節，足部が健常に温存され，足底の感覚があり，足関節の自動背屈と底屈がある程度保たれていること．さらに，X 線画像では骨欠損はほとんどなく，骨再建が簡単なことなどです．すなわち上下の関節が保たれ，その間の損傷に留まり，しかも骨再建が単純なものは，軟部組織さえ再建されれば高い機能が獲得される可能性が高いということです．こういった損傷が骨髄炎になったり，切断になったとしたならば，それは「避けられた機能障害」といわなければなりません．

#### 2 治療がうまくいく鍵は，やはり遊離皮弁移植です！

　さて，具体的な治療計画はどう考えると良いでしょう．十分な軟部組織再建が行われれば，任意の骨接合が可能ですから，問題のすべてはどのような軟部組織再建をするかということになります．軟部組織再建には様々な方法があります．最も簡便なものは NPWT で肉芽を挙上させ植皮術で閉鎖することですが，Gustilo 分類 type ⅢB 症例に用いるとなると，骨接合方法が創外固定か髄内釘に限られるのみならず，トラブルも多いでしょう．

　次に，周辺の組織より有茎の皮弁あるいは筋弁を施行することですが，これはマイクロサージャリーの手技を用いない比較的簡便な方法として好まれています．本症例においても当初この手法が選択されました．しかし，問題は被覆が不十分であったことです．下層組織が不良の場合に軟部組織の被覆が不十分であると，大きな合併症を伴います．それは創治癒遅延と創部感染です．本症例においても合併症を伴い，再治療を余儀なくされました．最も確実な治療法は，軟部組織を 100％再建することであり，それは遊離組織移植術にほかなりません．最初から遊離組織移植術を選択していれば，非常に短期間に高い日常生活動作（ADL）を獲得したと考えます．

#### 3 できる治療じゃなく，必要な治療をしましょう！

　治療法を選択する場合に，医師は最も理想的な方法を選択したいと考えています．しかし，その手術施行に他の専門家の助けを借りなければならないとき，意に反して躊躇してしまうのも事実です．この症例ではマイクロサージャリーを用いた遊離組織移植術が必要でした．形成外科医や微小血管外科医へのアクセスが容易であれば問題なかったかもしれませんが，そうである状況は少ないのが現実です．しかし，そのようなことで

患者の治療の運命が変わってはいけないと思います．総合的に再建できる「四肢外傷再建専門施設」を日本各地に設立し，確実に救済する方法のある症例を積極的に転送すべきと考えます．

## 専門家のあなたへ

### 1 遊離組織移植は筋弁？ それとも皮膚弁？

本症例の場合，理想的な軟部組織再建の方法が遊離組織皮弁術であることは疑いのないところです．それではどの組織移植術を選択するでしょうか？ 筋弁でしょうか，皮膚弁でしょうか？ 一般的な見解としては，骨幹部であれば骨形成に有利な筋弁を選択し，骨幹端部であれば薄くて外力に対する耐用性のある皮膚弁を選択するのが良いとされています．このことはもちろんですが，実際の例においては再建に必要な大きさ，薄さ，採取のための体位などを総合的に考慮して決定することになります．

### 2 下腿開放骨折の皮弁は，広背筋と前外側大腿皮弁が王道です

また下腿開放骨折においては主に使用される皮弁はおおよそ決まっています．それは遊離広背筋皮弁と前外側大腿皮弁です．この2つの皮弁で90％以上の症例が治療可能だと思います．前外側大腿皮弁は純粋に皮膚弁で，遊離広背筋皮弁は通常は筋皮弁として用いますが，筋肉を除外して皮膚弁として用いることも可能です．両者の大きな相違点は採取できる大きさにあります．採取側の皮膚は一次縫合が可能である必要があります．そうなると，どちらも採取皮膚幅は6〜8 cmが限界といえましょう．

### 3 大きな組織欠損には，やはり広背筋皮弁です！

本症例では8×20 cm大の大きな軟部組織欠損があり，しかもすでに述べたように100％の軟部組織再建が必要です．その要望に応えるのは遊離広背筋皮弁ということになります．もう1つの選択肢は深下腹壁動脈皮弁です．この皮弁は体位が仰臥位で採取可能で，幅10 cm長さ30 cmもの大きな皮膚弁を採取することができます．採取にコツがありますが，専門家であれば身につけておきたい皮弁であると考えます．

### 4 レシピエント血管の選択は成功への大きな鍵！ 選ぶのは？ 健康な血管です！

さて，レシピエント血管の選定は遊離組織移植術の成功にとって最も重要なポイントです．本症例の場合は血管造影検査の結果，後脛骨動脈のみが描出されており，前脛骨動脈と腓骨動脈は下腿近位部で途絶していました．果たして途絶している前脛骨動脈や腓骨動脈をレシピエント血管として使用できるでしょうか？ それとも1本のみ残存している後脛骨動脈をレシピエント血管にするでしょうか？ もしも仮に受傷早期の48〜72時間以内であれば，断裂した血管の浮腫，攣縮は進行しておらず，レシピエント血管とすることが可能かもしれません．しかしながら，それ以上を経過すると血管のダメージが進行し，血行トラブルの危険性が高くなるといわれています．最終的には術中の直視下所見に委ねられますが，トラブルを低く留めるためには，やはり後脛骨動脈をレシピエント血管にするのが安全であると考えています．

### 5 繋ぐのは，後脛骨の近位？ それとも遠位？

それでは，後脛骨動脈をレシピエント血管にするとして，近位レベルで吻合するか，遠位の足関節レベルで吻合するかは悩むところです．血管が健康であれば，遠位は表層

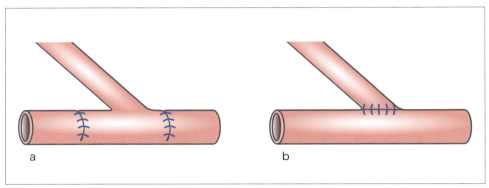

図9 flow-through 吻合（a）と端側吻合（b）

にあり吻合は容易です．この健常性の度合いは肉眼の直視が最も確実ですが，エコー所見も役立つでしょう．動脈の吻合形態は flow-through 吻合か端側吻合かのどちらかになります（図9）．近位側吻合ではどちらも可能ですが，遠位側吻合では flow-through 吻合の方が安全でしょう．

### ❻ fix and flap だけじゃありません！ 状況によって「flap followed by fix」，そして「fix followed by flap」もあります！

骨再建の時期についてですが，本症例では受傷から2週間経過し創部感染も伴っていたため軟部組織再建を先行し，それが完遂した後に骨接合術を施行することとしました．これを「flap followed by fix」と称しています．時期が遅れていなければ，もちろん同時再建である「fix and flap」を施行していることでしょう．

また受傷早期は最も骨接合術が行いやすいのはご存じのことと思います．十分なデブリドマンが行われ，数日以内の軟部組織再建が約束されているのであれば，初期治療時に確定的骨接合術を施行し，NPWT で数日管理した後に皮弁形成することも十分に可能であると思います．これは「fix followed by flap」と呼ばれています．状況に応じて臨機応変に治療順番を変えていきましょう．

CASE LEARNING 12

## 大腿骨遠位部骨折に伴う血管損傷の治療

### 症例提示（受傷時から再建まで）

**症例** 70歳台，女性

**受傷状況**

歩行中に交通事故にて左大腿骨遠位部閉鎖性骨折を受傷し，近医搬送となる．足部の血行が不良のため，近医より3時間以上かけて某救命救急センターへ転送された．

**搬送時所見**

某救命救急センター搬送時，患者は意識清明で呼吸循環状態も安定しており，左下肢以外に損傷を認めなかった．

左膝関節以下の血行は不良で左足背動脈は触知不可，capillary refill は5秒を越えていた．しかしながら，足底の感覚や足関節，足趾の自動可動性は弱いながらも温存されていた．またX線画像では左大腿骨遠位部の比較的単純な斜骨折で AO 分類 33-A1 が認められた（**図1**）．左下肢に対して血管造影を施行したところ膝窩動脈の閉塞を認め，この時点で受傷よりすでに6時間が経過していた（**図2**）．

**初期治療までの経過**

初期治療を担当した救急救命医が当直の整形外科医をコールしたところ，「膝窩動脈のような主要血管の修復は血管外科に頼んでほしい」といわれ，今度は血管外科医をコールした．そうすると血管外科医は「受傷より6時間を経過した症例では，横紋筋融解症の危険があり再血行化の適応はない，整形外科に切断を依頼してほしい」と返答した．

困ったのは救急救命医である．切断について躊躇した救急救命医と（当直の）整形外科医は，筆者に助けを求めてきた．

**初期治療**

筆者が当該病院へ赴き診察した所見では，足背動脈は触知しないが足趾の capillary refill は 5〜6秒程度であり完全阻血ではなかった．また足趾の感覚と可動性がわずかに残存していた．受傷から7時間を越えているものの側副血行路が相当量保たれていると考え，直ちに再血行化を施行することを決定した．

手術室にて大腿から下腿まで，直ちに創外固定を行い，骨折部を安定化させた（**図3-a**）．その後，伏臥位とし膝窩部を展開した．膝窩動脈は連続性はあるものの血栓閉塞しており，対側の伏在静脈を移植し血行再建を施行した（**図3-b**）．その後，足部の血行は著しく回復し，capillary refill 時間も2秒以下となった．

**経過**

術後経過は良好で，結果的に術後の再還流障害は生じず，1週間後に大腿骨遠位部骨折の骨接合術を追加施行した．術後1年経過時，足部自動可動性や感覚は完全に温存され，T字杖歩行が可能となった（**図4**）．

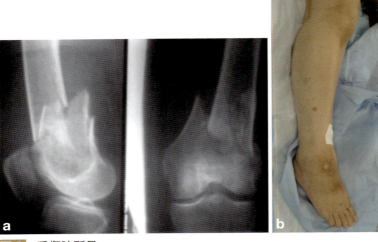
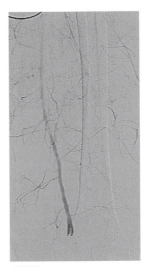

**図1** 受傷時所見
a：左大腿骨遠位部骨折（AO分類 33-A1）
b：足背動脈は触知不可，capillary refill 5秒以上．

**図2** 血管造影所見
血管造影にて膝窩動脈レベルでの閉塞が認められる．

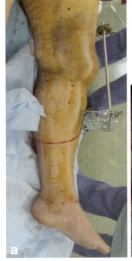
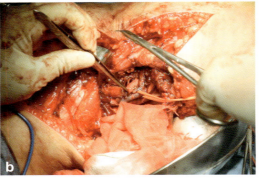
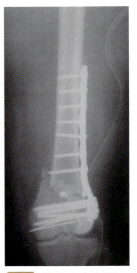

**図3** 手術時所見
a：spanning 創外固定施行
b：膝窩動脈再建（伏在静脈移植）

**図4** 術後1年経過
足部自動可動性や感覚は完全に温存され，T字杖歩行が可能．

## 症例解説

> **Point 1** 血管損傷（阻血）というものの考え方
> **Point 2** 専門家として阻血に対応するには？

### 非専門家のあなたへ

#### 1 実は血行再建は単純な作業です

　本症例は整形外科医が最も厄介だと感じている主要血管損傷症例です．皆さんが恐れるのは，「このままだと危ない」という時間的制限からくる焦りです．限られた時間の中で血行再建をしなければならないのですが，その手技に自信がない現状が恐怖を抱かせるのです．チームとして「血行再建が得意」になれば，「阻血自体」は簡単に解決できてしまうのですが，なかなかそうはいきません．本症例のように，「救急救命医」と「整形外科医」そして「血管外科医」の間で右往左往することはまれではありません．

#### 2 阻血の許容時間を再認識しましょう

　組織の阻血には許容時間があることをご存じと思います．これは温阻血での話ですが，3時間で神経の不可逆的変化が生じ，4時間から6時間で筋体に不可逆的変化が現れ，8時間を越えればもはや再血行化の適応はなく切断が必要であるとされています．それゆえに「受傷より6時間を経過した症例では，横紋筋融解症の危険があり再血行化の適応はない」と主張する血管外科医の考えも分からなくはありません．しかし，受傷時間だけが治療法を決めるのではありません．阻血許容時間には「損傷の個別差」があるのです．

#### 3 損傷の病態で，阻血許容時間は異なります

　損傷は一様ではありません．外傷によるショック状態，内科的既往，血管の損傷形態，損傷レベル，周囲軟部組織損傷の程度などで大きく左右されます．つまり，「血圧の変動がなく，内科的に健康で，血管損傷がスパスムで，損傷レベルが下腿の遠位レベルで，しかも周囲軟部組織損傷が軽度」であれば，阻血許容時間は6時間より長いと考えて良いでしょう．一方，「ショック状態が遷延し，心血管系・呼吸器系の既往があり，血管損傷が完全断裂状態で，損傷レベルが下腿の近位レベルで，しかも周囲軟部組織損傷が重度」であれば阻血許容時間は6時間よりずっと短いと考えるべきです．臨床における個別性は非常に大きく，一様に考えてはいけないのは本症例からも想像できることです．

#### 4 実際の臨床所見を重要視しましょう

　残念なことに依頼を受けた血管外科医は患者を診察しませんでした．損傷から6時間を越えているという事実からのみ判断してしまいました．しかし，「足背動脈は触知しないが足趾の capillary refill は5～6秒程度であり完全阻血ではない．また足趾の感覚と可動性がわずかに残存している」という状態を重視し，「切断術施行」に疑念を持った救急救命医の「臨床的直感」は大切だと思います．事実，血行再建後トラブルなく回復され，独歩が可能になったのです．

### 専門家のあなたへ

#### 1 真実を捉える：血管損傷と阻血は同じではありません

既述しましたが，四肢血管損傷の病態はどれも同じではありません．血管のみが途絶するということと，周囲の損傷も伴っていることの間には大きな隔たりがあります．例えば，膝関節脱臼に伴う膝窩動脈損傷は比較的容易に血行再建が可能で機能予後も比較的良好ですが，脛骨近位部の Gustilo 分類 type ⅢB の開放骨折に伴う膝窩動脈損傷で側副血行が乏しく軟部組織の挫滅汚染が強いと，その予後は不良となります．このように損傷の病態は症例によって様々です．とくに側副血行路の存在が個々の症例の許容時間を左右しますが，本症例でもその存在が救肢の鍵であったと思います．

#### 2 阻血を回避する最も効果的な手法は？

血行再建で最も重要なことはスピードです．この「スピード」は治療のプロトコールが自分たちのグループの中で確立しているかどうかにかかっています．確立には日頃の訓練が必要ですが，実際の症例は多くなく，イメージトレーニングをすることが重要と考えます．

本症例は閉鎖性骨折の膝窩動脈損傷です．静脈還流は当然保たれています．この条件で最も効果的な血行再建方法は何でしょう．『Basic Point 07』を読まれた方にはすでに明らかですが，それは「cross limb vascular shunt（CVS）」です．「閉鎖性骨折の膝窩動脈損傷」ほど，この方法が効果的なものはありません．残念なことにこの患者の治療をした時期にはこの治療法を持っておらず，外科的血行再建に進んだわけですが，今なら迷わず「CVS」を施行することでしょう．

さて，「CVS」施行の有無にこだわらず，まず施行することは仮の創外固定器装着です．基本的に骨安定化がなされていなければ血行再建もやりづらいため，骨安定化を常に先行します．

創外固定器により骨の安定化が得られたならば，直ちに血行再建に移行するわけですが，重要なことは体位とアプローチです．膝窩動脈に対するアプローチには prone posterior approach と supine medial approach がありますが，本症例のように損傷が単純で側副血行路も残存している場合は prone position の方が圧倒的にやりやすいでしょう．

### 舞台に上る，そして演じる

血行が再開されたからといって，それが患肢の救済を意味するわけではありません．血行再開後に改めて四肢再建の判断が始まります．骨軟部組織損傷の状態や，再建に必要な期間，患者の背景など，様々な状況により判断します．

現実論としては，まずあらゆる手段を用いて再血行化と骨安定化を行い，いったん手術室から退室し，再建するべきか否かについて1～2日間熟考し決定します．

本症例では判断が容易でした．血行再建翌日には足底の感覚はほぼ正常で，足関節と足趾の自動可動性も良好でした．再建への道は明らかです．そしてその通りになったのです．

## CASE LEARNING 13

## 下腿開放骨折巨大軟部組織欠損の再建：遊離大網弁移植術の威力

### 症例提示（受傷時から再建まで）

**症例** 30歳台，男性

**受傷状況**

右下腿を自動車に轢かれて受傷し近医へ救急搬送された．

**近医搬送時所見**

近医搬送時，右下腿は変形し，下腿後外側に長径約10 cmの開放創を2ヵ所に認めた．足部の循環と足底の感覚は保たれていた．単純X線画像では脛骨骨幹部中央に約8 cmの分節状骨片を認め，腓骨は骨幹部中央で楔状骨片を伴って骨折していた（AO分類42-C2.1）（図1）．

**近医での治療**

近医にて，直ちに洗浄とデブリドマンが行われ，骨折に対して単支柱型創外固定器にて固定された．受傷5日目に，2回目のデブリドマンとリング型創外固定への変更に加えて，脛骨分節状骨折に対する順行性Ender釘固定が行われた（図2）．さらに第8病日に3回目のデブリドマンを施行したところ，広範囲の軟部組織欠損が顕在化したため，受傷11日目に骨軟部組織再建を目的として当院へ転院となった（図3）．

**当院搬送時所見**

当院転院当日に再度デブリドマンと損傷評価を行った．軟部組織欠損は下腿3/4周・長径30 cmとなり，脛骨後面には死腔が形成されていた．前方および側方コンパートメントの筋体と深部コンパートメントの一部の筋体は挫滅欠損していた．前脛骨動脈，腓骨動脈は断裂し，後脛骨動脈のみが残存，脛骨神経は温存されていた（図4）．持続陰圧閉鎖療法（NPWT）にて創部を被覆し，再建手術まで待機とした．

**経過**

軟部組織欠損範囲が大きく入り組んだ死腔形状をしており，また時間経過により深部感染併発が懸念された．そこで，感染や阻血に強く，複雑で広範囲の軟部組織欠損再建に適する遊離大網弁による治療を選択した．受傷14日目，外科チームと合同で手術を施行した（図5）．レシピエント血管はより近位の大腿動静脈とし，右胃大網動静脈を端側吻合した．三次元的形状の死腔に大網を補填し，広範囲の軟部組織欠損をすべて被覆した．手術当日に移植した大網弁がうっ血を呈したが，静脈再吻合により血行は安定化した．術後NPWTによる創面管理を継続し，移植後2週で分層植皮術を施行した．その後，深部感染を併発したが，デブリドマンの追加施行により感染は鎮静化した．受傷後6ヵ月で追加自家骨移植を行い骨癒合が得られた．受傷後12ヵ月で全荷重独歩が可能となった（図6）．ISOLSスコアは17点であった．

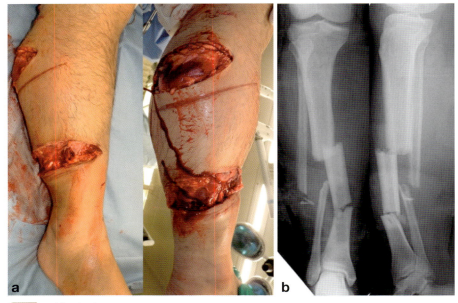

**図1** 受傷時所見

a：下腿後外側に長径約 10 cm の開放創が 2 ヵ所ある．
b：AO 分類 42-C2.1 の骨折．

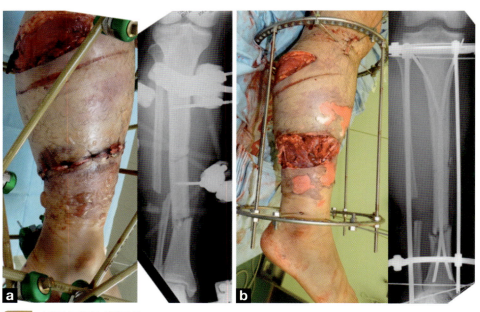

**図2** 近医初期治療経過

a：初回デブリドマン後，単支柱型創外固定器にて固定．
b：2 回目のデブリドマン，リング型創外固定および順行性 Ender 釘固定．

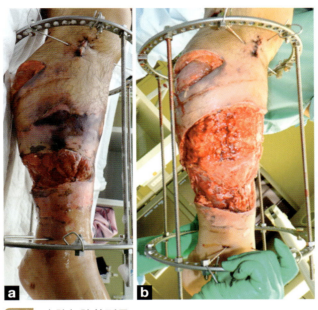

**図3** 当院転院前所見
a：皮膚壊死の進行，b：追加デブリドマン

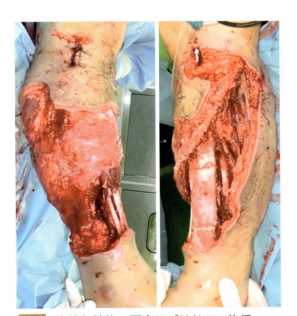

**図4** 当院転院後，再度デブリドマン施行

軟部組織欠損は下腿3/4周・長径30 cm．脛骨後面には内外側方向に死腔形成．

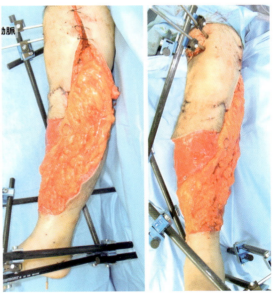

**図5** 受傷後14日，遊離大網弁移植施行

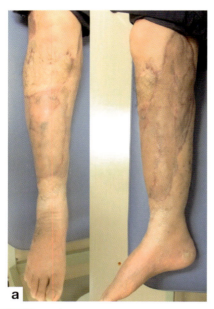
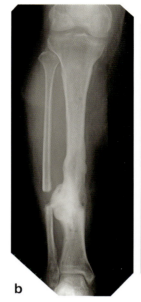
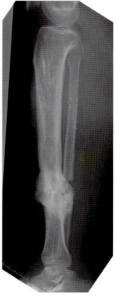

**図6** 受傷後12ヵ月
a：全荷重独歩可能，b：骨癒合完成

## 症例解説

> Point 1 軟部組織損傷が強い場合の初期治療およびデブリドマンは？
> Point 2 再建についての考え方は？
> Point 3 大網弁移植のあり方は？

### 非専門家のあなたへ

**1 下腿開放骨折の開放創が後方にある場合は危険です．幾度となく繰り返すデブリドマンは，デブリドマンが不十分なことを意味し，それが深部感染に繋がります**

　本症例の初期治療に際して注意するべきポイントがあります．それは「下腿の後方に開放創がある」ことです．通常，下腿開放骨折の開放創は，軟部組織被覆の薄い前面に生じます．前方の開放創は見るからに派手であり，骨折部は露出し開放創は被覆できず，一見して皮弁術の適応と判断できることも多いと思います．しかし通常，その筋体損傷は少なくデブリドマンは容易なために，皮弁術さえ施行すれば治療は難しくありません．
　しかし，今回のように後方に開放創がある場合は，前方開放創の場合と異なる考えを持たなければなりません．骨折部は露出しておらず，軟部組織での被覆も可能な印象を持つことでしょう．しかし，実際は筋体の損傷は強く，そのデブリドマンは容易ではありません．それに加えて，初期治療において骨折部が露出していないので，骨折部が露出するようなデブリドマンはためらわれる傾向にあります．これが，幾度となくデブリドマンを繰り返しても完遂しない理由です．しかし，デブリドマンを繰り返すことは壊死組織を残すことであり，それが深部感染に繋がり，結局は軟部組織欠損を拡大させることに繋がります．

この負の連鎖を断ち切らなければ患者は救われません．まずは2回目のデブリドマンを数日後ではなく翌日か，少なくとも翌々日には施行することです．そして2回目でデブリドマンが完遂できなければ，「自分のデブリドマンは間違っている」と考えるべきです．筆者は「最大でも2回で終了させるデブリドマン」を幾度となく提案してきました．もし2回でデブリドマンが完了しないのであれば，そのときは速やかに患者を転送することを考慮しましょう．

### ❷ 基本的に上下2つの関節が温存されている損傷は再建が容易です．皮弁が必要なことは再建が難しいことと同じではありません

再建の容易さは何が規定するのでしょうか？ 外傷整形外科医は軟部組織再建に不得手である場合が多く，軟部組織欠損の存在そのものが再建を難しく感じさせているかもしれません．しかし，皮弁が必要なことを重要視することは，重度四肢外傷再建の本筋を見誤ることになります．

再建の難しさは，「デブリドマンが難しいこと」と「骨再建が難しいこと」の2点に規定されます．本症例では結果的にデブリドマンを繰り返したものの，基本に忠実であれば，より早期に少ない回数で確定的デブリドマンは可能であったと思われます．その上，膝関節，足関節・足部は十分に温存されており，骨再建は容易です．結果的に軟部組織再建が皮弁術によって十分に施行できれば再建は容易だと判断できるのです．皮弁術施行を治療困難な理由にしてはいけません．

## 専門家のあなたへ

### ❶ 広範囲軟部組織欠損の再建手順は，内固定を優先し，続いて軟部組織再建を行うことも許容されます．すなわち「fix followed by flap」です

本症例では初期にEnder釘とリング型の創外固定にて骨固定がなされました．軟部組織欠損範囲が広範囲ではあるが骨固定は容易な場合に，早い段階で内固定を行うことは有用な戦略です．

広範囲軟部組織欠損の創管理は厄介ですが，幸いにも現在はNPWTという有効な手段があります．しかし，創外固定器装着はNPWT施行にとても不利です．3日以内のきわめて早期にfix and flapが行われるのであればあまり問題ないかもしれませんが，NPWTを1週間ほど施行する場合には，効果的にNPWTの管理ができないことは大きな問題です．ですから，初期に内固定を施行しNPWTを容易にすることはとても重要なことです．

「軟部組織が閉鎖されない時期にインプラントを挿入することは危険ではないのか」という声が聞こえてきそうです．確かに数日を経過してからの内固定は感染の点から危険でしょう．しかし，初期の早い段階で細菌のcolonizationが生じる前に施行することは容認されると考えています．

本症例のような分節状骨折で髄腔内汚染がコントロール可能な場合，理想的内固定法は髄内釘です．可能なら初期治療時に横止め髄内釘を施行することが望ましかったと考えますが，数日遅れた今回のような場合にはEnder釘のような充実釘が感染には有利だと思います．

さて，骨固定の後は軟部組織再建です．本症例の軟部組織欠損は非常に広範囲で，しかも入り組んだ形状の欠損です．これに対処するには大きな筋体を有する広背筋が第一の候補です．しかし，本症例の場合，レシピエント血管の候補である後脛骨動脈は近位までzone of injury内に入っており，大腿動静脈をレシピエント血管とする必要があります．そのためには長い静脈移植をしかもAV loopとして用いる必要があると考えます．そこで，筆者は遊離大網弁移植術による再建を選択したのです．

### ❷ 遊離大網弁移植は重度四肢外傷再建の切り札となる有用な皮弁です

大網弁移植は「忘れ去られた皮弁」と称されるほど古くから利用されてきた皮弁ですが，マイクロサージャリー技術の進歩とともに，四肢外傷再建にも用いられるようになってきました．

大網弁の利点は，豊富で柔軟な組織により広範囲の欠損の被覆が可能で，長い血管茎によりzone of injury外で移植床血管と吻合できることが挙げられます．また豊富な血管のネットワークにより三次元的な成形が可能であり，複雑に入り組んだ形状の欠損にも対応できます．さらには低い代謝需要により阻血に強く，特徴的なリンパ組織である乳斑により感染にも強く，血管新生刺激作用を有することなどが示されています．

しかし，四肢外傷再建においては他の有用な皮弁のために，第一選択にはなってきませんでした．それは大網弁上の創閉鎖には植皮術が必須であり，表面の凹凸形状が整容的な問題となっていたことが理由の1つです．また開腹に伴う合併症も看過できず，さらに再建外科チーム単独での手術が難しく，腹部外科チームとの合同手術が必要で，日程・タイミング調整などの問題が生じることも選択がためらわれる理由です．

他に多くの有用な皮弁がある現在において，遊離大網弁移植術の適応は少なくなっていたのですが，重篤な四肢損傷においては切り札的な軟部組織再建術といえます．それが本症例なのです．

本症例では，下腿損傷部が複雑な三次元的死腔形成と広範な軟部組織欠損を有し，高い深部感染症の危険性がありました．さらに下腿全体に外傷後血管病変（posttraumatic vessel disease: PTVD）が及んでいたため，レシピエント血管は大腿部に求める必要がありました．このような場合には遊離大網弁移植術は非常に有効な方法であると思います．

## CASE LEARNING 14

## 下腿遠位関節内開放骨折 Gustilo 分類 type ⅢB/C の再建

### 症例提示（受傷時から再建まで）

**症例** 60歳台，男性

**受傷状況**

作業車運転中に坂道で運転制御できず，車外から降り出た左下腿が車体と壁の間で挟まれ受傷した．

**初期治療時所見**

左下腿前面に約 20 × 10 cm の開放創を認め，前脛骨動脈，後脛骨動脈は触知不可，末梢足部は阻血状態であった（図1）．また，受診時単純X線画像では左下腿遠位足関節の脱臼骨折を認めた（図2）．初期治療室で下肢神経ブロックを行い直ちに徒手整復術を施行した．

**初期治療**

手術室にて洗浄とデブリドマンを行い，創外固定術を施行した．その後，直ちに後脛骨動脈を展開したところ，開放創部に血栓形成を伴う後脛骨動脈損傷を認めた（図3）．血栓を含めて損傷した血管を切除し，断端を健常部同士で端々吻合し（図4），足部の血行は速やかに回復した．阻血時間は 5 時間であった．

脛骨神経は連続性があり，他の腱損傷は認められなかった．その後，周囲皮膚および皮下軟部組織のデブリドマンを追加したが筋体の損傷は軽度であった．下腿前面軟部組織欠損部に対して持続陰圧閉鎖療法（NPWT）を施行した．

初回手術後のX線画像評価では，骨幹端部に部分骨欠損を伴うAO分類 43-C2 の粉砕骨折を認めた．また下腿遠位内側に 10 × 5 cm 大の軟部組織欠損を伴っていた（図5）．

**経過**

受傷翌々日に2回目のデブリドマンを追加，受傷5日目に骨軟部組織再建術を施行した．脛骨遠位部骨折に対してプレートを用いた骨接合術を行い，骨幹端部の骨欠損に対してはバンコマイシン塩酸塩入り骨セメントを留置した（Masquelet 法）．軟部組織欠損に対しては遊離広背筋皮弁にて再建した．レシピエント血管は前脛骨動静脈を用いた（図6）．

術後，皮弁の血行トラブルはなく創治癒が得られ，術後4週頃より patellar tendon bearing（PTB）装具にて歩行開始した．以後，感染徴候は認められず，術後8週にて骨セメントを除去，腸骨より自家骨移植術を施行した．術後6ヵ月で骨癒合を認め，全荷重歩行となった（図7）．

その後，皮弁の除脂肪術を追加．術後12ヵ月で左足関節部痛はなく，杖なし独歩可能，足関節背屈 0° 底屈 60° で，足底の感覚は正常である（図8）．ISOLS スコアは 29 点であった．

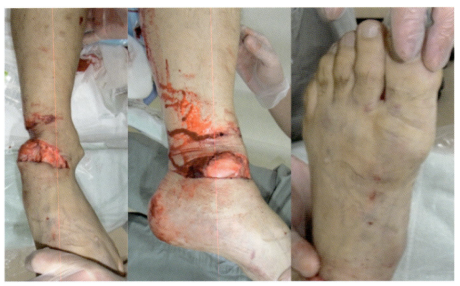

**図1** 受傷時所見
左内側部に開放創および左足部の阻血が認められる.

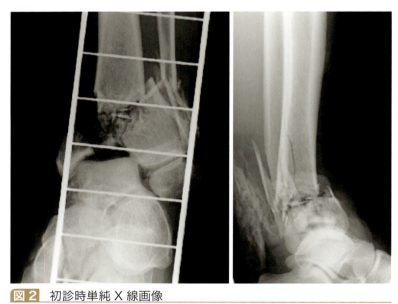

**図2** 初診時単純X線画像
左下腿遠位足関節の脱臼骨折.

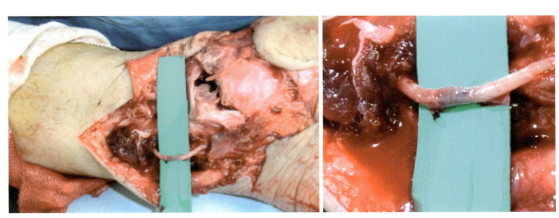

図3 後脛骨動脈に血栓形成あり

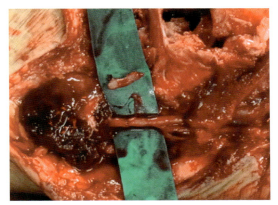

図4 血栓除去後，健常部同士で端々吻合

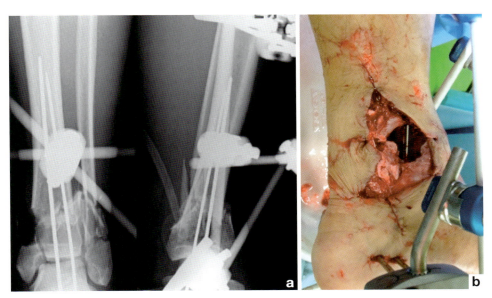

図5 緊急手術後
a：術後単純X線画像（AO分類 43-C2），b：外観

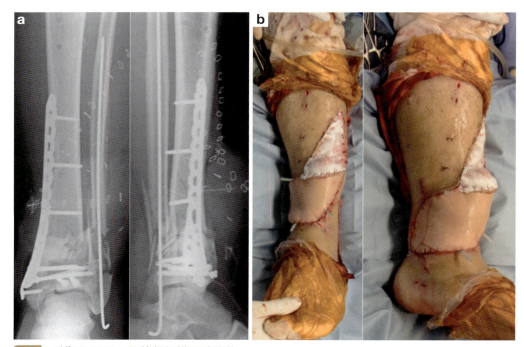

**図6** 受傷5日目,骨軟部組織再建術後
a:術後単純X線画像,b:広背筋皮弁施行

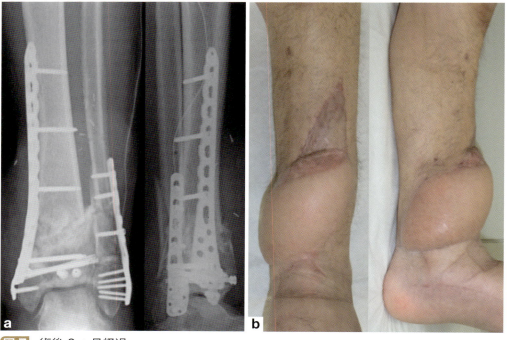

**図7** 術後6ヵ月経過
a:術後単純X線画像,b:外観

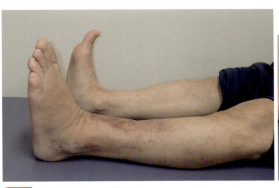
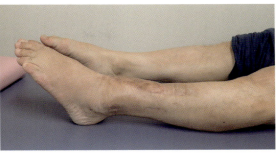

**図8** 術後 12 ヵ月経過

## 症例解説

> **Point 1** 治療の難易度の判定，難しいのか，やさしいのか！
> **Point 2** 具体的な治療戦略は？

### 非専門家のあなたへ

#### 1 治療の難易度を客観的・論理的に判断しましょう．そうすれば，どのように治療すべきかが自ずと分かります

本症例は足部の虚血に加えて足関節周囲の変形と軟部組織挫滅を伴う，一見して治療が困難と見受けられる外傷です．しかし，治療の難しさが外観上の印象であってはなりません．客観的に「何が困難な事項」で「何が再建に有利な事項」なのかを把握することが必要です．専門家が本症例を「どのように診ているのか」をやさしく述べてみましょう．

#### 2 阻血，軟部組織欠損，関節内骨折は治療困難な印象を抱かせます

本症例の難しいところは，まず第1に「足部が阻血」であることです．おそらく整復をすることにより血行が回復しないかと期待していることでしょう．整復してもまったく血行が回復しなければ，諦めて血行再建のために直ちに専門家（血管外科医？）の応援を求めなければなりません．しかし，整復によって若干でも血行が回復したとしたらどうなるでしょう．皮膚の連続性があるわけですから，整復によって血行は必ず少しは回復します．問題はそのときの判断です．血管造影に行きますか？ まさか，少し待機してもよいのではないかと思った人はいませんか？ 治療の運命を分けるのは，できればこのままで何とかならないかという「心持ち」です．「ヒト」は自分たちの手の内にあるもので物事を片付けたいといつも考えているのです．客観的な判断ができるかどうかが，患者を救う岐路になるのです．

本症例の難しい第2の点は，軟部組織欠損を伴った足関節内骨折であることです．どう考えても，理想的な骨接合方法は観血的整復内固定術です．もしも軟部組織に問題がなければ，外傷整形外科医を自認する医師ならば悠々と骨接合術を完遂してしまうことでしょう．しかし軟部組織欠損があり，とても侵襲的な骨接合術はためらわれます．関節面の可及的整復とスクリュー固定を行い，さらに創外固定でアライメントを保ち，軟

部組織欠損は NPWT で何とか肉芽が挙上しないかと期待しないでしょうか？ これらはすべて，軟部組織再建に対する苦手意識からくる思考過程です．

### ❸ 足部温存と少ない筋体損傷は，実は再建が簡単な最大の要因です

さて，「本症例のやさしいところ」，すなわち「再建が十分に可能であるポイント」について解説してみましょう．本症例は確かに足関節内骨折を伴っていますが，何といっても足部がきれいに温存されていることが最大の利点です．足部の挫滅開放骨折の骨再建は厄介です．アライメントを整えたとしても足部は硬くなり，歩行障害は必至です．その厄介な足部損傷が，本症例にはないのです．

もう1つ有利な点，それは損傷レベルが下腿の遠位部だということです．下腿の遠位部は筋体が少なく，それは筋体損傷が少ないことを意味します．筋体損傷が少なければ，デブリドマンは容易です．最も難しく厄介なのは筋体のデブリドマンであり，皮膚や骨のデブリドマンは容易なのです．

結論的に，「**ある技術**」を有すれば再建は容易です．それは「血行再建技術」と「遊離皮弁技術」にほかなりません．その患者の担当医師が有している技術で患者の運命が決定されることがあってはなりません．日本には，すでにその技術が一般化されて存在しています．患者の運命は「損傷自体の難しさ」で規定されなければならないと思います．

## 専門家のあなたへ

それでは，この「再建容易な？」損傷をどのように完遂するか，それを解説しましょう．

### ❶ 治療ポイント1：血行再建における考え方

阻血の徴候があれば必ず最悪の状況を想定します．すなわち「血管の断裂があり必ず再建しなければならない」ということです．専門家は常に最も悪い状況を想定して，客観的判断を行います．

本症例は局所損傷に伴う阻血ですので検査などは不要ですが，手術室入室までに時間があり速やかに撮影が可能であれば造影 CT は無駄ではありません．手術では直ちに局所血管展開を行います．足部の主要血管は後脛骨動脈ですので足関節内側を展開し，損傷部分を切除し直ちに血管吻合を行います．

損傷が四肢の末梢ですので vascular shunt の必要はありません．vascular shunt は筋体が多く含まれている四肢近位部損傷で適応になります．このような新しい手法は，それが適応される意味を理解して施行しないといけません．

また，今回は後脛骨動脈のみ再建に足部の血行を再開させ，皮弁のレシピエントには損傷され盲端になっている前脛骨動脈を選択しました．本症例では比較的早い段階の皮弁術施行で，損傷部が足関節近くであったために前脛骨動脈をレシピエントとして使用できましたが，本来ならば初期治療で再建しておくべきであるのは間違いありません．

### ❷ 治療ポイント2：骨再建における考え方

理想的な骨接合方法は，骨損傷形態そのもので決定されます．関節内骨折には解剖学的整復と圧迫固定が必要です．骨幹端部には架橋固定が許容されますが，それにはプレー

ト固定，髄内釘固定，創外固定と種々の適応があります．本症例の場合，遠位骨片は小さく髄内釘の適応はありません．創外固定で骨幹端部の架橋固定を行うことは可能ですが，軟部組織との関係で考える必要があります．軟部組織をどのように再建するかで戦略が変わります．

骨幹端部を短縮し軟部組織欠損範囲を縮小し，骨延長を行おうと考える医師もいるかもしれません．仮に軟部組織欠損範囲よりも骨欠損範囲が大きいのであれば，その選択もありうるかもしれませんが，新鮮例ではそのような状況はほとんどありません．多くは軟部組織閉鎖のために必要以上の骨切除を余儀なくされることでしょう．

しかし，そのように「手技が先行する治療，この場合は骨延長という手技がまず第一にあって，それを用いて骨も軟部組織も治療する」ことは望ましくありません．損傷形態に対して必要な再建を行うのが原則なのです．

本症例の場合はおそらく皮弁術が必要でしょうから，もし皮弁術を施行し損傷が閉鎖性骨折に準じた状態になったとした場合にどのような骨接合術が適切かということを考えなければなりません．本症例の場合はそれがプレート固定であったということです．

筆者の考え方の原則は，その骨折形態に対してプレート固定が適しているのであれば，迷わずそれを選択し，それに必要な軟部組織再建を用意するというものです．治療する対象は骨，関節，腱，神経の運動器です．軟部組織はそれを保証するものなのです．

### ❸ 治療ポイント3：軟部組織再建における考え方

さて，骨接合方法に適した軟部組織再建を施行すると述べました．本症例の場合は遊離皮膚弁を選択していますが，有茎皮弁なのか遊離皮弁なのかはどのように考えると良いでしょうか？　有茎皮弁は血管吻合を用いないので，常にその選択を第一に考えますが，本当に適しているかどうかを客観的に判断しなければなりません．

軟部組織再建でも遊離皮弁と有茎皮弁には大きな相違点が存在します．有茎皮弁は移動距離に限度があり，被覆範囲が限られます．また外傷では常に部分壊死の危険性があり，その部分壊死は最も被覆が必要な部位に生じます．そしてそれは通常，インプラント露出に繋がり感染惹起の原因となります．

有茎皮弁を用いることができるのは，軟部組織欠損範囲が小さく，皮弁による被覆が例え不十分であったとしてもリカバリーが可能な状況であることが前提です．それは深部組織にある程度の活性があることを意味します．皮弁なのか保存なのかを迷う場合に有茎皮弁選択の余地があり，迷わず皮弁が必要なほど損傷が強い場合には，遊離皮弁を主に選択するのが妥当なところなのです．

# CASE LEARNING 15

## 若年者における骨欠損を伴う下腿重度開放骨折

### 症例提示（受傷時から再建まで）

**症例** 10歳台後半，女性

#### 受傷状況
バイク乗車中に乗用車と接触し受傷，直近の救急病院へ搬送された．意識は清明で全身状態は安定していた．

#### 初診医における所見
右下腿遠位部に軟部組織の挫滅を伴う骨折を認めたが，足部の血行と足底感覚は保たれていた（**図1**）．X線画像では下腿遠位骨幹部の粉砕骨折を認め，骨折型はAO分類42-C3.3とした（**図2**）．

#### 初診医における治療
即日，洗浄とデブリドマンを施行後に創外固定器が装着された．創外に露出した粉砕骨のみ除去し創内の骨は保存した（**図3**）．また強く挫滅され確実に壊死すると判断された軟部組織のみ切除した．その後2〜3日おきにデブリドマンを繰り返したが，確定的デブリドマンはなされなかった．受傷後10日を経過し皮膚の壊死が進行し，当院へ転院となった（**図4**）．

#### 当院転院時所見
受傷13日目に当院転院，14日目に再度デブリドマンを施行した．その結果，約8 cmの分節状骨欠損が生じ，皮膚軟部組織は下腿遠位部内側を中心に約6×13 cm大の欠損を認めた（**図5**）．伸筋群・屈筋群はおおむね保たれ，脛骨神経は連続し足底・足背の感覚は保たれていた．

#### 経過
受傷18日後に軟部組織再建を施行した．骨固定は創外固定のままとし，軟部組織欠損を遊離前外側大腿皮弁にて被覆した．皮弁は7×16 cm大で挙上し，動脈は後脛骨動静脈の近位部にflow-throughで吻合し，静脈は端々吻合した（**図6**）．術後，移植皮弁の血行に問題は認められずに創治癒が得られた．

移植術後6週でTaylor spatial frameを装着，脛骨近位部を骨切りし，骨移動術を開始した（**図7**）．骨移動術後12週で遠位部はドッキングし（**図8**），その後，骨癒合まで3ヵ月間待機し創外固定器を除去した（**図9**）．除去後2ヵ月で全荷重独歩可能となった（**図10**）．ISOLSスコアは28点である．

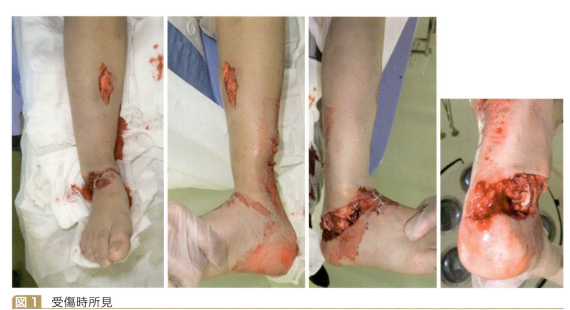

**図1** 受傷時所見
下腿遠位部後方を中心に挫滅創を認める．

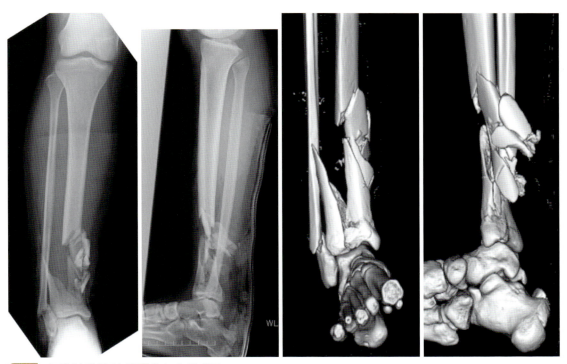

**図2** 初診時単純X線画像およびCT
AO分類42-C3.3の粉砕骨折である．

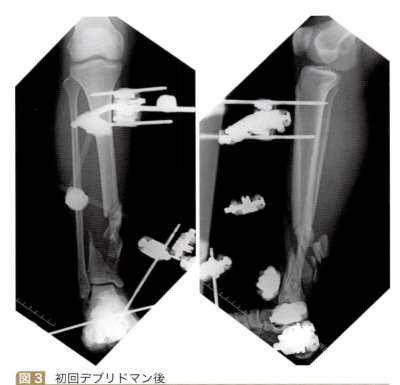

**図3** 初回デブリドマン後
創内粉砕骨片は残存している．

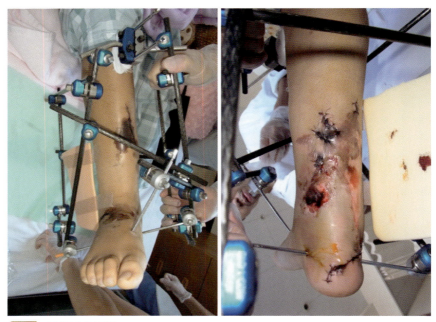

**図4** 受傷10日目
下腿遠位部後内側の皮膚が壊死している．

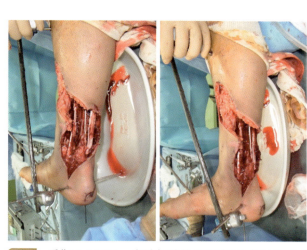
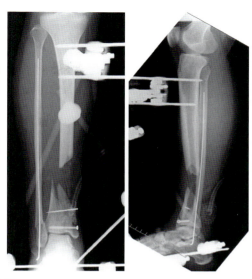

図5 受傷14日目，当院転院後に再度デブリドマン施行
6 × 13 cm 大の軟部組織欠損および約 8 cm 長の骨欠損となった．

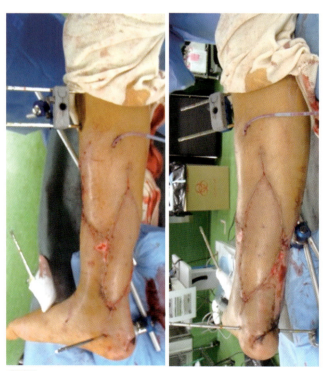

図6 受傷18日目，前外側大腿皮弁にて被覆

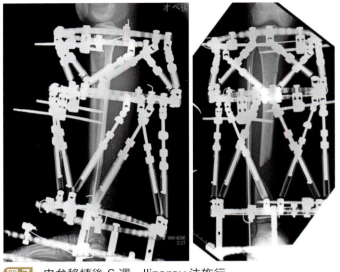

図7 皮弁移植後6週,Ilizarov法施行

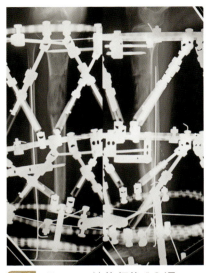

図8 Ilizarov法施行後12週
延長部の仮骨形成良好.

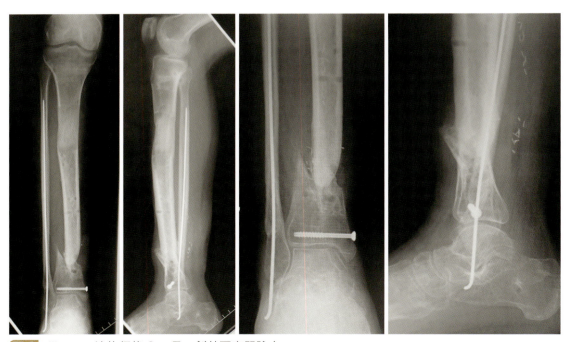

図9 Ilizarov法施行後6ヵ月,創外固定器除去

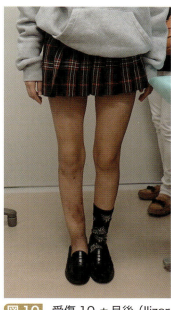
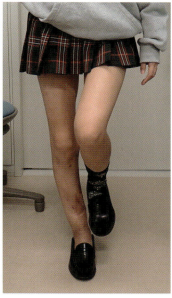

**図10** 受傷10ヵ月後（Ilizarov法施行後8ヵ月）で独歩可能

## 症例解説

**Point 1** 初期治療におけるピットフォールは？
**Point 2** 軟部組織再建と骨再建のあり方は？

### 非専門家のあなたへ

#### 1 デブリドマンが遅れたが事なきを得た理由

　本症例はデブリドマンを数回にわたり繰り返していますが完遂せず，受傷より10日ほど経過しました．デブリドマンは何回も繰り返すものではなく，重症であればあるほど少ない回数で終了させるべきであると『Basic Point 04』で述べました．本症例における初診医でのデブリドマンのあり方を想像しますと，不良組織を切除することによって深部組織が露出し皮弁術が余儀なくされることを懸念したのではないかと思います．皮弁術施行がよほど得意でない限り，皮弁施行は避けたいという意図が働くのは想像にかたくありません．しかし，治療のあり方とは「できることをやるのではなく，必要なことを行う」ことです．本書の根底に流れる「何がその損傷治療に必要なのか，必要なことを過不足なく行う」ということを，本書を通読することでつかみ取ってほしいと思います．

　さて，ところがデブリドマンが遅れてもこの症例は感染症を生じることなく経過し，専門施設へ転送することができています．「デブリドマンは2回で終わらせろとか，1週間以内に皮弁を施行しろとかいっているけど，もしかすると多少遅れても問題はないのではないか？　今はNPWT（陰圧閉鎖療法）もあるし，それほど身構える必要もないのでは？」「軟部組織再建だって，1ヵ月くらいは大丈夫ではないの？」という印象をもつ先生もおられるかもしれません．しかし，デブリドマンが遅れても事なきを得てい

る事象の本質を理解しないことは非常に危険です．なぜ事なきを得ているのか？　実はそれには理由があるのです．

　繰り返すデブリドマン，遅延するデブリドマンの悲劇は筋体損傷が強い場合に起こります．皮膚や骨はデブリドマンが多少遅延しても，筋体デブリドマンの遅延ほどには悪影響を及ぼしません．下腿の構造をみてみますと，遠位は近位部に比べて筋体が少ないですよね．すなわち，下腿遠位部の開放骨折は「ある程度」の猶予があるかもしれないということです．

　しかし，確率論的に運良くうまくいったことを拡大して考えるべきではありません．たくさんの症例を経験することができれば真意を理解することができるかもしれませんが，多くの施設では重度開放骨折を治療する機会はたまにしか存在しません．少ない損傷であればあるほど，治療原則をセミナーや本書で学ぶ必要があるのです．

　実際のところ，数日で筋肉のみならず皮膚や骨の viability の判断は十分に可能です．すなわちほとんどの症例で数日以内にデブリドマンを完遂することは可能であり，治療の危機管理上は，原則を尊守して軟部組織再建を1週間以内に施行することを強く推奨したいと考えます．

## 専門家のあなたへ

### 1 軟部組織欠損はどう再建するのか？

　下腿重度開放骨折では軟部組織欠損と骨欠損の組み合わせで治療方針が異なります．そのことは『Basic Point 13』に記述されています．再度簡易的に述べてみますと，Ilizarov法（骨延長術）で骨欠損再建も軟部組織再建も同時に施行するには「骨欠損と軟部組織欠損が同程度か，骨欠損の方が大きい場合」に限られますが，そのような事例はほとんどありません．多くの新鮮症例では，骨欠損よりも軟部組織欠損の方が大きいのです．そういった状況にも関わらず「Ilizarov法」で治療しようとすると，どうなるかを想像できますでしょうか？　軟部組織欠損が修復できるまで骨切除を追加施行するか，骨折部を重複短縮させるなどの処置をとることでしょう．確かにこういった方法も1つの考えですが，トラブルの多い方法であり推奨できません．

　すなわち，下腿開放骨折 Gustilo 分類 type ⅢB のほとんどの症例において皮弁術が必要と考えるのが妥当です．皮弁術ありきで，どういった骨再建を施行するのかを考えると，とても明瞭になります．骨再建については次項で述べましょう．

　さて，皮弁にも多くの種類があります．関節近傍で比較的狭い範囲，すなわち幅7〜8 cm 程度でドナー側が一次縫縮できるほどのドナー側欠損であるならば，皮膚弁を選択するのが審美的にも適当です．一方，損傷が骨幹部であれば骨癒合の観点から筋弁が有利ですし，幅が10 cm を越すような広い範囲であれば筋弁が必要となります．

　本症例では，「下腿遠位部損傷」で「軟部組織欠損幅が6〜7 cm」，しかも「若い女性で審美性が必要」などから皮膚弁を選択したわけです．今回は遊離前外側大腿皮弁を用いていますが，胸背動脈穿通枝皮弁や深下腹壁動脈穿通枝皮弁も候補になることはもちろんのことです．

## ❷ 骨欠損はどう再建するのか？

　下腿開放骨折Gustilo分類type ⅢBのほとんどの症例において皮弁術が必要となることを前提として，開放骨折後の巨大骨欠損の治療についてはIlizarov法（仮骨延長），血管柄付き骨移植術，広背筋皮弁の随伴骨移植術，Masquelet法など様々な方法があります．どの再建法を選択するのかは欠損範囲や年齢，用いた皮弁の種類などで決定されます．

　本症例では皮膚弁を選択しましたので，その時点で随伴骨移植を用いることはできません．随伴骨移植の代表は広背筋に随伴する血管柄付き肩甲骨あるいは肋骨に限られるでしょう．

　骨欠損範囲が8 cmほどにもなりますと，場合によっては血管柄付き腓骨移植を用いることもありうるかと思います．しかし血管柄付き腓骨移植はドナー側傷害が看過できず，その上，採取できる皮弁は小さく，大きく採取するとドナー側に皮膚移植を要し，傷害がますます大きくなります．他の遊離皮弁とのchain flapは技術的に難易度が高いですし，ドナー側傷害に目をつぶってでも血管柄付き腓骨移植を選択するとすれば，それは感染例などに限られるのではないかと思います．

　Masquelet法は最近よく用いられる方法ですが，骨欠損範囲が大きくなりますと骨採取量も増えますのでいささか用いづらくなります．また仮に感染例ですと，感染再燃の問題が懸念されます．

　Ilizarov法の最も良いところはドナー側の犠牲がないところで，しかも軟部組織が「皮弁」によって再建されていれば，ほぼ確実に治療を完遂することができると思います．非常に優れた骨欠損再建法といって良いでしょう．しかし，Ilizarov法の最大の欠点は長い創外固定装着期間であり，社会生活を営むには不利であると考えます．

　以上を考慮して，下腿重度開放骨折におけるIlizarov法の適応は，骨形成能力が高く，コンプライアンスが良い患者ということになり，それは若年者であり，本症例は最たる適応であると考えたわけです．

---

**COFFEE BREAK　新鮮外傷例と陳旧例は違うのです！**

　日本創外固定学会と日本マイクロサージャリー学会のどちらにおいても，「下腿開放骨折」を話題にしてシンポジウムが組まれてきました．手技が主体の学会ですから，それぞれの学会において，その話題が「創外固定」と「組織移植」に偏るのは当然のことです．

　でも，新鮮例と陳旧例を混同するのはやや残念です．新鮮の開放骨折と陳旧性の感染性偽関節では病態はまったく異なります．ところが今まで，どちらも同じカテゴリー（？）として議論されてきました．筆者の知る限り，20年間は変わっていないと思います．そろそろ，終わりにしたいものです．

## CASE LEARNING 16

## 成人における骨欠損を伴う下腿重度開放骨折

### 症例提示（受傷時から再建まで）

**症例** 30歳台，男性

**受傷状況**

バイク走行中に大型トラックと接触して受傷した．

**初診時所見**

全身状態安定，右下腿遠位部の開放骨折で骨軟部組織は高度に破綻していた．足部の血行と足底の感覚は保たれていた．X線画像では下腿遠位骨幹部の粉砕を認め，骨折型は AO 分類 42-C3.3 とした（図1）．

**初期治療**

同日緊急で，洗浄・デブリドマンを施行した．約8cmの骨片は砂利で汚染されており，骨膜も剥脱していたため摘出した．明らかなハードサインは認めなかったが後脛骨動脈は断裂しており，後脛骨神経は保たれていた．足部の血行が保たれていたため後脛骨動脈の再建は施行しなかった．また初療医の判断にて，一部骨が接触するように骨短縮を行い，創外固定器を装着し陰圧閉鎖療法（NPWT）にて創部を被覆した（図2）．緊急手術後に CT angiography を施行したところ，後脛骨動脈は損傷部近位で途絶しており，前脛骨動脈は開存しているものの蛇行していた（図3）．

翌日，再度デブリドマンを施行し，骨長を回復させ再評価を行った．骨欠損は約 8cm の分節欠損で，皮膚軟部組織は下腿遠位・前内側・半周に及び，約 10×20cm の欠損を認めた（図4）．伸筋・屈筋群は挫滅されているもののおおむね保たれ，神経は連続し足底・足背の感覚は保たれていた．

**経過**

受傷6日目に骨軟部組織同時再建を施行した．骨固定は腓骨を解剖学的にプレート固定し，脛骨を Ender 釘で固定した．軟部組織欠損は遊離広背筋にて被覆することとし，同時に骨欠損を補填するために angular branch を用いた肩甲骨を採取した．結果的に骨付き筋皮弁は，皮弁は 6×20cm 大，筋弁は 13×25cm 大，骨弁は約 8.5cm で挙上した．

レシピエント血管は膝窩動脈のヒラメ筋枝とし，肩甲骨を脛骨内側に嵌め込み，外側には骨セメントを充填した（図5）．筋弁上は NPWT で管理し，二次的に植皮予定とした．

術後3週，筋弁上に分層植皮を行い，受傷4ヵ月後，血管柄付き肩甲骨部は部分骨癒合が得られ，骨セメントを除去し自家骨移植を施行した．その後，Ender 釘を髄内釘に入れ替え，術後半年で全荷重，独歩可能となり，足関節は軽度の背屈制限を残すのみとなった（図6）．ISOLS スコアは 24 点であった．

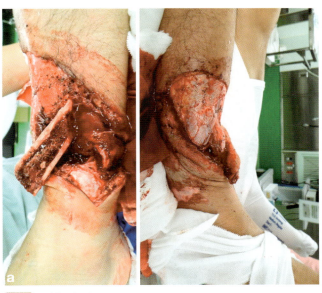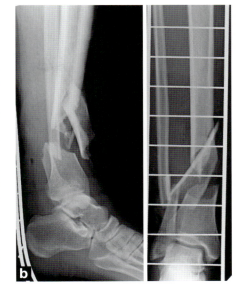

**図1** 受傷時所見

a：右下腿遠位部の開放骨折で骨軟部組織は高度に破綻．
b：AO 分類 42-C3.3 である．

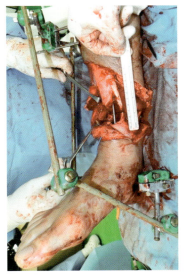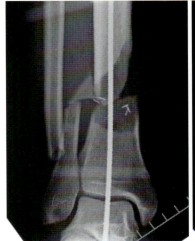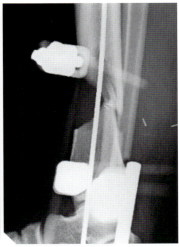

**図2** 初期治療後

デブリドマン後に骨を短縮し，創外固定施行．

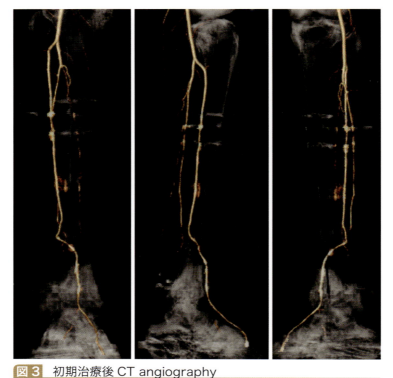

**図3** 初期治療後 CT angiography
後脛骨動脈の途絶を認める．前脛骨動脈は温存されている．

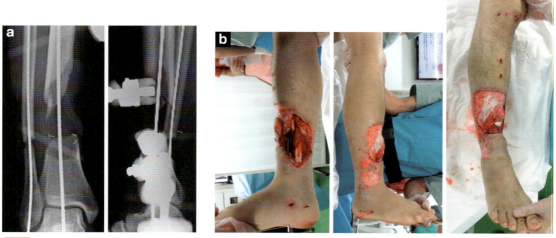

**図4** 2回目デブリドマン後に骨長を回復させ再評価を施行
a：骨欠損は約 8 cm の分節欠損．
b：皮膚軟部組織は下腿遠位・前内側・半周に及び，約 10 × 20 cm の欠損．

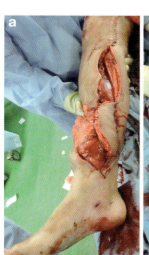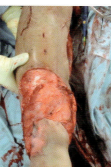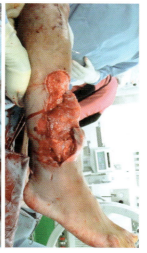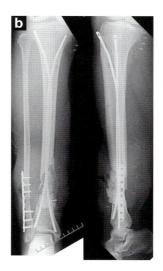

**図5** 受傷6日後に骨軟部組織再建施行
a：遊離広背筋および血管柄付き肩甲骨移植.
b：肩甲骨移植およびセメント留置後のX線画像.

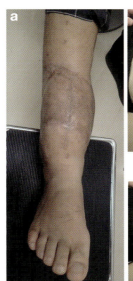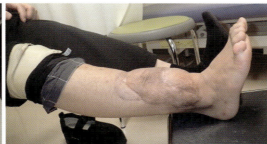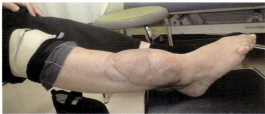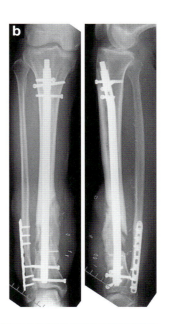

**図6** 最終経過観察時（受傷1年後）
a：術後半年で全荷重，独歩可能となり，足関節は軽度の背屈制限を残すのみであった．
b：骨癒合完成，アライメント良好．

## 症例解説

> **Point 1** 初期治療における注意点：血管吻合は施行すべきか？ 骨短縮のあり方は？
> **Point 2** 軟部組織再建のあり方は？
> **Point 3** 骨再建法はどのように決定するか？

### 非専門家のあなたへ

#### 1 血管吻合について

　本症例は足部の血行が保たれていますのでGustilo分類type ⅢCの開放骨折ではありません．しかし，後脛骨動脈は足部の主要血管ですので，できれば再建すべきです．また後日施行する予定の遊離皮弁術のレシピエント血管とする可能性もありますので，その観点からも再建しておくべきでしょう．

　血管吻合においては注意点があります．それは骨長をどうするかです．血管の端々吻合のために骨を短縮したい誘惑はよく分かります．しかし短縮して血管吻合すると，後々の骨長回復はIlizarov法しかなくなります．このように，初期治療後の治療選択肢を限局することはできる限り避けなければなりません．血管は神経や筋肉と異なり，静脈移植によって自由に長さを調節できる導管に過ぎないのです．

　かといって，骨長を元に戻すことで再建した血管が露出することも大きな問題です．静脈皮弁として移植すると血管露出の問題は解決されるでしょうが，やや難易度が高くなります．1つの現実的な方法は，いったん創外固定によって骨長を回復し，その時点で後脛骨動脈を必要に応じて静脈移植で再建し，その後，血管露出がなくなるように骨短縮を行うというものです．

#### 2 初期の骨短縮について

　しかし，例え血管再建の問題がなくとも，骨欠損と軟部組織欠損が同時にある場合に，骨短縮をして軟部欠損範囲を縮小しようという傾向があるのは容易に想像できます．改めて骨短縮の意味について考えてみましょう．

　骨短縮することによって軟部組織が閉鎖可能になる場合があれば，それはGustilo分類type ⅢBがⅢAになることを意味しますから，有用な方法かもしれません．しかし，通常は骨欠損より軟部組織欠損が大きく，軟部組織閉鎖のために過剰な骨切除を行うことは推奨できません．また過剰骨切除しなくとも屈曲させたり，銃剣のように重ねたりすることにより軟部組織閉鎖を図る方法も報告されていますが，組織循環を不良にする非生理的手法ですので，第2の選択とするのが無難かと思います．

　すなわち，本症例のような真のGustilo分類type ⅢBであれば，皮弁術で軟部組織再建を施行すべきであり，皮弁術以外での再建は様々なトラブルが生じる危険な治療法です．また，骨短縮を施行すれば骨再建にはIlizarov法が必要ですが，皮弁で軟部組織再建を行うのであれば，骨欠損治療には様々な選択肢が存在します．ですから重度開放骨折は原則的には初期治療時に骨長を回復させて治療法を考えるのが基本であると思います．

　しかし，積極的骨短縮を施行しなければならない事例も存在します．それは神経と筋体損傷を再建する場合です．とくに神経は移植による成績は不良です．神経端々吻合の

ために骨を積極的に短縮すること，それは大きな治療原則です．

## 専門家のあなたへ

### 1 もし本症例が阻血であったならどういった戦略をとるか？

　本症例は阻血ではありませんでしたので，緊急血行再建の必然性はありませんでした．再建は望ましいのですが，後日に再建するという選択肢もあります．ところが，阻血であった場合はどうでしょう？　もちろん血行再建は必須ですが，阻血時間短縮のために vascular shunt などを考えるでしょうか？　答えは「No」です．『Basic Point 07』も参照してほしいのですが，下腿の遠位部は筋体が少なく阻血許容時間に比較的余裕があり，また末梢であるがゆえに vascular shunt 施行に伴う二次的血管損傷も看過できません．

　新しい手技はそれを用いる医師に philosophy があるのが前提です．どの状況に何を使用するのか，常に考え，自分の中に明確な基準を持っていることが必要です．

### 2 骨軟部組織再建計画の立て方

　『Case Learning 15』でも言及しましたが，軟部組織欠損と骨欠損の大きさで治療法の選択肢は決まります．本症例もそうですが，骨欠損より軟部組織欠損が大きいような状況では Ilizarov 法単独による骨組織と軟部組織の同時再建には無理があります．

　骨再建を Ilizarov 法で行うにしても，軟部組織再建はいつも皮弁術が望ましいですし，遊離皮弁術を行うのであれば，様々な骨再建法が考えられることでしょう．

### 3 軟部組織欠損はどう再建するのか？

　関節近傍には皮膚弁による再建が原則です．しかし，軟部組織欠損範囲が広い本症例のような場合には，皮膚弁施行にはいささか問題があります．深下腹壁動脈皮弁であれば大きな皮弁が採取できるかもしれませんが，1本の深下腹壁動脈で巨大な皮弁を採取するのはやや危険な印象です．そこで，最も確実な皮弁選択として広背筋皮弁が挙げられ，本症例でも選択しました．広背筋皮弁を選択すれば，血管柄付き肩甲骨や，肋骨などの随伴骨移植の可能性も出てくるのです．

### 4 骨欠損はどう再建するのか？

　遊離皮弁によって軟部組織が再建されるとして，骨再建の選択肢としては，Ilizarov 法，血管柄付き骨移植，随伴骨移植，Masquelet 法など，様々な選択肢があります．

　Ilizarov 法はドナー側が不要である優れた方法ですが，欠損は 8 cm ですので延長に 3 ヵ月，骨成熟に 6 ヵ月はかかるでしょうから，9 ヵ月間は創外固定器を装着するのが通常だと考えます．9 ヵ月という期間が職業を有する成人に妥当な期間なのかどうかは治療法選択の philosophy によるでしょう．

　本症例では，患者の職業（事務系）を考え，装具で就労可能なように骨長を最初から温存し内固定術を施行するのが最適であると判断しました．そこで，広背筋に随伴した血管柄付き肩甲骨移植に Masquelet 法を加えた方法での再建を選択したのです．

### 5 新しい骨軟部組織再建の考え方

　重度四肢外傷治療において，「確実」で「効率的」，そして「快適」な方法とは何かを常に模索し続けなくてはなりません．筆者は Ilizarov 法よりもマイクロサージャリーに重きを置いた再建をしてきたことは否めません．しかし，これからは両方の技術を駆使

して，どのような理想的治療が可能なのかを，深く想像することが重要です．その観点から，新しい骨軟部組織再建の考えを提示したいと思います．

　新鮮の重度四肢外傷例においては，まず軟部組織は皮弁で再建するのが大前提です．その上で骨再建を考えるわけですが，骨形成には Ilizarov 法を多用し骨移植（採取）量を減らすこととします．しかし，創外固定の長期装着は「快適」からはほど遠いので，内固定へ早期に conversion し，装着期間を最短にします．以上の観点から，本症例において最も日常生活動作（ADL）復帰が早く，ドナー側に負担がかからず，外観が美しい治療方法を提示してみましょう．

〈受傷当日〉
①初期治療で脛骨を 3 cm 短縮し，楔状骨折の主骨片同士を接着させる．
②その上で，後脛骨動脈を吻合する．

〈受傷 3 日後〉
③脛骨骨折部はプレート固定し，骨欠損部にはセメントを留置する．
④軟部組織欠損範囲は 3 cm の骨短縮により縮小したので，（薄くしなやかな）前外側大腿皮弁で再建する．

〈受傷 2 週間後〉
⑤脛骨近位を 3 cm 延長する．

〈受傷 6 週間後〉
⑥最小侵襲プレート固定に変更する．
⑦受傷から 6 週で先のセメントを海綿骨に変更する．

〈受傷 8 週間後〉
⑧社会生活復帰

　以上，最もドナー障害が少なく，受傷から 2 ヵ月の早期に T 字杖歩行とし，さらに温泉入浴を可能にさせるプランです．これが将来の Japan Strategy になると考えています．

# CASE LEARNING 17

## 高齢者の右下腿重度開放骨折

### 症例提示（受傷時から再建まで）

**症　例**

　80歳台，男性．既往に高血圧，糖尿病あり．老人施設入所中であるが日常生活は完全に自立していた．

**受傷状況**

　横断歩道を交差中に左折トラックに巻き込まれ受傷した．両下肢の重度損傷と血気胸あり，ショック状態にて某救命救急センターへ搬送された．人工呼吸管理と輸血投与にて全身状態は安定化し，四肢外傷に対する再建のために翌日当院へ転院となった．

**当院搬送時所見**

　右下腿は内側に広範囲の開放性剥脱創（Gustilo分類 typeⅢB）を認め，X線画像では分節状骨折（AO分類 42-C1）であった（図1）．足部の血行と足底感覚は正常に保たれ，足趾の自動可動性も温存されていた．右下腿開放骨折に加えて左下腿閉鎖性骨折（AO分類 42-A2），左大腿骨転子部骨折，左橈骨遠位端骨折，右肋骨骨折，血気胸，右眼窩底骨折を合併していた．

**当院での初期治療**

　転院後直ちに右下腿開放骨折に対するデブリドマンを施行した．右下腿の広範囲剥脱皮膚は活性を失っていたため切除した．筋体の損傷は少なく，後脛骨動脈，足背動脈の触知は良好であった．デブリドマン後に骨折部に対して架橋創外固定を施行し，開放創は持続陰圧吸引療法（NPWT）にて管理した（図2）．また，左下腿骨折

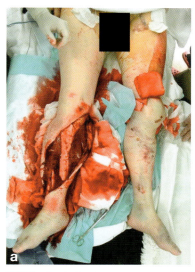 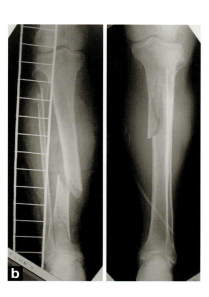

**図1**　転院時所見
a：右下腿では内側に広範囲の開放性剥脱創を認めた．
b：AO分類では右下腿42-C1，左下腿42-A2である．

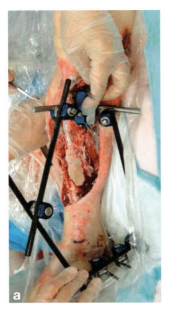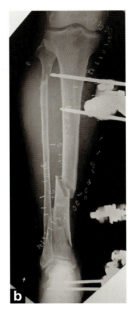

**図2** 転院時初期治療
a：右下腿開放骨折に対するデブリドマンを施行．
b：骨折部に対して架橋創外固定を施行．

に対しても創外固定術を施行した．

### 経　過

　以後，創処置を繰り返しながら，受傷5日後に左大腿骨転子部骨折と左橈骨遠位端骨折に対する骨接合術を施行した．

　受傷後12日目，右下腿の軟部組織欠損に対して遊離広背筋移植術を施行し，レシピエント血管は後脛骨動脈近位とし flow-through 吻合を施行した（**図3**）．両下腿とも創外固定は継続した．手術時間は4時間で，出血量は500 mL であった．

　術後の血行トラブルなく経過し，以後，創処置および植皮術などを幾度となく繰り返しながら，並行してリハビリテーションを施行した．術後6週目には車椅子による散歩も可能となった（**図4**）．

　以後も創治癒が不良な部分があり処置を繰り返していたが，受傷後10週経過時頃より肺炎併発のため呼吸状態悪化，人工呼吸管理を余儀なくされた．気管切開，経管栄養となり，完全要介護状態に至った（**図5**）．

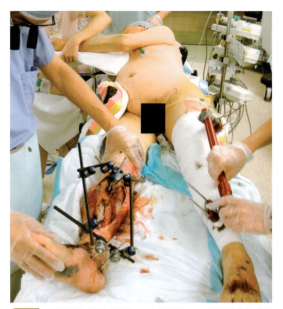
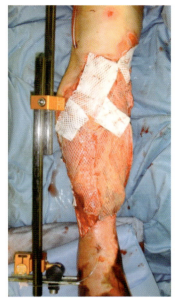

図3　受傷後12日目，右下腿の軟部組織欠損に対して遊離広背筋移植術を施行

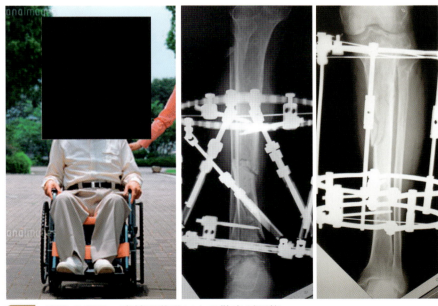

図4　術後6週目，車椅子移動による散歩が可能

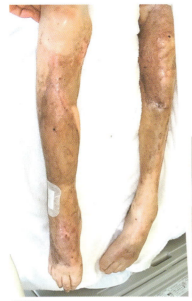
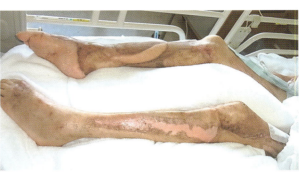

**図5** 術後4ヵ月目，気管切開，経管栄養となり，完全要介護状態となった

## 症例解説

**Point 1** 転院し再建するということの意味は？
**Point 2** 患肢温存すべきか否かの判断は？
**Point 3** 高齢者に対する骨軟部組織再建の考え方は？

### 非専門家のあなたへ

#### 1 再建のために転院するということ

　本症例は80歳台の高齢患者で，しかもショック状態です．こういった患者は，もちろん救命救急センターに搬送され救命処置の後に機能再建を考えることになりますが，通常の救命救急センターでは機能再建術の出番はありません．ショックだから，高齢だから，人工呼吸管理をしているのだから，などの理由により，機能再建は話題に上らずに切断の選択をすることが多いと思います．しかし，ショック状態は色々ですし，高齢といっても予備能力には個人差があります．

　機能再建の可能性は，実際の症例と向き合い個別に判断しなければなりません．これは非常に難しい選択で，正直にいって多くの経験を持つ専門家にしかその判断はできないと思います．ガイドラインやマニュアル，論文はある一定の指標を与えてくれますが，個々の判断までは教えてくれません．結局は医療者が自分で下さなければならないのです．

　さて，重度開放骨折の多くは，高エネルギー外傷であること，実際に他部位損傷を伴っていることが多いため，このように救命救急センターに搬送されます．そして，その多くの患者は初期治療で全身状態は安定化し，数時間後か翌日には機能再建が話題になってきます．しかし，日本の救命救急センターには「重度四肢外傷の再建専門医」が常勤

しているわけではありませんので，適切な判断と再建は難しいといわざるをえません．多発外傷やショックの名の下に重度開放骨折の再建は遅れ，深部感染を呈し，最終的にしかるべき「後遺障害再建医」に紹介されることになります．これは仕方のないことではありません．受傷早期に救命救急センターより「再建専門施設」に転送させるべきだと思います．

### ❷ 患者の運命を決定するにはしかるべき判断が必要

この患者の患肢温存を行うのか，それとも切断するのか？　その判断をするためには治療方針基準がほしいと思うことでしょう．『Basic Point 21』に考え方の一端を述べさせていただきましたが，その中でも「Lange の基準」は今でも汎用されています．

切断の絶対的基準とは，「成人で，再建できない脛骨神経完全断裂を伴うもの」，「温阻血が6時間を越える挫滅損傷」でした．しかし，その実際の運用は難しいのです．誰が「その脛骨神経は再建できない」と判断できるのでしょうか？　側副血行が残っている場合の温阻血時間をどのように判断するのでしょうか？　また，切断の相対的基準の中にある「重篤な多発外傷」，「重篤な足部損傷合併」，「再建に長期間を要する」，「高齢者」などに至ってはほとんど判定が不能です．

また Mangled Extremity Severity Score（MESS）や Limb Salvage Index（LSI）などは実際に点数を付けたことのある方なら分かるでしょうが，正しく点数を付けること自体が難しいのです．米国の8つの大きな外傷センターにおける重度開放骨折の600症例において前向き研究を行った LEAP study というものがありますが，実際の判断において無力といわざるをえません．

本症例では最終的に内科的合併症で残念な結果となりましたが，「高齢でもその多くは fix and flap が可能だ」というのが筆者の意見です．ただ，「低侵襲の fix and flap」でなければなりません．これは，かなり難しい戦略です．

## 専門家のあなたへ

### ❶ 患肢温存すべきか否かの判断

非専門家の項で述べましたが，MESS や LSI などの判断基準は実際にはそれほど役には立たず，スコアリングシステムは補助材料に過ぎません．それでは専門家としてどのように判断すれば良いでしょうか？　まずは，患者個々の状態に応じた治療が必要で，evidence-based medicine（EBM）などはあまり役に立たないことを認識することから始めます．

まずは家族や患者本人から情報を収集し，患者の社会的背景を把握します．さらに患者の全身状態や内科的合併症，そして局所損傷病態を分析します．その上でどのような治療法が選択できるのか，術者の過去の治療経験より見つけ出します．決して机上から治療法を導き出すのではありません．もしできれば X 線画像，外観の写真や種々の情報をもとに他の専門家と討論すると，治療法の選択がより「真実性のあるもの」に近づきます．

この患者は高齢で，既往に高血圧と糖尿病があり，老人施設入所中でしたが日常生活では完全に自立していました．その上で，患肢温存のためにはどのような治療が可能な

のか？ そして，それにはどの程度の時間がかかり，どの程度の侵襲が患者に加わるのか？ そのすべての判断を「術者の今までの治療経験」から導き出しました．そうして，この患者は患肢温存手術に耐えられると判断したのです．

### ❷ 高齢者に対する骨軟部組織再建の考え方

さて，実際にどのような治療法を立案し実行に至れば良いのでしょうか？ 確かに健康な青壮年であったならば何らためらわない遊離皮弁術も，生理学的予備能力に不安のある高齢者においては一大決心を要する重大事項でした．残り少ない余命を考慮した早期切断なのか，それとも余命におけるクオリティを考慮した患肢温存なのか，決断は容易ではありません．

最も良い結果とは，疼痛のないよく機能する四肢が再建され，豊かな日常生活が送れることであり，最も悪い結果は多数回の手術後に切断することです．治療のために長期間を費やす余裕は高齢者にはありません．

この患者には左下腿閉鎖性骨折（AO 分類 42-A2），左大腿骨転子部骨折，左橈骨遠位端骨折，右肋骨骨折，血気胸，右眼窩底骨折などの合併症があり，まずは全身状態安定化のための ICU 管理が必要でした．さらに体動を可能にするために左大腿骨転子部骨折の加療を優先し，同時に左橈骨遠位端骨折の骨接合術を施行しました．

この際に右下腿の創管理を繰り返し施行し，再建の機会を伺いました．その結果，遊離広背筋移植術の機会を得るまでに 12 日間を要してしまいました．やや待機期間が長かったために，感染の危険性が最小限になるように内固定を控え，骨固定は創外固定で継続することにしました．そして，しかるべきときに内固定に変更しようと考えたのです．

受傷後 12 日目の再建は遊離広背筋移植術だけですから，手術は 4 時間 30 分ほどで終了し出血量も少なく，全身状態には大きな影響を与えなかったと思いました．また組織移植の血行トラブルはなく，深部感染症を併発せずに経過し，術後 6 週目には車椅子移動および立位訓練が可能なまでに回復したのです．

さあ，いよいよ内固定に変更しようとしていた矢先に，誤嚥性肺炎から呼吸状態悪化，人工呼吸管理を余儀なくされ，気管切開，経管栄養となり，完全要介護状態に至ってしまいました．早期に切断術を施行していれば，もっと回復は早く，誤嚥性肺炎にはなっていなかったのかもしれません．

筆者は 80 歳台の高齢者にも遊離組織移植術を施行し，大きな合併症なく回復した経験を幾度も有しています．それが，本症例ではこのような結果となり，今でもどのような治療法選択が正しかったのか分かりません．これからも個々の症例に応じて病態を分析し，今までの治療経験より術式を選択していくことでしょう．ただ，これほどまでに難しい判断は，1 人の専門家だけではなく経験豊かな専門家同士による討議の結果として決定するのが適切であると考えます．それゆえに，複数の再建専門家が常勤する施設が必要だと思っているのです．

# CASE LEARNING 18

## 下腿開放骨折 Gustilo 分類 type ⅢB の治療：有茎皮弁術と骨延長術

## 症例提示（受傷時から再建まで）

**症 例** 20 歳台，女性

### 受傷状況
バイク運転中にトラックと衝突し受傷した．意識清明で呼吸循環状態は安定していたが，右下肢の挫滅損傷を認め，直ちに当院へ搬送となった．

### 初診時所見
初期評価にて他部位損傷はなく，右下肢のみの単独損傷であった．右下腿中央部に開放骨折を認め，右膝から下腿中央レベルまでの皮膚剥脱創を認めた（**図1-a**）．損傷末梢側の血行は良好で足底感覚は温存され，足趾の自動可動性も保たれていた．またX線画像では下腿脛骨骨幹部粉砕骨折（AO分類42-C2）＋斜骨折（AO分類42-A1/2）を認めた（**図1-b**）．

### 初期治療
初期評価の後に緊急手術を施行した．右膝から下腿中央レベルまでの皮膚剥脱創は挫滅されており，これを切除した．前方・外側のコンパートメントの筋体に部分損傷を認めたが，深部および後方コンパートメントはほぼ健常に温存されていた．脛骨骨幹部中央の粉砕骨折は一部楔状を呈する分節状であり，同部位をトリミングし4.5 cmの一期短縮の上でプレート固定を施行した．その後，有茎のヒラメ筋弁にて骨折部を被覆した（**図2**）．下腿骨幹部遠位部斜骨折上の軟部組織に破綻はなく，骨折の不安定性は少なかった．下腿シーネ固定を施行し初期治療を終了とした．

### 経 過
術翌日の創処置の際，移行したヒラメ筋体の血行に問題がないことを確認した．術後3日目に追加手術を施行した．皮膚欠損部および移植筋体上に分層植皮術を施行し，Ilizarov創外固定器を装着した（**図3**）．

創外固定装着の7日経過後から遠位骨折部での骨延長を開始した．延長距離は5 cm，50日で延長を終了し（**図4**），その後，待機期間3ヵ月で骨形成を確認し創外固定器を除去した（**図5**）．External Fixation Index（EFI）は30日/cmであった．以後，patellar tendon bearing（PTB）装具を2ヵ月間装着し完全独歩となった．受傷後12ヵ月経過時のISOLSスコアは26点である．

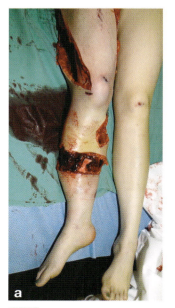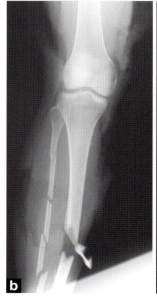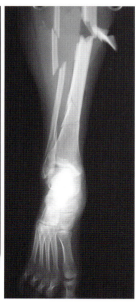

**図1** 初診時所見

a：右下腿中央部に開放骨折を認め，右膝から下腿中央レベルまでの皮膚剥脱創を認めた．
b：AO分類では骨幹部粉砕骨折（AO分類42-C2）および斜骨折（AO分類42-A1/2）を認めた．

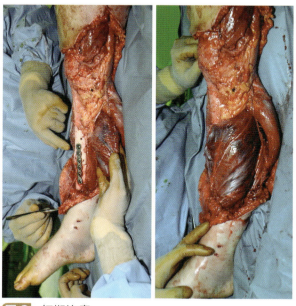

**図2** 初期治療

挫滅剥脱された皮膚を切除，骨折部をトリミングして4.5 cm短縮しプレート固定，さらに同部位をヒラメ筋弁で被覆した．

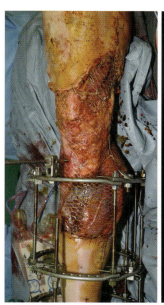
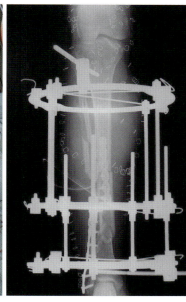

**図3** 術後3日目
　皮膚欠損部および移植筋体上に植皮術を施行し，Ilizarov創外固定器を装着した．

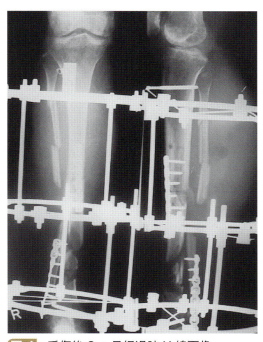

**図4** 受傷後2ヵ月経過時X線画像
　待機期間7日，延長距離5 cm，50日で延長を終了．

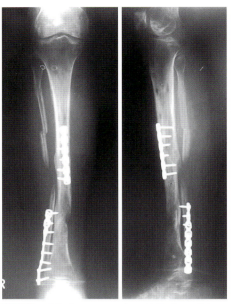
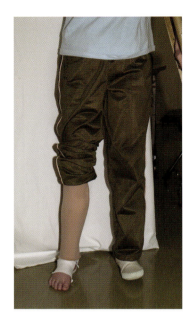

**図5 受傷後7ヵ月時X線画像と外観**
受傷後5ヵ月で創外固定器を除去，EFIは30日/cm，受傷後7ヵ月で独歩可能となった．

> **Point 1** 標準的な初期治療のあり方とは？
> **Point 2** 理想的な再建計画とは？

## 症例解説

### 非専門家のあなたへ

#### 1 専門家でない場合の初期治療とは？

右下腿の開放骨折で膝から下腿中央まで皮膚が剥脱されている重度開放骨折です．患者は若く，単独損傷であり，膝関節と足関節が温存されています．これは重度開放骨折の中でも最も条件の良いものであり，ぜひとも完全に近く再建したいものです．しかも若い女性ですので，審美的にも十分に配慮する必要があります．

初期治療における標準的作法は確立されています．皮膚，骨，筋肉のすべてにわたって十分なデブリドマンを施行し，創外固定を用いて骨の仮安定化を行うものです．デブリドマンが十分であれば，その後に再建の専門家と相談し計画を立てます．もしもデブリドマンに不安があれば，2回目のデブリドマンを再建の専門家と一緒に行い計画を立てます．この2回目のデブリドマン施行時期は初回デブリドマンから24～48時間以内が適当なことは何度も述べてきました．

さて，本症例を振り返ってみましょう．デブリドマンは挫滅剥脱された皮膚，皮下組織に対して施行しました．筋肉の損傷は少なく，下腿の4つのコンパートメントの筋体はほぼ温存されていました．遊離化した骨片は切除しましたが，骨の汚染は軽度でした．

すなわち，幸いにも初期治療が容易な損傷でした．通常なら骨長を保ったままspanning 創外固定を下腿近位から遠位，あるいは踵骨まで施行し，持続陰圧閉鎖療法（NPWT）で創を被覆するのが順当です．そして初期治療後に損傷病態から最終獲得機能を類推し，その上で患者のコンプライアンス，外観の審美性などを考慮し，最良の治療方法を計画し実行するのが標準的手法です．

しかしながら本症例においては，専門家を自認する（過去の若き）筆者は，初期治療時に一期的骨短縮と有茎ヒラメ筋弁移植を施行してしまいました．初期治療時に再建計画を立て，最終的再建の一部を施行したわけです．治療計画を熟慮したとしても，同様の治療法を選択するかもしれません．しかしそれは結果であり，今回の治療はいささか勇み足であったかと思います．今の筆者であれば，もう少し計画に時間をかけて，より良い方法を患者とともに検討することでしょう．

## 専門家のあなたへ

### 1 専門家としての初期治療

再建外科医が初期治療を担当している場合，デブリドマン時に計画を立てることができます．再建手術を最も施行しやすいのは，瘢痕，浮腫，線維化が進行していない受傷時です．ですから，計画の妥当性が明白で，骨接合器具が揃っており，術者の技量やスタッフのサポートが十分であれば，初期治療時に再建術まで踏み込んでしまうのは望ましいことです．しかし，あくまで以上の条件が揃った場合です．

本症例では「専門家を自認する術者」が，初期治療時に最終的再建計画を立てました．骨再建は Ilizarov 法，軟部組織再建は局所皮弁術と定めたわけですが，後になって振り返るとそれがベストの方法であったかどうかは疑問です．もし，今の筆者が術者であったならば別の方法を選択しているかもしれません．

本書では「非専門家」「専門家」と乱暴にも 2 群に分けていますが，「非専門家」にも「専門家」にもそれぞれにレベルがあります．本当の意味の専門家はそうそういるものではありません．もしもあなたが「専門家」を自認していたとしても，一度は立ち止まり，「治療計画」を再考し患者と話し合った上で施行することを選択していただきたいと思います．初期治療後の 24 時間の猶予は，あなたに素晴らしいアイデアを与えてくれることでしょう．

### 2 骨軟部組織再建法の選択

本症例は下腿骨幹部中央の開放骨折で軟部組織が広範囲に剥脱され，骨折部を被覆することができません．典型的な Gustilo 分類 type ⅢB だといって良いのですが，周囲の筋体損傷は強くありません．

下腿中央部を被覆できる有茎皮弁の代表はヒラメ筋弁です．しかし，重度の下腿開放骨折ですとヒラメ筋が局所挫滅を受けていることが多いので，有茎ヒラメ筋弁はやや信頼度に劣るというのが筆者の認識です．幸いにも，本症例では直視下にヒラメ筋の健常性を確認することができています．しかも，数 cm の骨短縮をすることでプレートを十分に被覆することが可能になりました．

今回は再建外科医を自認する医師が初期治療の任に当たったため，ヒラメ筋弁での被覆が可能なことが分かり，しかも骨短縮によって確実性が増すことが分かりました．さ

らに偶然にも骨欠損部の遠位に「骨膜が温存されている」亀裂骨折が存在していました．以上の条件が重なり，「骨短縮＋有茎ヒラメ筋弁」＋「骨延長」という再建方法を即時に判断したわけです．これは，確かに1つの治療法であり，しかも合併症が少なく確実な方法ともいえます．しかし，他には選択肢はなかったのでしょうか？　これは最も理想的な再建方法だったのでしょうか？

### ❸ 他の治療法は何が考えられるでしょう？　損傷のパラドックスとは？

今回選択した方法の欠点を挙げてみますと，第1に筋弁上に植皮術を施行したことで，醜状瘢痕が形成されたこと，第2に筋弁のために骨移植やプレート固定追加などの二次手術がやりづらいこと，第3には骨移動術を選択したために5ヵ月間の創外固定装着期間があったことなどが挙げられます．

もしも，ヒラメ筋弁が使用できなかったとすると遊離皮弁術の選択を余儀なくされることになります．ここでは審美的に最も良好でドナー側にも負担のかからない方法として「深下腹壁動脈皮弁」を第1候補に挙げてみたいと思います．大きな皮弁により下腿の前面の大部分は被覆できるでしょう．軟部組織が皮膚弁によって再建され，閉鎖性の骨欠損になったと仮定すると，どのような骨再建方法が考えられるでしょう？　実は皮膚弁での再建は二次手術がやりやすいという大きな利点があり，骨移植や内固定変更などに好都合です．

本症例の骨欠損形態は他の症例と同じく大部分は楔状でした．すなわち，一期的骨短縮のために分節状に骨切りをしなければ，4.5 cm もの短縮は不要なのです．Ilizarov 法を新鮮例に用いると常に過剰な骨切除を伴います．このことは新鮮例に Ilizarov 法を用いる際の大きな問題だと思います．

患者にとって最も快適な治療とは，骨長を保ったまま髄内釘あるいはプレートで固定し，骨欠損部にはセメントを充填する Masquelet 法を施行し，同部位を皮膚弁で被覆することかもしれません．皮弁の生着が確認できる10日ほどでタッチ歩行が可能になるでしょうし，同時にシャワー浴も可能になります．6週もすれば二次的骨移植が可能になり，後は部分荷重をしながら骨癒合を待つだけです．しかし，これには遊離皮弁術の垣根を越えなければなりません．

損傷が中等度であるがゆえに有茎皮弁を選択することは理解できますが，骨損傷の治療法に制限が出てきます．もしも損傷が重度で遊離皮弁を余儀なくされるのであれば，骨再建のオプションが広がり，かえって良好な結果が得られるかもしれません．これを筆者は「損傷のパラドックス」と呼んでいます．

CASE LEARNING 19

# 前腕重度開放骨折に対する一期的アプローチ

## 症例提示（受傷時から再建まで）

**症　例**　20歳台，女性

### 受傷状況
食品加工場の機械に右前腕を巻き込まれ受傷し，約3時間かけて当院へ搬送された．他部位損傷なく，全身状態は安定していた．

### 初診時所見
右前腕は不安定性が著明であった．また近位から中央にかけて，主として橈掌側の皮膚が2/3周ほど剥脱していた．手部の血行は保たれていた（**図1**）．手指自動伸展は温存されていたが，母指・示指・中指の自動屈曲が障害されていた．感覚については尺骨神経領域は保たれていたが，正中神経，橈骨神経領域は脱出していた．X線画像では右前腕橈尺骨の粉砕骨折（AO分類22-C3）と橈骨頭脱臼，第5指MP（中手指節間関節）関節脱臼を認めた（**図2**）．

### 初期治療
創部の洗浄に続いて損傷された筋体を中心にデブリドマンしたが，剥脱した皮膚は温存した．粉砕されていた前腕骨のアライメントを整え，2.4 mm Kirschner鋼線を髄内刺入し固定した（**図3**）．損傷組織を分析するとおおよそ以下のようであった．

| 屈筋腱 | FCR, FPL, 2・3・4指FDS, 2・3指FDPは引き抜き断裂<br>5指FDS, 4・5指FDP, FCUは温存 |
|---|---|
| 伸筋腱 | APL, EPBは引き抜き断裂<br>EPL, EDC, ECRB/Lは温存 |
| 動脈 | 橈骨動脈は断裂，尺骨動脈は温存 |
| 神経 | 尺骨神経は温存，正中神経は連続性あり（麻痺） |

※ FCR：橈側手根屈筋，FPL：長母指屈筋，FDS：浅指屈筋，FDP：深指屈筋，FCU：尺側手根屈筋，APL：長母指外転筋，EPB：短母指伸筋腱，EPL：長母指伸筋腱，EDC：総指伸筋，ECRB/L：短/長橈側手根伸筋

### 経　過
受傷3日後に確定的手術を施行した．あらためて皮膚をデブリドマンすると，前腕橈掌側を中心に，前腕全域のほぼ2/3の領域（15×25 cm）が欠損した（**図4-a**）．

骨接合については，尺骨は髄内釘固定（True FLEX）を施行し，橈骨はプレートを複数枚用いて固定した．しかし橈骨の正常なbowingが再建されておらず，橈骨頭の脱臼が残存した（**図5**）．腱再建は断裂した2・3指FDPを4・5指FDPに側々縫合し，BR（腕橈骨筋）をFPLに移行した（**図4-b**）．

広範な軟部組織欠損に対しては遊離広背筋移植術を施行した．レシピエント血管は断裂した橈骨動静脈とした．筋体上には分層植皮術を施行した（**図6**）．

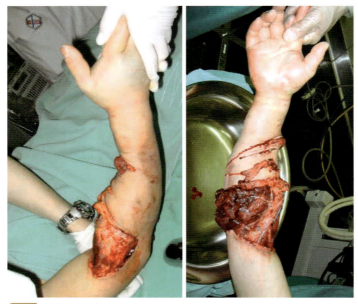

**図1** 初診時所見
　右前腕は不安定性が著明，また近位から中央にかけて橈掌側の皮膚が2/3周ほど剥脱していた．

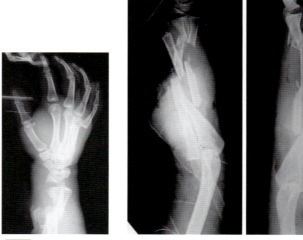

**図2** 初診時X線画像
　右前腕橈尺骨の粉砕骨折（AO分類22-C3），橈骨頭脱臼，第5指MP関節脱臼を認める．

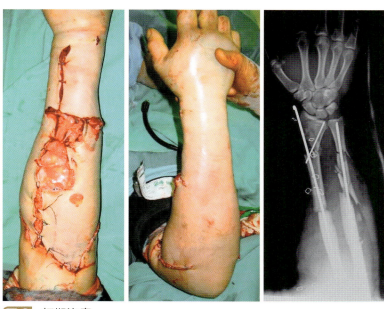

#### 図3 初期治療
筋体を中心にデブリドマンを施行，剥脱した皮膚は温存し，前腕骨はアライメントを整え，2.4 mm Kirschner 鋼線で髄内固定した．

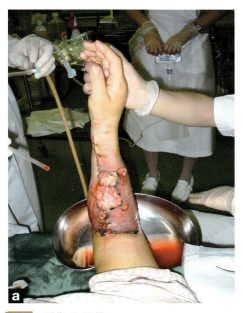
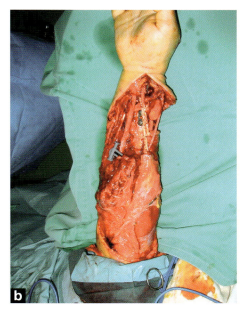

#### 図4 受傷3日後
a：デブリドマン前の外観
b：壊死皮膚を除去し腱移行術を施行した（2・3指 FDP → 4・5指 FDP，BR → FPL）．

　術後の血行トラブルはなく経過し，術後1週よりリハビリテーションを開始した．深部感染症などの合併症は生じず，術後10週で手指・手関節の良好な自動可動性が獲得

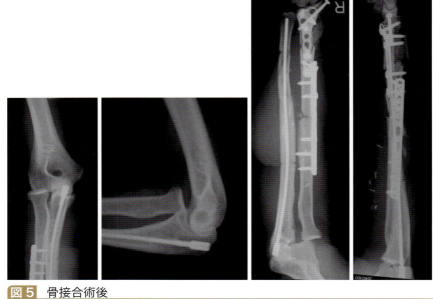

**図5** 骨接合術後
橈骨頭の脱臼が残存.

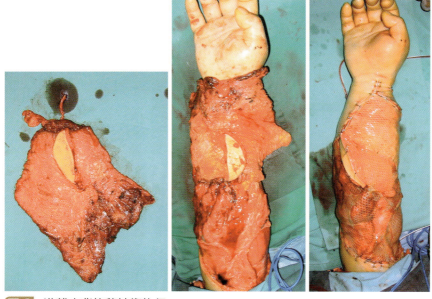

**図6** 遊離広背筋移植術施行

された(**図7**).その後,手指の感覚もほぼ正常に回復した.X線画像上は橈骨頭が脱臼したままであるが,自覚症状に乏しいためこのままとした.受傷後6ヵ月でのISOLSスコアは25点である.

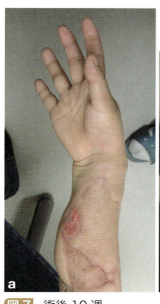
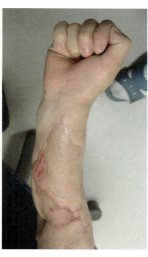
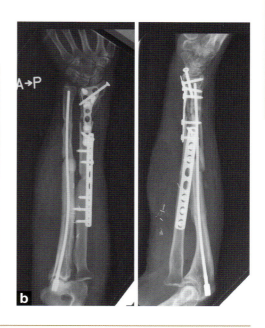

**図7** 術後10週
a：手指，手関節の良好な自動可動性を獲得．
b：前腕骨癒合は進行するものの橈骨頭は脱臼のままである．

## 症例解説

**Point 1** 初期治療のあり方と分析：この患者をどのように治療するのか？
**Point 2** 実際の再建計画の立て方と実行の仕方は？

### 非専門家のあなたへ

#### 1 前腕重度開放骨折患者が来た場合に，非専門医は初期治療として何をすべきか？

　前腕重度開放骨折を治療する際に大切なことは，「その患者がどこまで治るのか」を類推することです．これは「損傷に対する理解」が基盤になりますので，治療の経験がそれほどなくとも，また技術が伴わなくとも，頭で類推することができます．非専門家の先生といえども，この類推をもとに初期治療に臨みたいものです．しかしながら巷には，重度四肢外傷治療の経験があり，しかも遊離皮弁などを行う技術を有しているにも関わらず，「治療方針」が今一つ未熟な医師が見受けられます．これから専門家になろうとしている医師は，そうならないように，適切な治療方針とは何かを常に考え続けてほしいものです．

　さて，非専門家が行う「間違いのない初期治療」について解説してみましょう．その前に確認しておきたいことは，「前腕重度開放骨折治療のポイント」についてです．それは早期にリハビリテーションが開始できることにあります．重症になればなるほど，組織の浮腫と瘢痕化は早期に進行します．リハビリテーションが遅れれば，あっという間に手部の可動性は失われていくことでしょう．下肢の場合は可動性より支持性が主体ですので，汚染管理を主体とした治療が先行され，再建は汚染管理の目処が立ってから施行することが許容されるかもしれません．もちろん上肢においても汚染管理について

の方針は同様なのですが，よりいっそう早期の再建が望まれます．それゆえに上肢においては，疑わしき組織は切除し，すべてを一期的に再建する計画が望ましいとされるのです．

デブリドマンの目標は挫滅汚染創の管理に加えて，損傷を分析することです．この分析が適切であれば，再建方法は決定されます．非専門家においても何が損傷され何が残存されているのかを，一つひとつ確認し記録していきます．しかし，実際のデブリドマンは残念ながら不十分に終わることでしょう．それは仕方がありませんし想定内です．そこで翌日にもう一度専門家によるデブリドマンを施行することとします．

ところで，皮膚のデブリドマンについてはどう考えるべきでしょうか？ 活性のない組織は切除するのがルールでした．ですから初期治療で切除してしまうのも1つの手法ですが，活性のない皮膚の残存は，活性のない筋肉の残存よりも細菌学的には許容されます．biological dressing として使用することも可能であると考えます．本症例においても，皮膚の切除すべき範囲を自覚しながらも初期治療においては残存させ，3日後の再建時に全切除しました．これも計画の内です．

さて，デブリドマン後に骨折部の仮固定を施行しますが，前腕骨の仮固定にはKirschner 鋼線を多用します．前腕骨に創外固定は用いづらく，鋼線固定は持続陰圧閉鎖療法（NPWT）施行にも非常に有利です．

ここまでできれば，非専門家の初期治療としては及第です．これ以降の治療は専門家に引き継ぐことにしましょう．

## 専門家のあなたへ

### 1 専門家は重度前腕開放骨折をいかにデブリドマンし，再建に結びつけるのか？

非専門家が初期治療でデブリドマンを行った場合，専門家が再度デブリドマンを施行しなければならないことは述べました．それでは，専門家による確定的デブリドマンとはどういったものかを述べましょう．確定的デブリドマンが終了すれば，何が切除され何が残存しているのかが明瞭になります．すなわち，損傷の明瞭な記載を完成させることができるのです．本症例をもとに具体的に記述してみましょう．

まず皮膚ですが，真に挫滅汚染された皮膚は切除しますが，活性はないけれども汚染のない皮膚は残存させても良いと考えます．活性のない皮下脂肪組織は切除します．

前腕の伸側・屈側において損傷の強いサイドから展開し，筋腱と血管・神経を評価した上で汚染組織を切除していきます．この際，挫滅され分節化した筋組織は切除しますが，神経・腱組織は可及的に温存させる必要があります．また，神経筋接合部が破綻していることが明らかな筋組織は切除します．前腕両側においてデブリドマンが終了した後に，骨のデブリドマンを行います．前腕骨においては土壌などの汚染が強くなければ，活性のない骨も温存します．この非積極的ともいえるデブリドマンは下肢とは異なり許容されます．エビデンスははっきりしませんが，上肢開放骨折における感染率の低さがこのデブリドマンを支持していると考えます．

さて，すべてのデブリドマンが終了すれば，再建の計画が立てられるように詳細に記録します．それは以下のような表を埋めることで完成します．

| 皮膚 | 前腕橈掌側を中心に全域のほぼ 2/3 の領域（15×25 cm） | |
|---|---|---|
| 骨 | AO 分類 22-C3, Monteggia，骨欠損なし | |
| | 損　傷 | 残　存 |
| 屈筋腱 | FCR, FPL, 2・3・4 指 FDS, 2・3 指 FDP（縫合不可） | 5 指 FDS, 4・5 指 FDP, FCU |
| 伸筋腱 | APL, EPB（縫合不可） | EPL, EDC, ECRB/L |
| 動脈 | 橈骨動脈 | 尺骨動脈 |
| 神経 | 正中神経（連続性あり） | 尺骨神経 |

　上記の表を完成することができれば，専門家であればおのずと再建方法が決まってきます．再建にはいくつかのポイントがありますので，それを次に記載しましょう．

## ❷ 最も効果的な治療法を選択するポイントは？

　前腕における再建の主役は，手指・手関節の自動可動性と手部の感覚であるとお考えください．すなわち，腱と神経の再建に総力を注ぎ，他の組織は移植によりいかようにも再建できると考えるのです．それでは，本症例をもとに計画を考えてみましょう．

① 神経筋接合部が温存されている筋腱は再建します．損傷された「筋腱の数」が全体の 1/4 以下と少なければ腱移植で対応します．しかし全体の半分以上の腱に断裂があれば，移植による再建は困難となりますので，骨短縮によって端々吻合することを考えます．骨短縮の際に残存腱の弛みを考慮すると短縮は 3 cm 程度に留めるのが良いと考えます．本症例では神経筋接合部が温存されている筋腱はありませんでしたので，本処置の適応はありませんでした．

② 本症例では損傷はすべて引き抜き断裂でしたので，再建法は腱移行術になります．腱移行術には骨短縮は通常不要です．また，腱移行術は瘢痕形成部位には不適当ですので，それは急性期に行うべきと考えます．本症例では，2・3 指 FDP を 4・5 指 FDP に側々縫合，BR を FPL に移行することで再建しました．

③ 神経は一期的に再建します．前腕レベルの損傷では手内筋の再建のために神経を短縮することはありません．主として感覚再建が主体ですので，必要なら神経移植を行います．本症例では再建すべき神経はありませんでした．

④ 骨再建は可能な限り解剖学的に行います．本症例では神経・腱再建の観点から骨短縮は不要でした．再建当時は長いプレートがありませんでしたので，プレートを組み合わせて橈骨を再建しました．骨接合技術の未熟さゆえに橈骨頭は脱臼したままになっているのが悔やまれます．また尺骨の分節状骨折に対しては当時使用することができた前腕用髄内釘を使用しました．

⑤ さて，骨，腱，神経は重要な深部組織ですので，血行の良い軟部組織で被覆する必要があります．これだけの広範囲の軟部組織欠損に猶予はありません．もし仮に NPWT による肉芽挙上あるいは人工真皮などの方法を施行すれば，手部の可動性は期待できないことはもちろんのこと，深部感染症を併発することでしょう．本症例をはじめとして前腕の重度開放骨折に遊離皮弁術は必須であることを銘記しておきます．

　しかるべき治療を行えば，かなり高い機能が得られるのが前腕重度開放骨折です．この損傷ほど，非専門家と専門家との相違が如実になる損傷はありません．

## CASE LEARNING 20

## 下腿三分枝動脈損傷を伴う脛骨近位部開放骨折の再建

### 症例提示（受傷時から再建まで）

**症例** 60歳台，男性

**受傷状況**
　車外で作業中に後方より自動車が追突し，左下腿をバンパーに挟まれ受傷した．直ちに近くの救命救急センターに搬送された．

**救命救急センター搬送時所見**
　救命救急センター搬送時，左下腿以下はチアノーゼを呈しており，足関節レベルで後脛骨動脈および足背動脈は触知不能．造影CTにて下腿三分枝動脈の損傷を認めた（**図1**）．しかし，X線画像では脛骨骨幹部近位に粉砕骨折は認められるものの転位は軽度であった（AO分類 41-B3.2）（**図2**）．動脈損傷を伴う脛骨近位骨幹部開放骨折とコンパートメント症候群の診断で，受傷後約4時間で当院に紹介搬送となった．

**初期治療**
　当院搬送後に直ちに緊急手術となった．手術は仰臥位にて施行，まずは創外固定器にて骨折部を安定化させた．次に内・外側2皮切で筋膜切開を行い，さらに内側皮切を膝関節近位まで延長し腓腹筋内側頭を切離，膝窩動脈以下を展開した．下腿三分枝動脈すべての損傷が認められ，しかも分岐部から10 cmほどにわたって挫滅されていた．静脈移植により後脛骨動脈を再建した．脛骨神経は連続性が認められていた（**図3**）．開放創部には持続陰圧閉鎖療法（NPWT）を施行し初期治療を終了した．

**経過**
　初回手術後2日目に前方コンパートメントの筋群および後方コンパートメントのヒラメ筋を追加切除した．またコンパートメント開放部は shoe-lace 法で閉創を開始した．その後，脛骨近位部に3×5 cm大の皮膚壊死部が生じ，同部位の遠位にも斑状に皮膚壊死部が点在していた（**図4**）．同皮膚壊死部は切除しNPWTを施行したが，肉芽形成は不良であった．
　骨折部の3×5 cmの軟部組織欠損に対して有茎皮弁による被覆を考慮するも，腓腹筋内側頭およびヒラメ筋はすでに損傷を受けており，皮弁としての使用は不可能であった．また遊離皮弁術の施行は，レシピエント血管とすべき大腿動脈遠位がすでに剝離されていること，さらに皮膚欠損が小範囲であることからためらわれた．そこで，軟部組織欠損相当の骨短縮により軟部組織を閉鎖し，その後に再度骨延長する方法を選択した．
　受傷12日目に Taylor spatial frame（TSF）を装着，アライメントを調整した後（**図5**），受傷19日目に脛骨の7 cmの骨切除と腓骨の骨切りを行い，1週間かけて骨短縮を行った（**図6**）．創が完

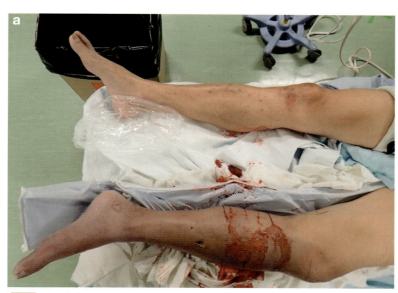
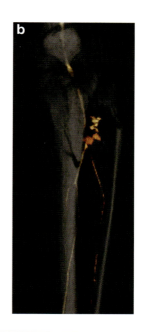

**図1** 初診時所見
a：左下腿以下はチアノーゼを呈しており，足関節レベルで後脛骨動脈および足背動脈は触知不能．
b：造影CTにて下腿三分枝動脈の損傷を認めた．

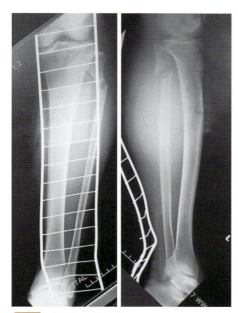

**図2** 前医X線画像

全に治癒した後，受傷78日目より，1 mm/日の割合で70日間かけて骨延長を行った（**図7**）．骨延長期間中は疼痛自制内で荷重歩行を施行した．

しかし，骨成熟が遅延したため（**図8**），受傷11ヵ月でTSFを抜去し，受傷12ヵ月で髄内釘によるconversion手術を行った［External Fixation Index（EFI）47日/cm］．

受傷13ヵ月で骨癒合し，膝関節可動域は伸展−10°，屈曲95°，短下肢装具を装着し，独歩可能となった（**図9**）．ISOLSスコアは16点である．

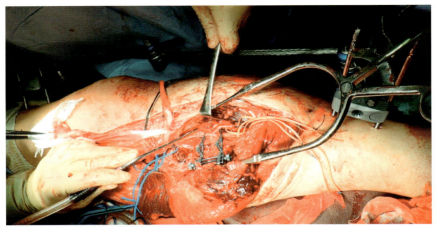

**図3** 初回緊急手術,血行再建
下腿三分枝動脈すべての損傷が認められ,静脈移植による後脛骨動脈の再建を行った.脛骨神経は連続性が認められていた.

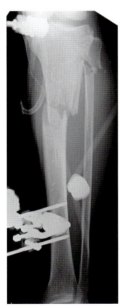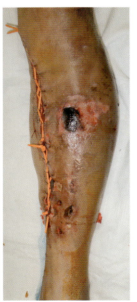

**図4** 受傷2日目
下腿近位前方の骨折部直上に,3×5 cmの軟部組織欠損が生じた.

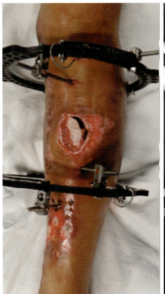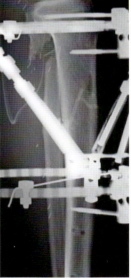

**図5** 受傷12日目
TSFを装着,アライメントを調整.

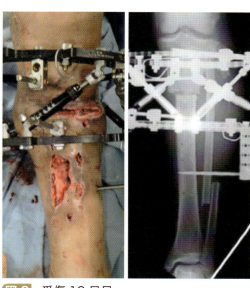

図6 受傷19日目
　脛骨7cmの骨切除と腓骨の骨切りを行い，1週間かけて骨短縮を行った．

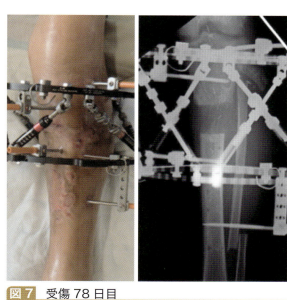

図7 受傷78日目
　1mm/日の割合で70日間かけて骨延長を行った．

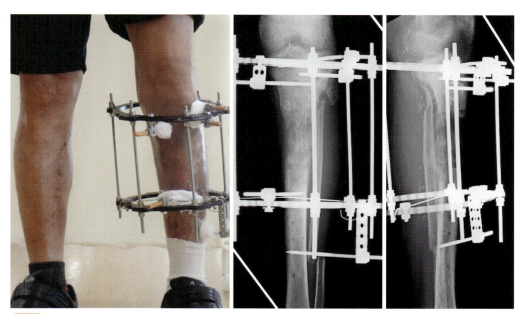

図8 骨延長終了後4ヵ月（受傷後9ヵ月）
　骨成熟が遅延．

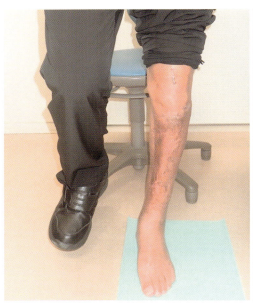
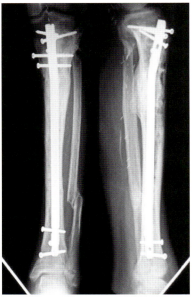

図9 受傷後12ヵ月

髄内釘によるconversion手術施行．受傷後13ヵ月で骨癒合，独歩可能．EFIは47日/cmであった．

## 症例解説

**Point 1** 初期治療における血管再建のあり方は？
**Point 2** 軟部組織欠損再建の考え方は？
**Point 3** 骨欠損再建のあり方は？

### 非専門家のあなたへ

#### 1 膝窩動脈再建のstrategy：体位・アプローチをどう選択するか？

　左下腿近位部のほぼ閉鎖性骨折に近い虚血肢です．初診時のX線画像では骨折部の転位がほとんどありません．受傷機転から考えても局所圧挫による直接損傷ですが，そこに血管損傷が存在するということは周囲の軟部組織損傷も強いということを類推しなければなりません．その状況でどういった初期治療計画を立てるかについて考えてみましょう．

　下腿近位部での動脈損傷ですので血行再建は急務です．そのためにどういった手法を用いるのが適当でしょうか．temporary vascular shuntには損傷血管間にチューブを介在するtemporary intravascular shunt（TIVS）と，送血路を健常部に求めて損傷部末梢の血管に送血を行うcross limb vascular shunt（CVS）の2つの方法があることは『Basic Point 07』で述べました．本症例は開放性損傷が小さく断端部が露出しておらず，また静脈還流が保たれていると考えられますので，CVSの適応でした．残念ながら道具と手技の不備から施行できませんでしたが，論理的には施行すべき損傷でした．

　さて，血行再建へのアプローチは仰臥位でしょうか，伏臥位でしょうか？　筆者の考えは，膝関節単純脱臼や骨折部転位による損傷でデブリドマン手技が複雑でなければ伏

臥位後方アプローチを選択し，挫滅が大きくデブリドマンが複雑な場合は仰臥位内側アプローチを選択するというものです．本症例では骨折部の転位は少ないのですが，圧挫損傷でありコンパートメントの開放が必要で，デブリドマンも広範に及ぶ可能性があったため，仰臥位での前内側アプローチを選択しました．

実際の所見では「下腿三分枝動脈すべての損傷が認められ，しかも分岐部から 10 cm ほどにわたって挫滅されていた」ため，後方アプローチでは治療は困難であったと思います．

### ❷ 軟部組織欠損の治療をどう考えるか？　保存治療は可能か？

下腿近位部のほぼ閉鎖性骨折に近い虚血肢でしたが，血行再建を施行すれば治療が完遂するわけではありません．本症例の場合，直接の圧挫損傷に血行障害が加わった結果と考えられる皮膚壊死が骨折部に生じ，骨接合方法と軟部組織再建法の選択に難渋しました．

軟部組織に最も侵襲が少ない骨接合方法は髄内釘固定と創外固定です．しかし，これらの方法を選択したとしても軟部組織再建が何らかの方法で完遂できなければ，骨接合法として成り立ちません．軟部組織壊死範囲は比較的小範囲（3×5 cm）です．いったい保存治療は可能でしょうか？

実際，本症例では皮膚壊死をデブリドマンし，NPWT を行いながら肉芽挙上を待機しましたが不十分であり，shoe-lace 法なども周囲の軟部組織状態からは不可能でした．

さてそれでは，どのような軟部再建法を行うべきでしょうか？　方法は 2 つしかありません．1 つは何らかの皮弁術であり，もう 1 つは骨短縮による軟部組織閉鎖法です．皮弁術を施行するのであれば骨長を保持することができ，髄内釘やプレートなどの骨接合法はいかようにも選択できます．しかし，骨短縮による軟部組織閉鎖法を選択すれば骨固定法は創外固定しかありません．

病態をどのように分析し，実際どのように治療していくのか，それは専門家編に委ねましょう．

## 専門家のあなたへ

### ❶ 軟部組織再建の考え方

下腿近位の比較的小範囲（3×5 cm）の軟部組織損傷は，通常なら腓腹筋あるいはヒラメ筋による有茎筋弁，または腓腹動脈皮弁で被覆可能です．しかし本症例の場合，下腿三分枝の動脈損傷があり，筋肉の損傷範囲も広く，zone of injury は膝窩から下腿遠位と広範囲に及んでいたため不可能でした．

それでは遊離皮弁術を施行するでしょうか？　大腿からの逆行性皮弁を選択するでしょうか？　それとも骨短縮による創閉鎖術を選択しますか？　本症例では手技の容易さと確実性の観点から後者を選択しましたが，検証してみたいと思います．

### ❷ 骨短縮延長による治療について

骨短縮による軟部組織欠損の閉鎖は，すでに確立された方法です．今回施行した血行再建術後の acute shortening and lengthening についても良好な成績が報告されています．本症例でも，深部感染を生じることなく創閉鎖を行うことができましたが，軟部組

織閉鎖のために，活性のある骨を大きく切除することとなりました．また，骨短縮部で軟部組織が治癒した後に延長する手法をとったために，EFI は 47 日/cm となり長期間を要しました．さらに骨形成が不良なために内固定への変更を余儀なくされました．骨延長を遠位部で施行していれば，骨短縮・創閉鎖に要した 60 日間を割愛することができたでしょう．

しかしながら，討論のポイントを「骨欠損のない骨折において軟部組織を閉鎖するために 7 cm も短縮するのか」という点に絞りたいと思います．EFI はどれほどになるでしょう？ 虚血肢の血行再建後であり，遠位で延長したとしても「EFI は平均 40 日/cm」ではないかと思います．そうしますと創外固定器装着期間は 280 日（9 ヵ月）という日程が出てきます．この日数は妥当でしょうか？

### ❸ 皮弁術による再建について

それでは皮弁術による再建が可能であったか否かを再度検討しましょう．「逆行性皮弁術」についてですが，大腿部からの逆行性有茎皮弁である reverse anterolateral thigh flap（reverse ALT flap）が有力な候補となります．この皮弁は通常膝関節周辺を被覆する際に用いられますが，近位の穿通枝を選択することで下腿中央レベルまでの被覆が可能であるという報告もあります．しかし，ALT flap は穿通枝血管の変異が多いことから，皮弁の確実性は高くありません．また，そもそも急性期外傷例において，逆行性有茎皮弁の安全性そのものに疑問が残ります．

それでは，より確実性の高い「遊離皮弁術」はどうでしょう．健常なレシピエント血管は大腿遠位レベルとなります．そうしますと，血管吻合部から被覆すべき領域の最遠位まで 30 cm 以上の距離が必要となりますが，そのような場合には通常静脈移植が必要です．その中でも移植静脈をループ状に用いる arteriovenous loop（AV loop）は血栓形成のリスクが低い比較的安全な方法として知られています．また，遊離広背筋や遊離前外側大腿皮弁などの大きな皮弁を選択する考えもありますが，小範囲の軟部組織欠損被覆にはいささか躊躇してしまうのが正直なところです．

今回の症例の治療経過を振り返ると，初老期における数ヵ月以上の長期に及ぶ治療期間はやはり許容できず，遊離皮弁術がより適切ではなかったかと筆者は考えています．

# CASE LEARNING 21

## 小児の重度下腿外傷

### 症例提示（受傷時から再建まで）

**症　例**　10歳台前半，男児

**受傷状況**

　学校から帰宅する途中でゴミ収集車に左下腿から足部を轢かれ受傷した．救急車により直ちに当院へ搬送された．

**初診時所見**

　左下腿は中央部で変形を認めており，左下腿中央内側部から足底部にかけて皮膚は広範に剥脱していた．足趾の血行は良好で，足趾の感覚は保たれていた（図1）．単純X線画像では脛骨骨幹部開放骨折を認めており AO分類 42-D/4.1 であった（図2）．

**初期治療**

　緊急手術にて洗浄とデブリドマンを施行した．後脛骨動静脈，後脛骨筋腱および長趾屈筋腱の断裂が認められた．後脛骨神経は広く露出していたが連続性を有していた．デブリドマン後に経皮的鋼線固定による下腿骨の仮固定を施行した．剥脱した皮膚は元に戻して単純縫合した．

**経　過**

　受傷後4日目に第2回手術を施行した．再度洗浄とデブリドマンを行い，脛骨骨折部は，2.4 mm Kirschner 鋼線を2本用いて髄内固定した（図3）．さらに後脛骨筋腱，長趾屈筋腱を縫合した．血行の不良な皮膚組織は除去し，1.5倍メッシュの人工真皮にて被覆した．皮膚の欠損は，下腿中央内側部から足底部までの 25×10 cm 大の広大な範囲となった．

　受傷後9日目に確定的再建術を施行した．下腿遠位内側部には後脛骨筋腱と後脛骨神経が露出しているため皮弁術による被覆が望ましく，足底荷重部である踵部は耐久性のある皮弁にての再建が望ましいと判断した．そこで踵部の欠損に対しては健側からの内側足底皮弁を，下腿内側部の欠損に対しては健側からの腓骨皮弁をそれぞれ選択した．まず損傷された後脛骨動静脈に腓骨皮弁の腓骨動静脈を吻合し，さらに腓骨動静脈の遠位部に内側足底皮弁の栄養血管である内側足底動静脈を吻合した．すなわち，これは腓骨動脈皮弁を follow-through flap とした combined flap である．また内側足底皮弁の感覚神経を後脛骨神経踵骨枝と縫合し，感覚の再建を行った（図4）．

　皮弁はトラブルなく生着した．術後10日目（受傷後19日目）より左足関節可動域訓練を開始した．さらに受傷後30日目より，patellar tendon bearing（PTB）装具により歩行訓練を開始した．

　受傷後2ヵ月で脛骨は完全骨癒合したため，完全荷重歩行を開始した．受傷後12ヵ月で踵部の防御感覚も回復し，体育の授業参加

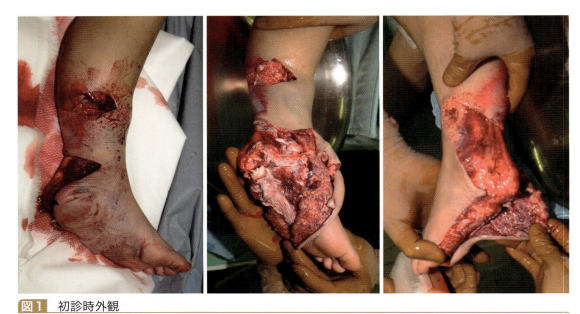

**図1** 初診時外観
左下腿中央内側部から足底部にかけての剥脱損傷を認める．

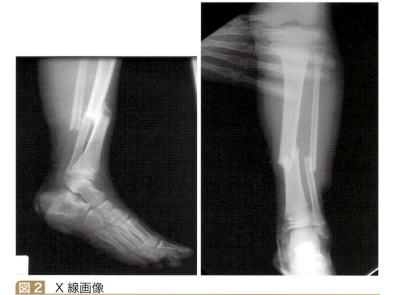

**図2** X線画像
左脛骨腓骨骨幹部開放骨折（AO分類 42-D/4.1）．

も可能となった．受傷後5年を経過し，足底部に潰瘍形成などの支障なく，スポーツ活動が可能である（**図5**）．ISOLSスコアは30点となった．

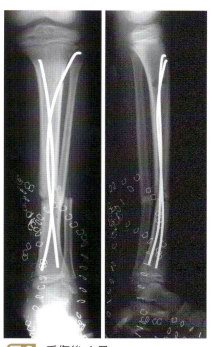

**図3** 受傷後4日

Kirschner鋼線にて脛骨の髄内固定を施行.

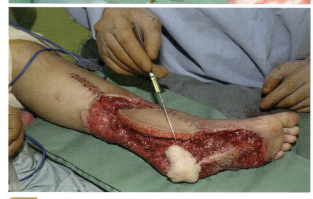

**図4** 受傷後9日

腓骨動脈皮弁＋内側足底皮弁にて軟部組織再建.

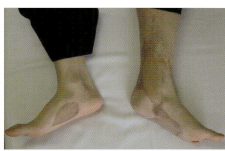

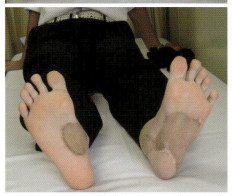

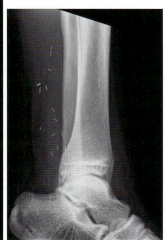

**図5** 受傷後5年

成長障害（−），足関節可動障害（−），スポーツ活動支障（−）.

症例解説

> **Point 1** 小児における軟部組織再建の考え方は？
> **Point 2** 足部，足底部の再建方法の実際は？

## 非専門家のあなたへ

### 1 小児における重度四肢外傷治療の考え方は成人とほぼ同様です

　小児骨折の治療を考える際に，「小児は小さい大人ではない」とはよくいわれることです．小児の組織は治癒能力が高く，関節拘縮が生じづらいため，骨接合には強固な固定法は不要で，外固定が選択されやすい特徴があります．また骨成長を司る骨端線が存在するために，骨接合術においては骨端線を尊重しなくてはなりません．これらのことは重度外傷においてどのように影響するでしょうか？

　骨折の固定法を考えてみますと，それは骨折型により決定されるのであり，下腿重度開放骨折であるからといって強固な固定法を選択する必要があるわけではありません．本症例においても，脛骨の骨接合法は骨折の形態からKirschner鋼線による髄内固定を選択しています．ただし，骨癒合が遷延するほど活性が低下している場合には，多少強固な固定法が必要かもしれません．

　デブリドマンについてはどうでしょう？　成人においては初回デブリドマン時に「活性のない，あるいは乏しい組織」は切除し，活性が不確定な組織は2nd look時に再度デブリドマンを施行し完了とするのが標準的手法でした．大筋においては小児も同様ですが，活性の判断がやや控えめになる傾向があると思います．すなわち，活性が疑わしい組織を残存させるということですが，2nd lookは遅くとも2日後には施行し，早く決着をつけるようにしたいものです．

　さて，最も重要なポイントは，組織治癒能力が高いために，軟部組織欠損に対して保存治療が許容されるのではないかという考えがあることです．筆者はそのような考えを有しているAO Facultyの発言を聞いたことがあります．確かに肉芽挙上能力は高いかもしれませんが，活性のない組織まで治癒するわけではありません．小児であってもGustilo分類type ⅢBの開放骨折において過度な期待は禁物であると考えた方が良いと思います．本症例においても腱鞘が破綻した腱や神経の露出は許容されず，足底荷重部は皮弁による再建が必要と考えました．

　以上が小児重度四肢外傷の基本的な考え方です．それでは具体的にどのような治療戦略を施行するのか，それは専門家の話題ですので次項で解説しましょう．

## 専門家のあなたへ

### 1 足部，足底部の再建方法の実際は？

　本症例は「run over injury」ですが，それは体の一部分が自動車の回転するタイヤと路面との間に挟まれて起こる損傷です．損傷部は自動車の重みにより圧力を受け，回転するタイヤにより剪断力を受けます．その結果，皮膚と骨・筋組織間に剥離が生じますが，損傷は皮膚剥脱損傷のみに留まらず，骨，腱，神経血管にまで損傷が及ぶ重度軟部組織損傷となることが多いのです．こういった損傷は車社会の現代において特徴的な外傷であり，とくに小児がその犠牲者となりやすいといえましょう．

本症例の問題点は3つ存在します．第1の問題は，踵骨荷重部に組織欠損があり，耐久性と感覚を有する皮弁による再建が必要なことです．従来，足底荷重部である踵部と前足部の再建はとくに難しく，植皮術やcross leg flapなどの古典的な方法では，十分な耐久性を獲得することは不可能でした．なぜなら足底部は厚い角質層を持ち，摩擦に耐えうる構造をしており，線維中隔により境された脂肪組織はショックアブソーバーの役目（耐圧構造）を果たすなど，身体の他の部分にない特別な構造をしているためです．このような特別な構造を再建しうる皮弁の候補は内側足底皮弁しかありません．内側足底皮弁を用いた足底荷重部再建の報告は数多く，いずれも優れた臨床成績が報告されています．

　第2の問題は，下腿内側部には神経血管束と腱が露出しているため植皮術は適当ではなく，皮弁による再建の必要性があることです．下腿遠位に対する皮弁として有茎の動脈皮弁は選択しがたく，通常遊離皮弁が必要となり，その候補は数多く存在します．しかし，下腿のようにもともとレシピエント血管の限られる部位であり，しかも本症例のように後脛骨動静脈が断裂しているような場合には特別の配慮が必要となります．これが第3の問題となります．

　すなわち第3の問題はレシピエント血管に制限があることです．下腿内側部再建のための皮弁と，踵部再建のための内側足底皮弁の両者に対してレシピエント血管を必要とするわけですが，その目的を叶えることは困難です．この問題を解決する手段の1つはcombined flapを用いることです．

　combined flapは1対のレシピエント血管で2つの皮弁を移植する方法であり，本症例のように良い機能と形態を得るためには複数の遊離皮弁移植が望ましいのですが，欠損部の近傍に吻合に適した2対以上のレシピエント血管がない場合に選択されます．follow-through型の血管を持つ皮弁がbridge flapとなり，その血管の末梢側に第2の皮弁の栄養血管を吻合します．combined flapはきわめて有用な手技ですが，4ヵ所の血管吻合が必要で，bridge flapの近位側の血管吻合にトラブルが生じれば，全皮弁に壊死が生じる危険性があります．また血管茎に弛みがなく，ねじれがないようにとくに注意をしなければならないなど，技術的に困難な手術です．しかし，技術的に優れた外科医により適切に手術がなされるのであれば，高い機能が獲得できると考えます．

# CASE LEARNING 22

## 重度足部外傷の治療

## 症例提示(受傷時から再建まで)

### 症例1

**症例** 50歳台,男性

**受傷状況**
　ユンボに右足部をはねられ受傷した.

**初診時所見**
　右足部内側に広範囲軟部組織欠損を伴うChopart関節開放脱臼骨折を認めた(図1,図2).足趾の血行は温存されているが,足趾の感覚は低下していた.

**初期治療**
　受傷同日緊急デブリドマンを施行した.母趾外転筋と短母趾屈筋および後脛骨筋腱の挫滅を認めたが,神経血管束の損傷はなかった(図3).足根骨部を整復しKirschner鋼線にて固定した(図4).開放創部は持続陰圧閉鎖療法(NPWT)にて被覆した.

**経過**
　受傷1週間後にChopart関節部の再整復固定および逆行性腓腹動脈皮弁(VAF)による軟部組織再建を計画した.VAF挙上時に皮弁の血行不全が認められたため,delay surgeryとし受傷後約2週でVAFにて被覆した.被覆不十分だった遠位内側には人工真皮を移植し,皮弁生着後に全層植皮術を行った(図5).

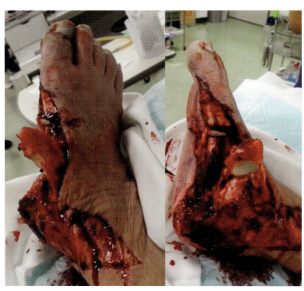

**図1　症例1の初診時外観**
　右足部内側に広範囲軟部組織欠損を伴う足根骨開放骨折を認める.

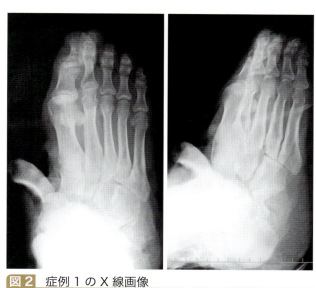

**図2** 症例1のX線画像
Chopart関節開放脱臼骨折で舟状骨が脱出している．

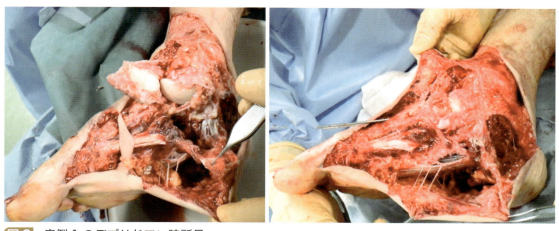

**図3** 症例1のデブリドマン時所見
母趾外転筋と短母趾屈筋および後脛骨筋腱の挫滅を認めたが，神経血管束の損傷は認めなかった．

　皮弁と植皮は生着したが，皮弁の遠位部表皮が壊死したため数回のデブリドマンを要した．最終手術後約4ヵ月で感染症を発症し，抜釘術およびデブリドマンを追加した．
　術後5ヵ月より足底板歩行を開始し，約6ヵ月の時点で足関節背屈10°，底屈40°で杖なし歩行が可能になったが，足底部の皮膚は易損傷性であり，創管理に難渋している（**図6**）．またX線画像ではChopart関節の変形性関節症および舟状骨の部分欠損を認めている（**図7**）．American Foot & Ankle Score（AFAS）は58点であった．

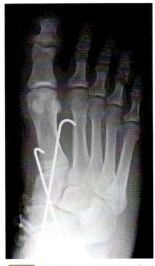
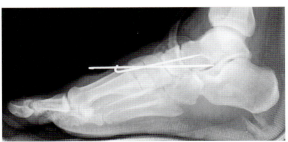

**図4** 症例1の初期治療後X線画像
足根骨部を整復しKirschner鋼線にて固定した.

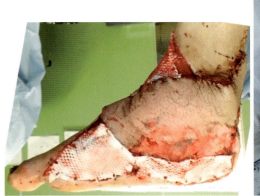
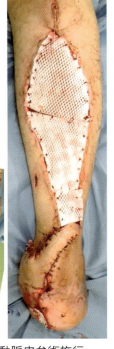

**図5** 症例1の受傷後約2週, 逆行性腓腹動脈皮弁術施行
被覆できなかった遠位内側には人工真皮を移植し, 皮弁生着後に全層植皮を行った.

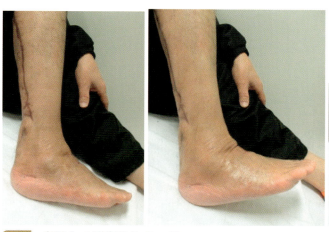
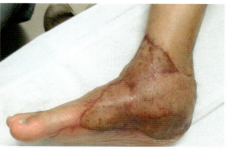

図6 症例1の受傷後約6ヵ月
杖なし歩行が可能になったが，足底部の皮膚は易損傷性であり創管理に難渋している．

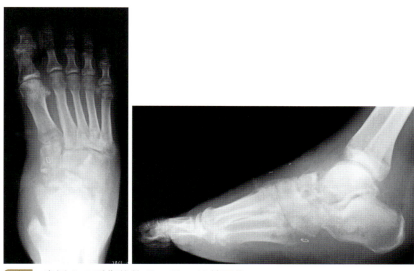

図7 症例1の受傷後約6ヵ月のX線画像
Chopart関節の変形性関節症および舟状骨の部分欠損を認めている．

### 症例2

**症　例**　40歳台，男性

**受傷状況**

　船のスクリューに右足部を巻き込まれて受傷した．

**初診時所見**

　右足部内側に広範囲の軟部組織欠損とChopart関節部の開放骨折を認めた．足趾の血行は温存されているが，足底の感覚は脱出していた（**図8**）．

**初期治療**

　同日緊急デブリドマンを施行した．後脛骨動静脈とすべての屈筋腱を損傷していた．Chopart関節部の可及的整復と鋼線固定を行った（**図9**）．

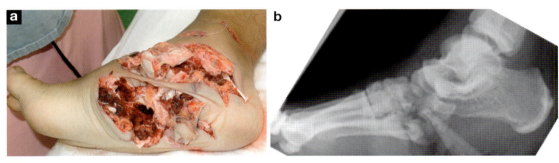

**図8**　症例2の初診時所見
a：初診時外観．右足部内側に広範囲の軟部組織損傷あり．
b：X線画像で足根骨の損傷を認めた．

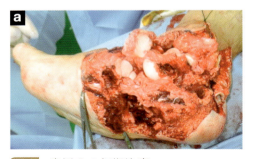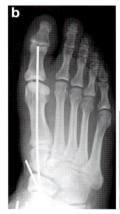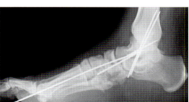

**図9**　症例2の初期治療
a：デブリドマン時所見．後脛骨動静脈とすべての屈筋腱を損傷していた．
b：Chopart関節部を可及的に整復し鋼線固定を施行した．

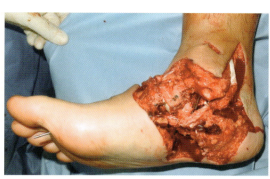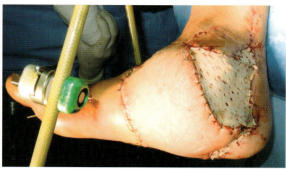

**図10** 症例2の受傷後5日，遊離前外側大腿皮弁術を施行

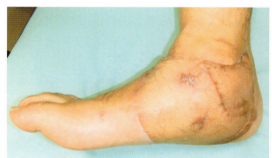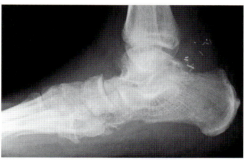

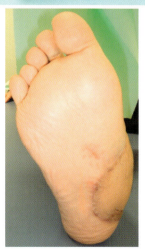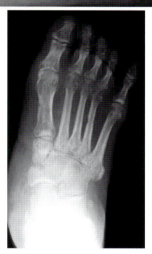

**図11** 症例2の受傷後7ヵ月

外反扁平足を認める．

### 経 過

　受傷後5日目に開放創部を遊離前外側大腿皮弁で被覆した．レシピエント血管は後脛骨動静脈としend to endで吻合した．被覆不十分な箇所には全層植皮を行った（**図10**）．欠損していた脛骨神経は人工神経で再建した．術後の血行障害はなく皮弁は生着したが，創治癒には1.5ヵ月ほど要した．そのため骨再固定を施行せず，以後リハビリテーションを施行し，受傷後4ヵ月で足底板装着下に全荷重歩行とした．

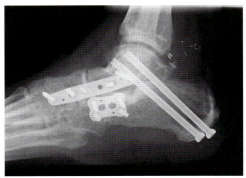
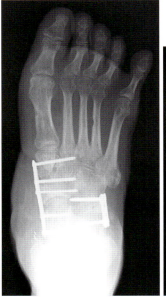
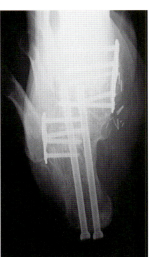

**図12** 症例2の3関節固定術後

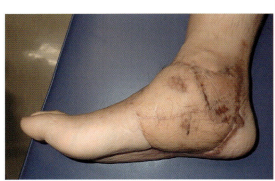
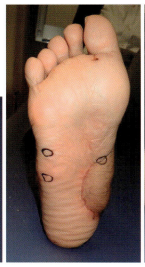
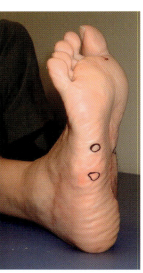

**図13** 症例2の術後12ヵ月
足底板装着下に歩行しているが歩行時痛の残存があり，足底の感覚は脱出したままである．

　足部は徐々に外反扁平足となり，受傷後7ヵ月の時点で足関節背屈10°，底屈30°で歩行は自立したが，変形による歩行時痛があり（**図11**），3関節固定術（踵骨内反骨切り，距踵関節固定，Chopart関節部の内反，屈曲骨切り）を施行した（**図12**）．
　受傷後12ヵ月，足底板装着下に歩行しているが歩行時痛の残存があり，足底の感覚は脱出したままである．軟部組織の破綻は認めていない（**図13**）．AFASは58点だった．

## 症例解説

> **Point 1** 重度足部損傷の考え方は？
> **Point 2** 重度足部損傷の再建戦略は？

### 非専門家のあなたへ

#### 1 重度足部外傷治療に求められるもの

今回提示した2症例はいずれもChopart関節を中心に広く挫滅されている重度足部外傷です．初期治療としては下腿などと同様に定型的なデブリドマンを施行するのですが，足部は筋体が少ないのでデブリドマンは難しくありません．一通りのデブリドマンが終了した後には，破壊された足根骨を整復しKirschner鋼線にて固定し，軟部組織欠損は持続陰圧吸引療法（NPWT）で管理することになります．問題はその後の再建です．

今回提示したような重度足部外傷は，治療が非常に難しい損傷です．重度手部外傷においては，手外科医が骨，腱，神経，皮膚のすべての損傷において包括的に治療を担っているものと思います．しかしながら，重度足部外傷においては「足の外科医」が包括的に対応するわけにはいきません．それは「足の外科医」が血管や神経，皮膚を扱う機会が少ないことに起因しています．ですから，重度な足部外傷を治療しているのは実は重度手部外傷を治療する再建外科医と同じ，という場合が多いかと思います．

さて，目指すべき"acceptable"な足とは，一言でいうと"疼痛なく歩ける足"ということになります．そのためには，まず足の縦横のアーチを解剖学的に再建することが必要です．しかもKirschner鋼線による固定では不十分で，要となる支柱にはプレートによる固定が必要です．

一方，軟部組織再建においては耐用性があり，しかも薄く感覚があり，市販靴が履けるというのが目標です．多くは皮弁による再建が必要になりますが，どのような軟部組織再建をするのかで骨接合術の「質」，すなわち低侵襲のKirschner鋼線に留まるのか，プレート固定ができるのかを左右することになります．

具体的再建方法については次の専門家編で説明したいと思います．

### 専門家のあなたへ

#### 1 重度足部外傷における骨再建のあり方

骨格的には足部の縦・横アーチを解剖学的に再建することが最低限必要となりますが，問題はいかなる方法を選択するかにあります．初期治療としてはもちろんKirschner鋼線による固定が多用されます．症例1・2の両症例においてもそれは同様でした．問題は確定的骨再建法です．

両症例ともChopart関節周囲の構造がかなり破綻していますので，骨固定をより強固なプレート固定に変更すべきことは視野に入れていました．しかし，結果的に軟部組織治癒遅延により固定法変更の機会を失うこととなってしまいました．症例1ではアーチの破綻が生じたままであり，症例2においてもアーチの破綻（外反扁平足）に対して矯正骨切りとプレート固定を追加施行することになり，結局後手に回ってしまいました．

おそらくは，軟部組織再建と同時にプレート固定による骨再建を施行し，さらに破綻した後脛骨筋腱を再建し，早期に可動域訓練と足底板歩行を開始することができれば，

機能予後は変わっていたのではないかと考えます．プレート固定は，どうしても柔軟性に劣る固い足部が再建されることになりますが，この問題についてはまだ解決されていません．

しかしながら，骨再建完遂の前提として，軟部組織再建の質がとても重要であることを再認識させられました．そのことについては次項で述べてみたいと思います．

### ❷ 重度足部外傷における軟部組織再建のあり方

足部の軟部組織再建においては，耐用性があり，しかも薄く感覚があり，市販靴が履けるということが目標であることはすでに述べました．もう1つ重要なことは，可能な限り完全な再建を心がけ早期に治癒させることです．なぜなら，前項でも触れましたが，完全なる軟部組織再建により骨再建の質が保証されるからです．

軟部組織の再建法には有茎皮弁術と遊離皮弁術があり，それぞれに利点と欠点があります．有茎皮弁術は栄養血管を切離せずに移動させるため，術後の血行トラブルが少なく手技的にも比較的容易に行える利点を有します．しかし，被覆可能な範囲が限られることに加え，皮弁の末梢部分が血行不良により部分壊死する欠点を有します．一方，遊離皮弁術は広範囲な軟部組織欠損に対して欠損量に見合った量を採取し，必要な被覆箇所に自由に移植可能なため，患部の被覆を十分に行うことができます．しかし，顕微鏡下の血管吻合を施行するマイクロサージャリーの技術と，それを支える十分な環境が不可欠です．さらに，血管吻合部の血栓形成による皮弁の阻血やうっ血をきたし，皮弁の全壊死を発症する危険性があるのは最大の問題です．

症例1ではマイクロサージャリーの実施が困難な環境であったため，実施可能な有茎皮弁術を選択しました．結果的に患部の被覆が不十分となり感染症を発症し，機能回復が遷延することになりました．一方，症例2では遊離皮弁術実施の条件が揃っていたため早期に auterolateral thigh（ALT）flap が施行できました．患部は比較的良好な軟部組織再建が行われ感染症の発症なく経過しました．諸家の報告でも，有茎皮弁術と遊離皮弁術の比較において，足部のとくに前足部に及ぶ広範囲軟部組織欠損例に対する再建は有茎皮弁術では患部の被覆が不十分になり，大きく採取可能な遊離皮弁術の方が優れているとされています．自験例と諸家の報告から重度足部開放骨折の軟部組織再建術において，マイクロサージャリーの技術不足ならびに施設の環境が不十分なことを理由に有茎皮弁術を選択すべきではないと考えます．

重度な骨関節損傷を有する足部外傷において，遊離皮弁術を選択することはもちろんのことです．しかしながら，遊離皮弁術を行うというだけでは不十分であり，骨再建においてより完全さが求められます．症例2において，遊離皮弁術を施行していながら，被覆範囲が不十分なため創治癒に時間を要し，結果的に骨再建の機会を失ってしまいました．すなわち一次治癒するほどのクオリティを有する遊離皮弁術が必要であり，その土台の下に骨関節再建が成り立つものと考えます．より完全な軟部組織再建を求められる点において，重度足部外傷治療の困難さは他を凌駕します．

## CASE LEARNING 23

### 下腿重度開放骨折下肢切断において spare parts surgery を用いた膝関節温存

### 症例提示（受傷時から再建まで）

**症例** 40歳台，男性

**受傷状況**

トラック運転中に正面衝突し両下腿をダッシュボードに挟まれ，近隣の救命救急センターに救急搬送された．

**受傷時所見と初期治療**

意識は清明で循環動態は安定していた．両下腿開放骨折を認めたが損傷末梢部の血行と感覚は保たれていた．足関節足趾の自動底屈は可能であったが背屈は不可であった．その他の合併損傷は認めなかった（図1）．同日，デブリドマンと創外固定術が施行された．右下腿は膝関節・足関節に及ぶ骨折で AO 分類 41-C3/43-A3，Gustilo 分類 type Ⅱ の開放性骨折，左下腿は近位前方に約 8 cm 骨欠損と 6×7 cm 大の軟部組織欠損を伴う AO 分類 41-C2，Gustilo 分類 type ⅢB の開放骨折であった（図2）．

**当院転院時所見**

受傷後 9 日目に左下腿の再建術目的に当科紹介転院となった．転院翌日にデブリドマンを再施行した．左下腿近位部皮膚辺縁の状態は不良であり追加切除を要した結果，12×15 cm の皮膚軟部組織欠損となった．筋体は前方コンパートメントおよびヒラメ筋が挫滅壊死しており追加部分切除した．また骨辺縁を追加切除した結果，脛骨膝関節近傍に約 10 cm の骨欠損が生じた（図3）．

後脛骨動脈，脛骨神経は温存されていたが，前脛骨動脈は断裂し腓骨神経も挫滅切断されていた．

**経過**

転院 4 日目に左下腿骨折部に対しプレートによる骨接合術を行い，骨欠損部には抗菌薬を含有したセメントを充填した（Masquelet 法）．皮膚軟部組織欠損部は遊離広背筋皮弁にて被覆し，レシピエント血管は大腿動脈とした（図4）．

皮弁術後の血行は安定していたが，72 時間を経過したところで静脈血栓によるうっ血が生じた．しかし，救済の機会を失い皮弁は全壊死となった．皮弁術後 5 日目にデブリドマンを行ったところ，皮膚欠損は 16×20 cm と長大になった（図5）．

皮弁術後 7 日目に右下腿の骨接合術を行い，荷重肢として確保した．左下肢の治療方針として，①再度遊離皮弁を用いて再建する方法，②骨欠損部でいったん下肢短縮を行い，別の場所で骨延長する方法，③切断術，の 3 つが選択肢として考えられた．初回の再建にトラブルがあり，早期社会復帰を考慮して切断術を選択した．

転院後 12 日目に左膝機能を温存した下腿切断術を行った．下腿近位部には大きな骨軟部組織欠損があり，膝関節機能を温存するた

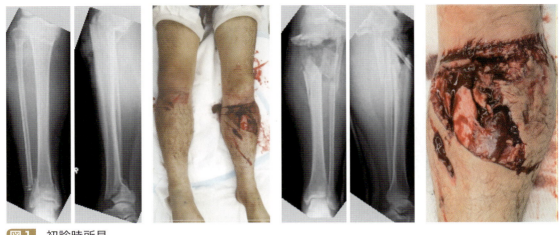

**図1** 初診時所見
右下腿：AO分類 41-C3/43-A3，Gustilo 分類 type Ⅱ．左下腿：AO分類 41-C2，Gustilo 分類 type ⅢB．

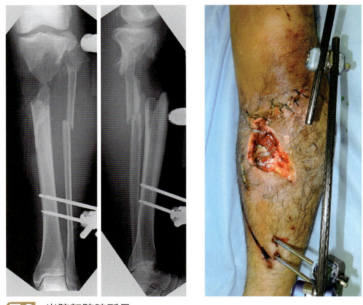

**図2** 当院転院時所見
骨欠損は 8 cm，軟部組織状態は不良．

めには骨再建と皮膚軟部組織再建が必要であった．切断遠位部から採取した後脛骨動脈有茎皮弁（very long posterior tibial artery flap：VLPTA flap）に脛骨遠位部を vascularized bone として付着させて反転し，脛骨近位部骨片と骨接合した（図6）．これにより膝関節近傍の骨欠損と皮膚軟部組織欠損を同時に再建することができた（図7）．創部は問題なく治癒し，膝関節機能が温存された．創治癒が獲得された術後4週より義足を装着し歩行練習を許可し，術後3ヵ月では杖なし歩行が可能となり自宅退院となった．術後6ヵ月で断端部の疼痛や皮膚のトラブルは認めていない．膝関節可動域は 0/80°で，歩行に障害がなく原職に復帰している（図8）．

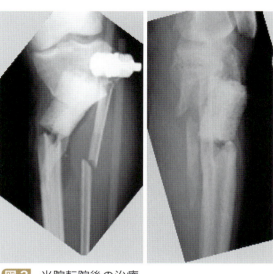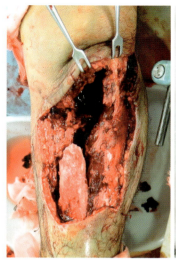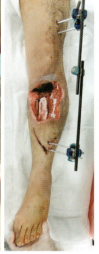

**図3** 当院転院後の治療
デブリドマン後，挫滅されている前方コンパートメントおよびヒラメ筋を部分切除した．骨欠損部は10 cm，欠損部の死腔管理のためセメントを留置．軟部組織欠損12 × 15 cm．

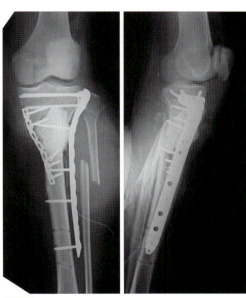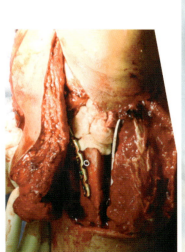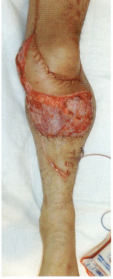

**図4** 遊離広背筋移植＋Masquelet法

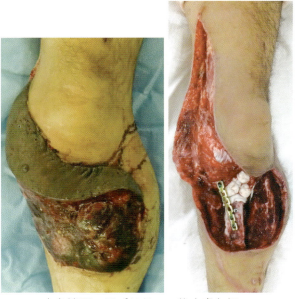

皮弁壊死，デブリドマン後皮膚欠損
**図5** 16 × 20 cm

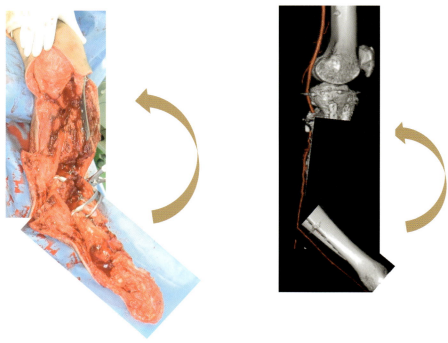

**図6** 下腿切断および fillet flap 施行
皮弁は VLPTA flap ＋脛骨遠位部．

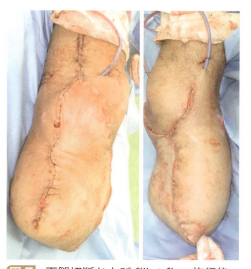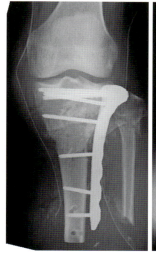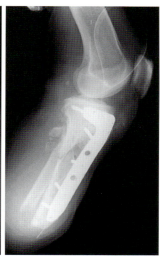

図7 下腿切断および fillet flap 施行後

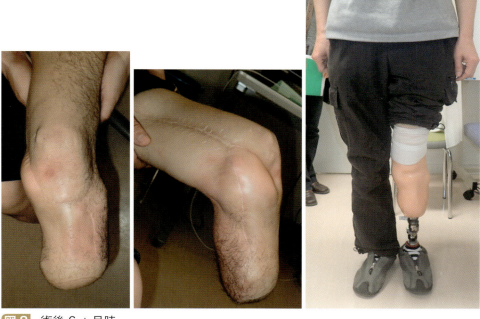

図8 術後6ヵ月時

## 症例解説

> **Point 1** 初期治療の進め方は？ 再建の判断は？
> **Point 2** 再建術計画の立て方は？
> **Point 3** 初回再建手術にトラブルがあったときの考え方
> **Point 4** 膝関節温存のための fillet flap とは？

### 非専門家のあなたへ

#### 1 初期治療の進め方は？ 再建の判断は？

　本症例は下腿重度開放骨折の中でも下腿近位部の損傷であり，注意を要します．なぜなら下腿近位部には筋体成分が多いからです．しかも受傷時のX線画像を見ますと，かなりの骨損傷を呈しています．すなわちGustilo分類type ⅢBの中でも，軟部組織損傷程度がとくに重度であることが予想されるわけで，こういった症例では初期のデブリドマンがとても大切になります．

　非専門家の方々においても，初期治療時に定型的な作法により，「確定的」とはいえないまでも「できるだけそれに近いデブリドマン」を心がけるようにしたいものです．定型的作法とは，「辺縁から始めて中心へ進める」ことと「表層から深層へと進める」ということです（『Basic Point 04』参照）．これを守るだけでかなりきちんとしたデブリドマンができるはずです．

　とにかく，この症例では通常よりも積極的なデブリドマンが必要で，とくに筋体の評価と切除が重要でした．しかし残念ながら，受傷後9日目に転院してきた際の局所状況では，デブリドマンは十分にはほど遠い状態でした．まず最も表層にある皮膚のデブリドマンが不十分でしたが，おそらく深部組織が露出することを恐れたのだと思います．皮膚のデブリドマンよりも深部筋体のデブリドマンはさらに困難であり，予想どおり筋体の壊死が前方コンパートメントとヒラメ筋に残存していました．

　すでに1週間以上が経過しています．壊死筋体の残存は感染発症上きわめて危険ですが，本症例では壊死筋体の程度と量が比較的少なかったのが幸運でした．

　幸運は幸運として，確定的デブリドマンとは何かを再認識したいと思います．活性の乏しい組織は十分に切除して外科創とし，確定的再建に移行できるのが「確定的デブリドマン」です．おそらく再建の手段を豊富に有していれば，十分なデブリドマン，すなわち確定的デブリドマンが可能になることでしょう．

　確定的デブリドマンが再建を前提に行われているのであれば，デブリドマンと同時に再建計画が立てられるはずです．再建外科医でなければ本当の意味での確定的デブリドマンはできないとは思いますが，原則を学ぶことにより当たらずとも遠からずのデブリドマンができるようになり，適切な転送ができるようになると考えます．

### 専門家のあなたへ

#### 1 再建術計画の立て方は？

　さて，あなたは再建の専門家です．あなたには確定的デブリドマンができるはずです．そしてそれができれば，再建法はおのずと決定されていきます．本症例では分節状に近い10 cmの骨欠損が脛骨近位部に存在し，また周囲の軟部組織欠損範囲も12×15 cm

と大きいものでした．こうなると確実な軟部組織再建の方法としては，遊離皮弁しかありません．

　下腿の近位側ですし，骨欠損部を短縮すれば有茎の腓腹筋弁で被覆できるのではないかという意見もあるかもしれません．しかし軟部組織再建は欠損を120%被覆可能な方法が安全であるという原則は間違いのないところだと思います．軟部組織再建が不十分なために合併症を起こしたと考えられる症例を過去に幾つか経験してきました．「有茎皮弁より遊離皮弁が安全」とは文献でもいわれていますし，筆者自身の再建の経験からも同様の見解です．

　それはさておき，軟部組織再建が遊離皮弁術によって十分に行われたとするならば，骨欠損には種々の選択肢があります．第1にMasquelet法，第2にIlizarov法，血管柄付き骨移植術，皮弁の随伴骨移植術などですが，どれを選択するかは損傷病態と患者のコンプライアンスにより決まります．

　本症例では分節状に近い骨欠損ですが，近位の骨幹端部で骨癒合のしやすい部位ですし，現在のところはMasquelet法が最も有力な骨欠損再建法であると認識しています．Ilizarov法で骨を再建するには，骨欠損が関節近傍に近いですし比較的難易度が高いと考えます．さらにIlizarov法のみで治療するためには，骨欠損をあえて完全な分節状にする必要があり，それは過剰な骨切除を必要とします．おそらくIlizarov法単独で骨再建を行うのは感染例ではない限り不適当ではないかと考えます．遊離腓骨などの血管柄付き骨移植術も大きな骨欠損には有効な方法ですが，陳旧性の感染例でない限り適応は低いと考えます．また，広背筋皮弁に随伴する骨移植として肋骨移植がありますが，それほど信頼度は高くないでしょう．

　筆者が今後，最も有力な再建方法と考えるのは，骨短縮によりMasquelet法施行の範囲を縮小し，他の部位で骨延長を行う方法です．軟部組織再建は皮弁術，骨再建はMasquelet法とIlizarov法の融合が最も効果的な方法として，将来市民権を得ると考えます．

### ❷　初回再建手術にトラブルがあったときの考え方

　本症例では不幸にして，術後72時間を経過してから血行トラブルが生じてしまいました．通常の血行トラブルは文献上24時間以内が多く，筆者自身の経験でも24時間以内に血管トラブルが生じなければほとんど問題はないとの印象を持っていました．そのような背景から，学会出席のために病院を留守にしたわけですが，その際にトラブルが生じてしまいました．サルベージ体制が手薄であり，再手術を施行する機会を失い，残念ながら皮弁は壊死してしまいました．専門家による完全ローテーションがあれば，トラブルは救済できたかと推察します．やはり複数の専門家による専門施設の構築が望まれるところです．

　さて，皮弁術にトラブルがあった際の再手術の考え方ですが，もう一度遊離皮弁術で再建するか否かは大きな問題です．初回の遊離皮弁術は最大の配慮で施行しており，それが72時間後にトラブルを生じたということは重大です．再建術において冒険はしない，賭けはしないというのは筆者の日頃の考えですが，医師の不安は患者に伝わるもの

です．医師が最も自信があり，推奨する方法を患者は自然に選択するのだとも思います．結局，切断術を行うこととなりました．

### ❸ 膝関節温存のための spare parts surgery とは？

下肢切断において，切断部位で機能予後は大きく異なります．大腿切断と下腿切断の機能予後を比較検討した場合，膝機能を温存できた下腿切断症例の機能予後がはるかに良好であり，例え切断するにしても膝機能を温存する治療を心がける必要があります．

本症例は膝関節近傍に巨大な骨欠損があり，膝関節の温存は困難に思えましたが，そのような場合に対する解決策として組織移植があります．そして，その方法の1つに spare parts surgery があります．spare parts surgery は切断末梢側の破棄される組織から骨軟部組織弁を作成し患肢の欠損を補填するものです．これにより四肢の関節機能や長さを温存することが可能となるわけです．

下腿切断時に後脛骨動脈を有茎皮弁として用いた VLPTA flap で切断端を被覆することで膝関節機能を温存した報告は散見されます．本症例は VLPTA flap に健常な脛骨遠位部を含むことで，下腿近位の骨欠損部を同時に再建しました．その結果，膝関節機能を温存することができ，早期に自立歩行を獲得することができました．

spare parts surgery の最大の長所は採取部位の障害が生じないことです．術者は破棄される組織から再建のための spare parts を見つける目を養うべきであり，重度四肢外傷における断端形成において常に考慮すべき手法といえるでしょう．

---

**COFFEE BREAK　手術室から出るタイミング**

遊離皮弁の手術を終えて手術室から出るときをどう判断しているでしょうか？ 深夜に血管トラブルが生じて再手術になりますと，患者やその家族をはじめとして，手術に関係するスタッフ全員の心を傷つけることになります．リーダーはそのように不幸なことが起こらないように，細心の注意を手術中から払わなくてはなりません．

皮弁を挙上し，そしてレシピエント血管を剥離する．ここからが最後の詰めです．

まずは皮弁を目的のところに配置し創部の閉鎖をしてしまいます．その後，血管吻合をする周囲の糸を抜いて，吻合部の術野を確保します．

血管吻合はきつくもなくゆるくもなく行えるように緊張の度合いを決めますが，それでも再灌流すると血管が伸びて多少は蛇行してしまいます．そうした場合に血管吻合部だけは真っ直ぐになるように配置し，血管吻合部以外で蛇行を吸収するようにします．とくに静脈は折れ曲がらないように，緩やかに配置します．そして創部を再縫合して，30分ほどしてまた開創し血管吻合部を観察します．血液の流れを確認し完璧であれば，創閉鎖を完全に行い手術終了とします．

慎重な手続きを粛々と行わなければなりません．手を抜くとしっぺ返しを食らいますよ．

# CASE LEARNING 24

## 大腿部広範囲骨軟部組織欠損に対するTaylor spatial frameによる変形矯正と血管柄付き組織移植術による再建

### 症例提示（受傷時から再建まで）

**症例** 20歳台，男性

#### 受傷状況と初期治療

交通事故により右大腿骨開放骨折を受傷し，近医にて数回の骨接合術が施行された．結果としてメチシリン耐性黄色ブドウ球菌（MRSA）感染症を併発し，広範囲軟部組織欠損と大腿骨変形，さらに骨欠損を呈した（**図1**）．治療継続のために当院紹介・転院となった．

#### 当院転院時所見

当院転院時，全身状態は安定していた．右大腿前面は広範囲軟部組織欠損を生じており感染症は鎮静化していなかった．股関節および膝関節以下は健常に温存されていた．X線画像では右大腿骨は約5 cmの短縮変形と8～10 cmほどの骨欠損，さらに20°の内反屈曲変形と20°の外旋変形を呈していた（**図2**）．

#### 治療と経過

当院転院後にデブリドマンと洗浄を繰り返し施行した．約1ヵ月の経過にてようやく感染症が鎮静化した．そこで，まずTaylor spatial frameを装着し変形矯正を開始した．皮膚欠損部は持続陰圧閉鎖療法（NPWT）を継続し，隔日で洗浄処置を施行した（**図3**）．

変形矯正は装着後30日で完了した．この時点で大腿骨骨欠損は15 cmとなり，大腿前面の軟部組織欠損は15×25 cmに及んでいた（**図4**）．

感染の鎮静化がおおむね得られたところで，遊離組織移植による再建に移行した．同側の広背筋と15 cmの遊離腓骨皮弁をcombined flapとして移植することとした．下腹壁動静脈を遠位側へ翻転し，レシピエント血管として用いた．レシピエント血管に広背筋の胸背動静脈を吻合し，さらにその前鋸筋枝に腓骨動静脈を吻合した（**図5**，**図6**）．

術後大腿骨のアライメントはほぼ正常に復元され，遊離組織移植は術後血行トラブルなく完全に生着した（**図7**）．

術後2ヵ月で仮骨形成が十分に認められたところで，Taylor spatial frameを片側の創外固定に変換し，さらにその2ヵ月後に創外固定器を全除去した（**図8**）．

転院後9ヵ月経過時，右膝関節は伸展拘縮しているが，完全独歩可能となった（**図9**）．ISOLSスコアは13点である．

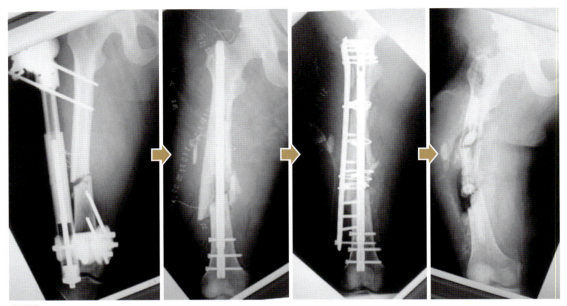

**図1　初診時から当院紹介までの経過**
右大腿骨開放骨折に対して，近医にて数回の骨接合術の後にMRSA感染症を呈し，紹介受診となった．

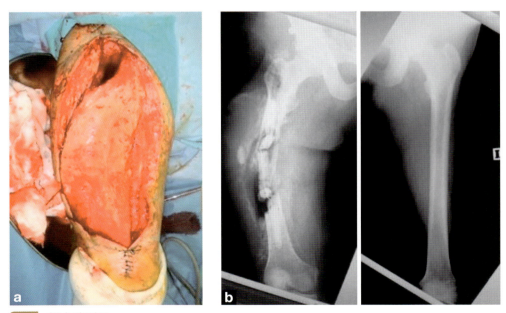

**図2　紹介時所見**
a：右大腿前面は広範囲な軟部組織欠損を生じていた．感染症は鎮静化していない．
b：右大腿骨は約5cmの短縮変形と8〜10cmほどの骨欠損，さらに20°の内反屈曲変形と20°の外旋変形を呈していた．

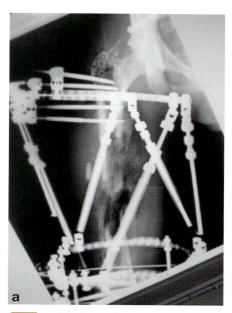
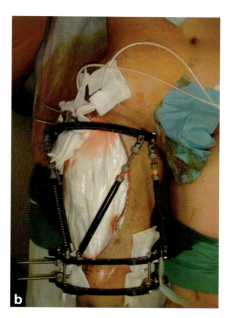

**図3** 変形矯正開始
a：数度のデブリドマンの後に Taylor spatial frame を装着し，変形矯正を開始した．
b：皮膚欠損部は NPWT を継続し，隔日で洗浄処置を施行した．

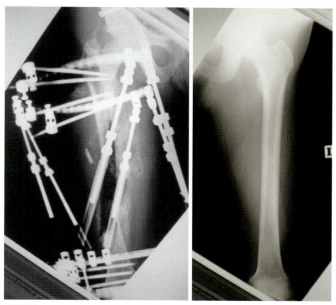

**図4** 変形矯正は装着後 30 日で完了
　この時点で，大腿骨骨欠損は 15 cm，大腿前面の軟部組織欠損は 15 × 25 cm に及んでいた．

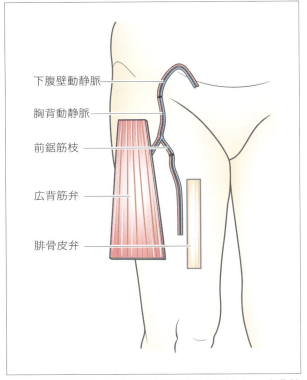

**図5** レシピエント血管は下腹壁動静脈とし，広背筋と腓骨皮弁との combined flap にて再建した

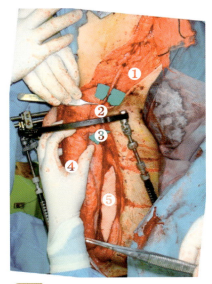

**図6** 再建時所見
①下腹壁動静脈，②胸背動静脈，
③前鋸筋枝，④広背筋弁，⑤腓骨皮弁

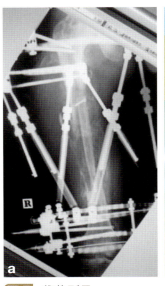
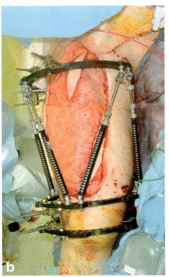

**図7** 術後所見
a：大腿骨のアライメントはほぼ正常に復元した．
b：組織移植は術後血行のトラブルなく生着した．

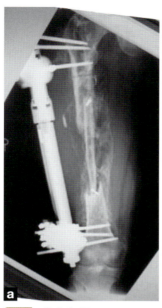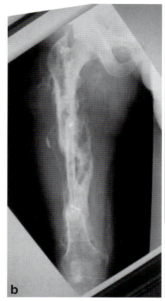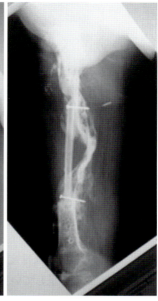

**図8** 術後経過

a：術後2ヵ月で仮骨形成が十分に認められたところで，Taylor spatial frameを片側の創外固定に変換した．
b：さらに2ヵ月後に創外固定器を全除去した．

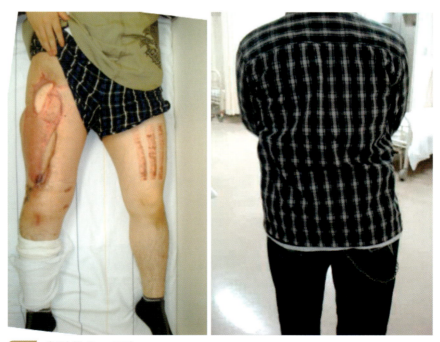

**図9** 転院後9ヵ月時

右膝関節は伸展拘縮しているが，独歩可能．

症例解説

> **Point 1** 大腿骨開放骨折後の重度感染症の考え方は？
> **Point 2** どのように再建するか？

## 非専門家のあなたへ

### 1 再建をどう考えるか？

若い患者の右大腿骨開放骨折に重篤な合併症が生じてしまいました．医師も患者も，このようなことになるとは，当初は想像していなかったことでしょう．しかし，一度治療につまづけば，ある一定の割合で起こってしまうのが深部感染症です．この書籍では急性期外傷において，どのように治療すればこのような合併症を最低限に防ぐことができるのかを主として述べてきました．今まで合併症の治療方法についてあまり取り上げてきませんでしたが，本書の最後に提示する症例として，最大・最悪の合併症症例を提示し，その解決方法を考えてみたいと思います．

本症例は重度な MRSA 感染を伴った非常に広範囲の骨軟部組織欠損です．しかも，変形を呈しています．きわめて重篤な状況といって良いでしょう．筆者自身，これほどの損傷を治療したことは滅多にありませんでした．一体解決できるのでしょうか？

しかし，もし解決できないとしたならば切断になってしまいます．20歳台の若者に大腿近位部レベルでの切断など許容されるでしょうか？ その後の生活はどうなるのでしょう？ その後の人生はどうなるのでしょう？

「広範囲骨軟部組織欠損を伴った骨髄炎の治療原則は？」といえば，病巣の徹底的なデブリドマンにより感染創を駆逐し，その後，骨軟部組織再建を行うことです．もちろんその原則を違えることはできません．しかし，病巣をデブリドマンした後に再建できる方法はあるのでしょうか？

Ilizarov 法は選択できるでしょうか？ 確かに，Ilizarov 法は奇跡的な効果をもたらすかもしれません．しかしその場合，軟部組織の再建はどうするのでしょう？ この骨欠損を骨延長で治療するとすると，どれほどの期間を要し，どれほどの苦痛を伴うのでしょうか？ 実際，その道（Ilizarov 法）の専門家と，この症例の再建方法について討論しましたが，筆者には納得できるような方法ではありませんでした．

筆者は自分の臨床経験から，「行く末が危ぶまれるほどの重篤な損傷において，遊離組織移植術による治療こそが光を与えてくれる」と信じています．遊離組織移植術の結果，もし仮に不幸にして血行トラブルで組織移植が壊死になった場合には大腿切断を余儀なくされるかもしれません．その覚悟を医師，患者とも共有した上で計画を立て実行しました．「絶対に成功させなければならない」と強く念じていました．

## 専門家のあなたへ

### 1 包括的治療計画に向かって

大雑把な計画は，まず骨髄炎治療の原則に従いデブリドマンを行い，感染を鎮静化させることに始まります．鎮静化が得られたら，その後に骨短縮，変形などを創外固定により矯正します．そして形成された骨軟部組織欠損を，血管柄付き骨移植と皮弁術にて再建しようというものです．これを6ヵ月の期間で完遂するように具体的な計画を立て

実行しました．

### ② 軟部組織再建計画は？

　感染症を伴っていたために，大腿四頭筋は瘢痕が非常に強くなっています．また骨欠損部に達する大きな瘻孔が形成されています．このような創を植皮術で治療しようとする専門家はまずいないでしょう．当然，皮弁術が必要になりますが，用いることのできる適当な有茎皮弁はありません．もはや遊離皮弁術による再建しかありえないのではないかと考えます．そして，これだけの広範囲の軟部組織欠損範囲を被覆し，感染に強く，そして死腔もある程度埋められるということになりますと，遊離広背筋移植術が最適でしょう．

### ③ 骨再建計画は？

　軟部組織欠損を遊離広背筋で再建でき，閉鎖性の骨変形・骨欠損ということになりますと，骨切りと延長によって変形と欠損を治療する方法が選択肢になってくるでしょう．これはIlizarov法の専門家であれば可能かもしれません．

　しかし，本症例はIlizarov法のトラブルが少ない下腿ではなく大腿です．大腿部の変形矯正に加えて骨延長は専門家が施行してもトラブルが多く，患者の苦痛は大きいと予想されます．しかも，軟部組織再建としてマイクロサージャリーによる遊離皮弁術は絶大な効果が期待できる方法として，すでに施行する計画です．筆者は，技術的にはやや難しくとも再建計画はシンプルな方が良いと考えています．すなわち，骨再建においても遊離組織移植術による一期的再建が適当であると考えました．

　そこで，まず変形矯正のみをTaylor spatial frameにて施行することとしました．Ilizarov法の専門家でなくとも矯正が容易に可能なことが利点です．創外固定装着後に連日の洗浄を継続し，ピン刺入部の感染をきたすことなく，約30日で変形は矯正されました．

　変形矯正により骨欠損が15 cmとかえって増大しましたが，創状態も落ち着いており，いよいよ一期的に組織移植を施行すれば良いところまで到達しました．

　感染性の骨欠損こそ血管柄付き骨移植術の最大の適応であり，15 cm以上の骨欠損を再建できるのは，遊離血管柄付き腓骨移植（FVFG）しかありません．さて，遊離広背筋皮弁とFVFG，具体的にどうやって施行すれば良いのでしょうか？

### ④ 再建の実際：レシピエント血管をどうする？

　遊離広背筋皮弁とFVFGの2つの遊離組織移植には2つのレシピエント血管が必要です．しかも，レシピエント血管は必ず健常でなければなりません．

　ところで，遊離組織移植術成功の鍵は何だとお考えでしょうか？それは，いかに良いレシピエント血管を準備できるかに尽きます．通常は移植近傍にレシピエント血管を求め，適当な血管がなければさらに遠方に求めることになります．今回は周囲が瘢痕化しており，下肢の血管を使用することはできません．鼠径靭帯以遠の大腿動静脈本幹にも炎症は波及しているようです．鼠径靭帯より近位の大腿動静脈に静脈移植をすることも方法の1つであり，静脈移植でAV loopを作成すると確実性が上がるかもしれません．

　しかし，今回は体幹の血管を利用する案を採用しました．下腹壁動静脈は長く，鼠径

靱帯で翻転することにより，大腿近位部に持ってくることができます．本症例では下腹壁動静脈は健常であり，予想通り長い血管茎を剝離して目的の部位に持ってくることができました．

　これで健常なレシピエント血管を1対用意することができました．もう1対の用意は困難です．しかし解決方法はあります．広背筋の栄養血管である胸背動静脈を下腹壁動静脈に吻合し，さらに胸背動静脈の枝である前鋸筋枝に腓骨動静脈を吻合すれば問題は解決されます．血管が健常であれば chain flap は危険ではなく確実性は高いと考えています．

　移植手術後の経過は順調でした．血行トラブルはなく，また深部感染症の再発も認められませんでした．このときほど遊離組織移植術の効果に目を見張ったことはありませんでした．下肢全体の炎症，浮腫も軽減し，みるみるうちに健常な外観を取り戻していきました．そして，患者の膝関節は強直したものの，無事に通常の生活に復帰することができたのです．

---

**COFFEE BREAK　血管吻合ではどの一針も完全であるべきです**

　血管吻合にはお作法があります．糸を通すバイトは動脈なら血管壁の厚さ，静脈ならその2倍とか，血管壁が内翻しないようにとか，血管壁を割かないようにとか，内膜を引っかけないとか色々です．おそらく1mmの血管で6針，2〜3mmで8〜10針ほど糸を掛けるでしょう．そのときにどの1針も勘でやってはいけません．「確実に」そして「完璧に」に糸を通さなければなりません．1針の不十分さからすべてがダメになってしまうのです．

# 索引

## 数字・欧文

### 数字

3つのD　14
4つのC　13，35，172
5P　20
6時間ルール　9

### A

ABI（Ankle Brachial Index）　3
acceptable な足　79，255
acute shortening and lengthening　241
angular branch による血管柄付き肩甲骨　127
anterolateral thigh flap　65
AO 軟部組織分類　33
auterolateral thigh（ALT）flap　256
AV loop　90，91

### B

Boyd 切断　78
bridge flap　247

### C

capillary refill　187
chain flap　272
combined flap　247
cross limb vascular shunt（CVS）　28，31，162，188，240

### D

DASH（the Disability of the Arm, Shoulder, and Hand）　118
deep inferior epigastric artery perforator flap　65

### E

envelope　105

### F

fillet flap　69
fix and flap　25，94，96，150，172，184
fix followed by flap　184，193
flap followed by fix　184

flow-through 吻合　184

### G

Ganga Hospital Open Injury Score（GHOIS）　35
gastrocnemius flap　64
Godina　127
groin flap　65
Gustilo & Anderson 分類　6，32

### I

ICG 蛍光色素法　18
Ilizarov 創外固定器　98
Ilizarov 法　58，60，208，214，228，270
intravascular shunt　162
ISOLS（International Symposium on the Limb Salvage）スコア　117

### L

Lange の基準　100
lateral upper arm flap　63，65
latissimus dorsi flap　62，65
LEAP study　55

### M

Mangled Extremity Severity Score（MESS）　101
Masquelet 法　60，173，215
MIST（Mechanism, Injuries, Signs, Treatments）　2
myodesis　105

### N

negative pressure wound therapy（NPWT）　25，48，62，112

### O

omentum flap　65
ortho-plastic surgeon　114，133
OTA 開放骨折分類　35

### P

paired random pattern abdominal flap　177
patency test　91

peer review 会議　117
Pirogoff 切断　78
posterior interosseous flap　63
posttraumatic vessel disease（PTVD）　76, 194
preventable trauma death　26
prone posterior approach　188
pulseless pink　110

**R**

radial forearm flap　63
reconstructive ladder　54
rectus abdominus flap　65
reverse anterolateral thigh flap（reverse ALT flap）　242
reverse posterior interosseous flap　64
reverse radial forearm flap　63
reverse sural artery flap　65
run over injury　246

**S**

SF-36®（MOS 36-Item Short-Form Health Survey）　117
shoe-lace テクニック　25
soleus flap　64
spare parts surgery　69, 257, 264
staged surgery　53
supine medial approach　188
sural artery flap　64
surgical delay　88
Syme 切断　78

**T**

Taylor spatial frame　98, 265, 271
temporary intravascular shunt（TIVS）　28, 29, 156, 240
temporary vascular shunt　28
tensor fascia lata flap　65
tissue banking　176
traction neurectomy　105

**V**

vascular shunt　155, 215

**Z**

zone of injury　13, 33, 42, 89, 241

## 和　文

**あ**

アミノグリコシド系薬　7
アンスロン®チューブ　29

**い**

一期的デブリドマン　12, 15
陰圧閉鎖療法（NPWT）　25, 48, 62, 112

**う**

うっ血　88

**か**

外傷　133
外傷後血管病変　76, 194
外傷整形外科再建外科医　114
開放骨折の分類　32
学際的アプローチ　4
確定的骨接合術　42
確定的デブリドマン　12, 15, 18, 150, 172
下腿遠位部開放骨折　171, 195
下腿開放骨折　134, 178, 189, 202, 210, 217, 243, 257
下腿完全切断　157
下腿近位部開放骨折　146, 168
下腿挫滅開放骨折　122
下腿切断再接合術　161
患肢温存か切断か　126
関節鏡用シェーバー　14
関節拘縮　95

**き**

偽関節　95
機能的筋移植　156
機能評価　117
逆行性後骨間皮弁　64
逆行性上腕外側皮弁　63
逆行性橈側前腕皮弁　63
逆行性腓腹動脈皮弁　65
救命　167
虚血　27
虚血肢　27
緊急手術の適応　3
近赤外線分光法　23
筋体損傷　102

筋弁　56, 183
筋膜切開術　20

## く

繰り返すデブリドマン　192
クロスピンニング固定　110

## け

脛骨近位部開放骨折　236
血管損傷　27
　——ハードサイン　27, 137
血管剥離　173
血管吻合　52, 214, 272
血管柄付き骨移植術　60, 209
血管柄付き組織移植術　265
血管柄付き腓骨移植術　139
血行再建　187, 200
血行トラブル（障害）　27, 88, 92, 263
腱移行術　235

## こ

抗菌薬　4, 6, 97
　——初期投与　6
後骨間動脈皮弁　63
広背筋皮弁　62, 65, 215
広範囲骨軟部組織欠損　134
高齢者　217, 222
国際患肢温存学会機能評価法（ISOLSスコア）　117
骨延長術　208, 223
骨仮固定法　42
骨再建　200
　——戦略　58
　——トラブル　94
骨髄炎　98
骨折部の安定化　42
骨短縮　83, 132, 144, 156, 214
骨軟部組織損傷状態の記録方法　38
骨変形　95, 98
コンバージョン　43
コンパートメント　20
　——開放　21
　——手部　23
　——症候群　20
　——切除　103
　——前腕　22
　——足部　24
　——大腿　24
　——内圧測定　20

## さ

再建の梯子　54
再度デブリドマン　10, 15, 18
避けられた機能障害　182

## し

四肢外傷再建専門施設　99, 115, 162
膝窩動脈再建　240
手部コンパートメント　23
手部剥脱損傷　174
上肢外傷再建　81
上肢切断　82
小児　109, 243, 246
上腕外側皮弁　65
上腕部切断　152
初期評価　3
シロモノ（血行に乏しい白い組織）　55
深下腹壁動脈穿通枝皮弁　65
深部感染症　94
　——治療　96

## す

髄内鋼線固定　81

## せ

切除断端形成　105
切除断端長　106
切断　100
前外側大腿皮弁　65
前腕開放骨折　128, 229
前腕コンパートメント　22
前腕部切断　140

## そ

創外固定　42
早期皮弁術　25, 144, 162
足関節・足部開放骨折　77, 163, 248
足底感覚脱出　104
足部コンパートメント　24
足部・足底部の再建　73, 246
鼠径皮弁　65
阻血　122, 199
　——許容時間　187

損傷のパラドックス　78, 228
損傷分析　234

## た

第1世代セフェム系薬　6
大腿筋膜張筋皮弁　65
大腿骨遠位部骨折　185
大腿コンパートメント　24
大腿部広範囲骨軟部組織欠損　265
大網弁　65
縦アーチ　76, 255
多発外傷　166
段階的手術　53
段階的デブリドマン　12
端側吻合　184

## ち

治療システム　113

## つ

追加静脈吻合　88

## て

デグロービング損傷　17
デブリドマン　9, 12, 131, 207
　——施行時期　9
　——ジレンマ　16
　——的緊急　150

## と

橈側前腕皮弁　63

## な

軟部組織再建　201
　——戦略　58

## は

パプリカサイン　14
パラダイムシフト　53

## ひ

腓腹動脈皮弁　64
皮膚剥脱損傷　17, 174
皮膚弁　56, 183
皮弁　86
　——移植　52
　——挙上　151
標準化されたデブリドマン　14
ヒラメ筋弁　64, 227

## ふ

腹直筋皮弁　65

## へ

ペニシリン　7
変性疾患　133

## ゆ

有茎腓腹筋弁　64
有茎皮弁　55, 62, 64, 223, 227
遊離大網弁移植　189, 194
遊離皮弁　55, 65, 66, 93

## よ

横アーチ　76, 255
予定洗浄　96

## れ

レシピエント血管　89, 183, 271

**重度四肢外傷の標準的治療―Japan Strategy―**

| | |
|---|---|
| 2017年5月10日　第1刷発行 | 編著者　土田芳彦 |
| 2019年5月20日　第4刷発行 | 発行者　小立鉦彦 |
| | 発行所　株式会社 南江堂 |
| | 〒113-8410 東京都文京区本郷三丁目42番6号 |
| | ☎(出版)03-3811-7236 (営業)03-3811-7239 |
| | ホームページ http://www.nankodo.co.jp/ |
| | 印刷・製本　小宮山印刷工業 |
| | 装丁　渡邊真介 |

Standard Treatment for Severe Open Fracture
Ⓒ Nankodo Co., Ltd., 2017

定価はカバーに表示してあります．
落丁・乱丁の場合はお取り替えいたします．
ご意見・お問い合わせはホームページまでお寄せください．

Printed and Bound in Japan
ISBN978-4-524-25909-0

本書の無断複写を禁じます．

**JCOPY** 〈(社)出版者著作権管理機構委託出版物〉
本書の無断複写は，著作権法上での例外を除き，禁じられています．複写される場合は，そのつど事前に，(社)出版者著作権管理機構（TEL 03-3513-6969，FAX 03-3513-6979，e-mail: info@jcopy.or.jp）の許諾を得てください．

本書をスキャン，デジタルデータ化するなどの複製を無許諾で行う行為は，著作権法上での限られた例外（「私的使用のための複製」など）を除き禁じられています．大学，病院，企業などにおいて，内部的に業務上使用する目的で上記の行為を行うことは私的使用には該当せず違法です．また私的使用のためであっても，代行業者等の第三者に依頼して上記の行為を行うことは違法です．